福田式

# がんに勝つ最強スープレシピ

監修
銀座東京クリニック院長
福田一典

河出書房新社

# はじめに

がんになると、肉体的、精神的、経済的な負担が増えます。できることならがんとは無縁な人生を送りたいというのが、すべての人の願いではないでしょうか。

２人に１人が一生の間にがんにかかるとも言われていますが、これは２人に１人はがんで苦しまずに一生を終えることができることを意味します。生活習慣の改善（運動や禁煙など）や適切な食事でがんは予防できます。食事の内容ががんの発生や治療後の再発、さらにがん治療の効果に影響することは多くの研究者が認めています。

がん細胞の発生を予防し、体のどこかに存在するかもしれないがんの芽を小さくしたい、すでにあるがんを縮小・消滅させたい、そのような願いに応えてくれるのが、本書でご紹介する「福田式がんに勝つ最強スープ」です。

野菜にはビタミンやミネラルのような体に必要な微量栄養

素や、腸内環境をよくする食物繊維、抗酸化作用や免疫増強作用や解毒作用やがん予防効果を持ったファイトケミカルが豊富に含まれます。ファイトケミカルというのは植物中に存在する天然の化学物質のことです。野菜スープは抗がん力を高める成分の宝庫なのです。

さらに、がん細胞を増やす糖質を減らし、良質な脂肪をたっぷり摂るゆるやかな糖質制限食は、がん細胞の発生や増殖を抑えます。野菜スープとゆるやかな糖質制限食を組み合わせたレシピは、がんの予防や治療に最強の食事法といえます。

本書に紹介した野菜スープを日頃の食生活に取り入れて、がんと無縁な、健康的な人生を目指してくださることを願っています。

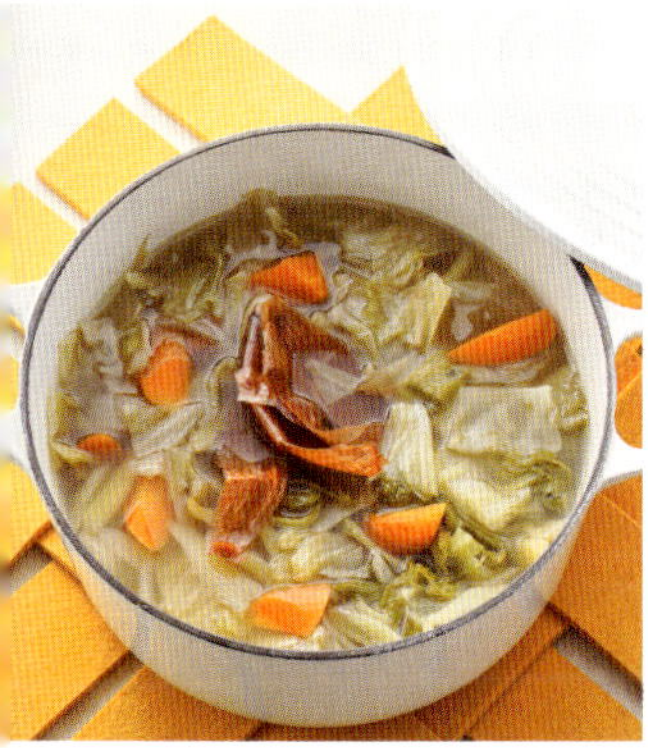

銀座東京クリニック院長　福田一典

# がん治療、がん予防に最強な理由！

## 最強理由 1　野菜たっぷりだから強力な抗酸化成分、ファイトケミカルが豊富

植物が身を守るために自ら作り出す機能性成分、ファイトケミカルで発がん物質に対抗！

免疫細胞も活性化する

## 最強理由 2　スープにファイトケミカルが溶け出すので、ナマ食より効果倍増 体も温まり免疫力がおのずとアップ

冷えは万病の元。スープ食で免疫力の上がる上体温な体に。

野菜の抗酸化作用もスープに溶けたほうが断然強力に！

## 最強理由 3　ゆるやかな糖質制限でがんのえさ＝糖質を控えめに

がん細胞のえさとなり、がんを増やすブドウ糖を減らす！

糖質制限食なら糖質量1日10～20g

ゆるやかな糖質制限なら糖質量１日80g

だから、

**「福田式糖質制限の野菜スープ」は最強！**

# 「野菜+糖質制限」の福田式スープが、

## がん対策だけでなく
## 健康になるメリットもいっぱい!

### 無理なくダイエットできる

糖質オフ、低カロリーでも満足度の高いメニュー

### アンチエイジング効果にも期待

ファイトケミカルの宝庫だからさびない体作りに

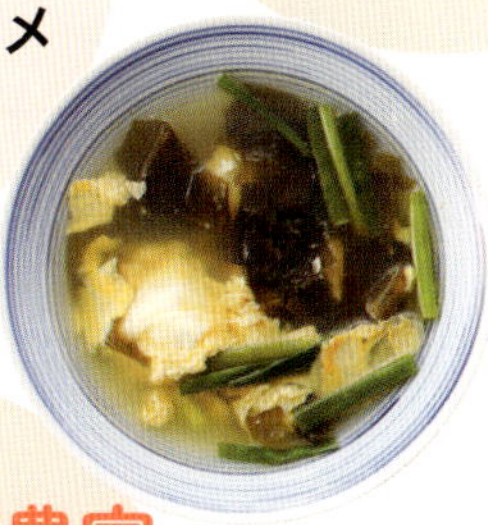

### 生活習慣病の予防に最適

ファイトケミカルの力と無理なく糖質制限できるメニューだからストレスなく続けやすい

### 食物繊維が豊富に摂取できる

腸内環境を整えて便秘を改善。血糖値の急上昇も抑えてくれる

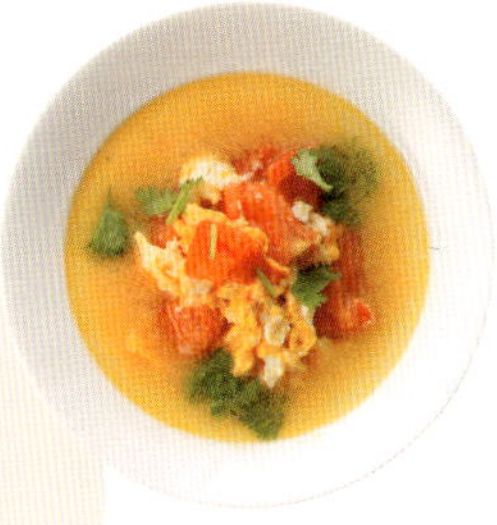

### 自然に減塩できるレシピ

高血圧の予防や腎臓ケアも同時に

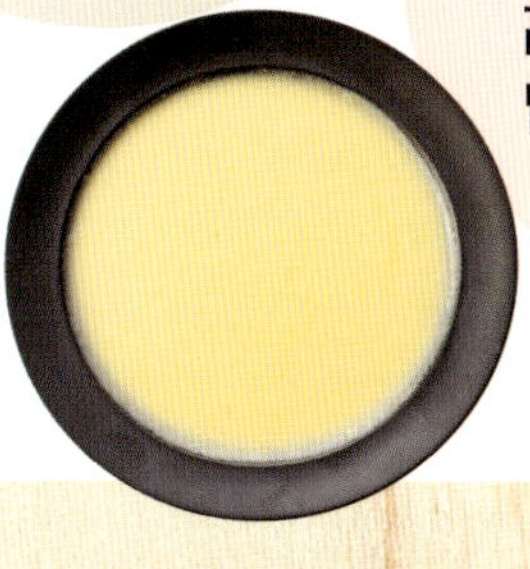

福田式 がんに勝つ最強スープレシピ

# Contents



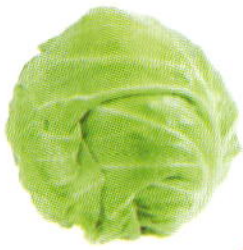

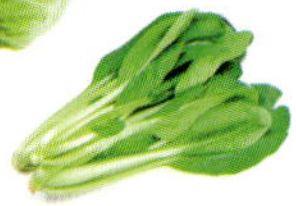

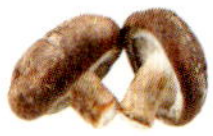

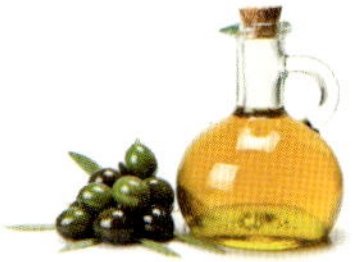

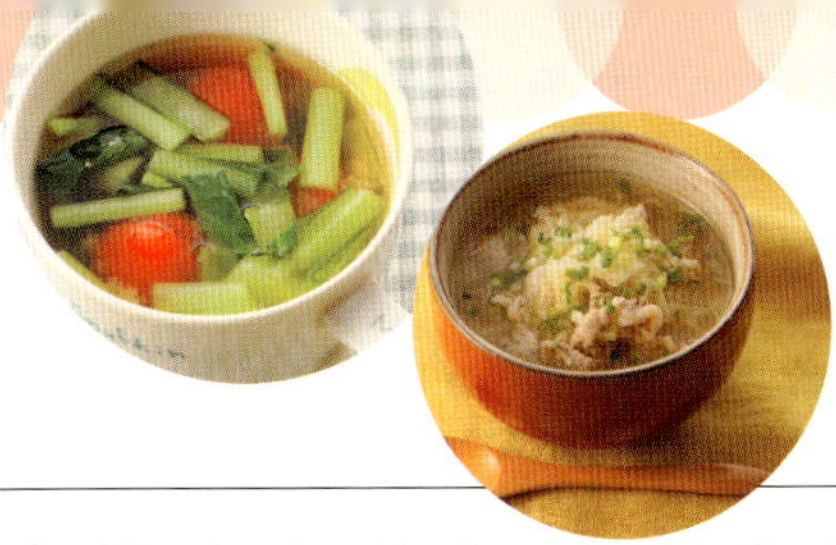

## 第2章 最強のクイックスープ



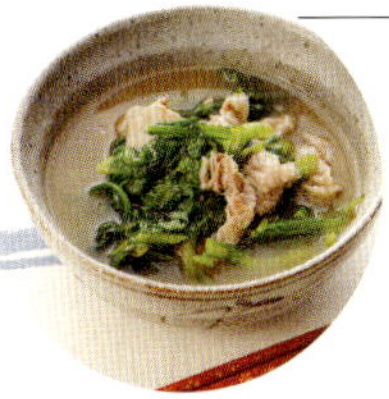

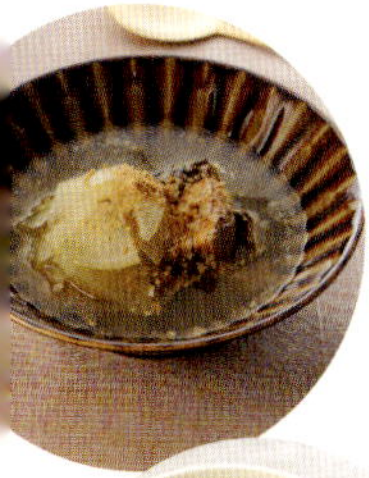

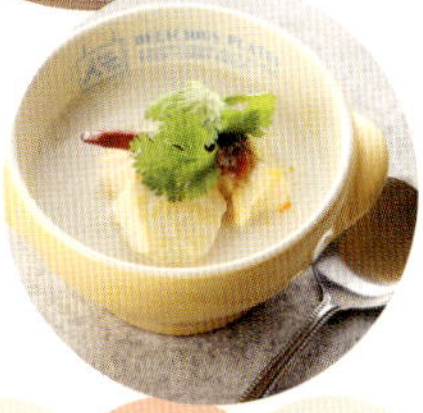

## Contents

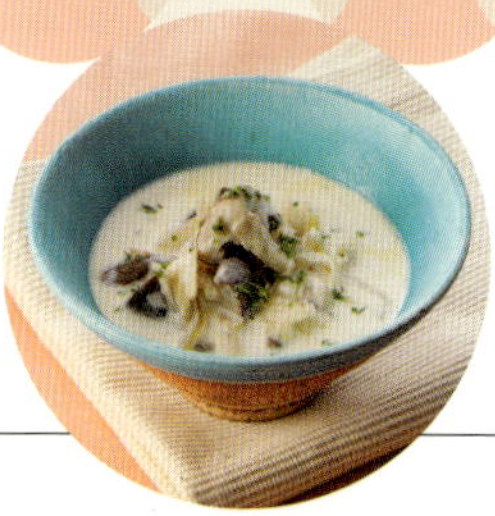



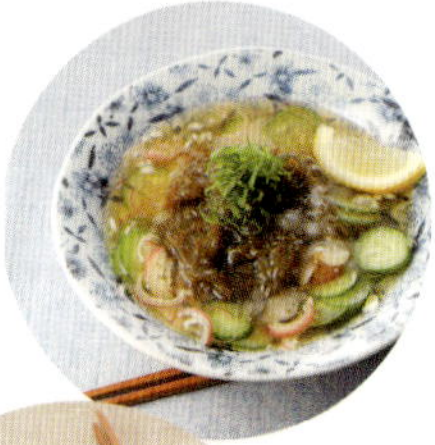

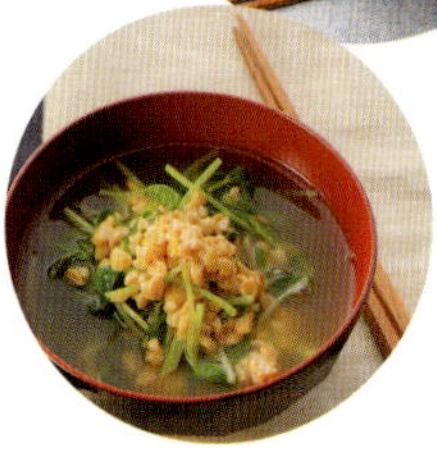



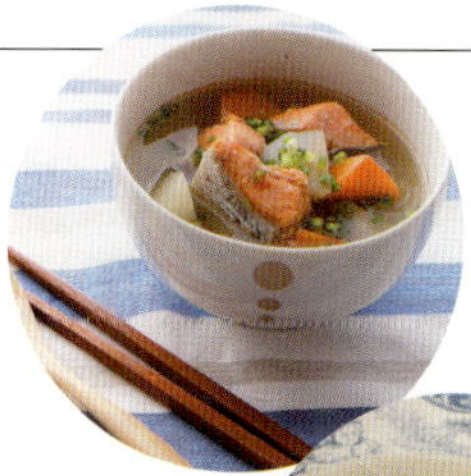

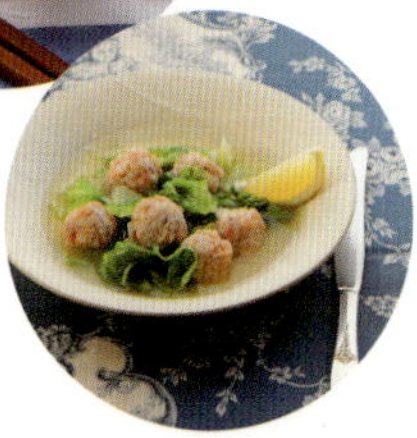

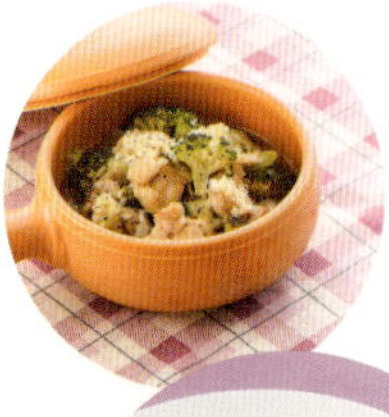

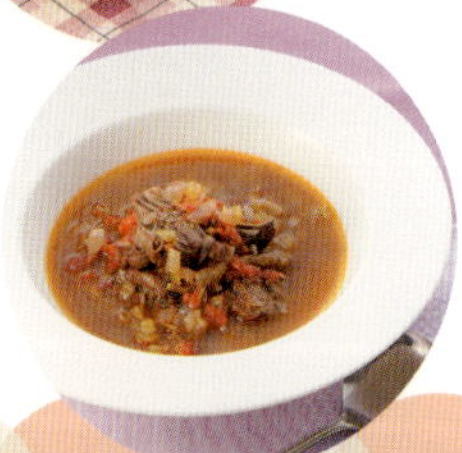

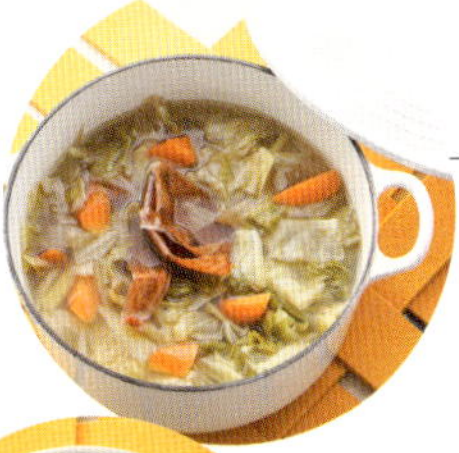

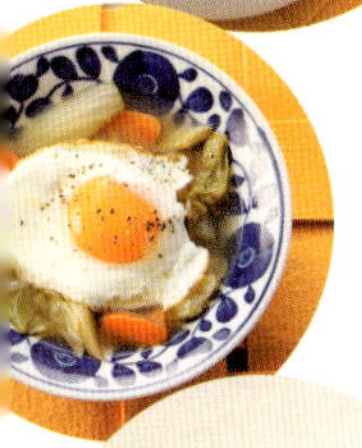

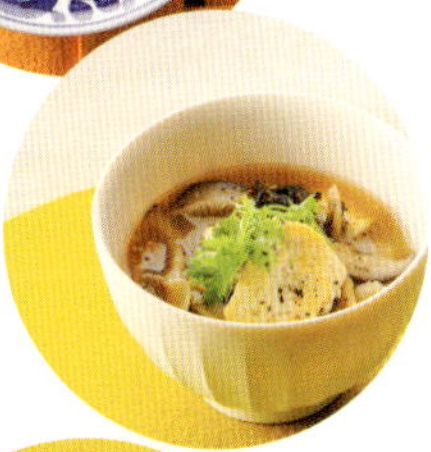

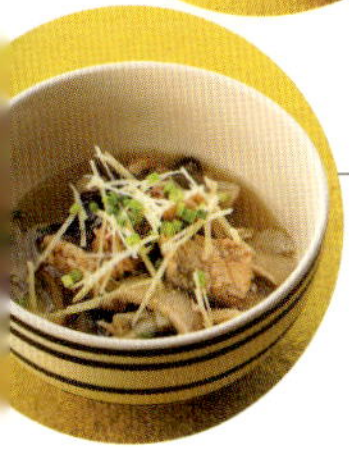

# 死亡原因の1位はがん しかもがん患者数は年々増えています

**今や他人事でなくなったがん。だからこそがんのことを知りましょう。**

がんは日本において1981年より**死因の第1位**で、全死亡の30%以上を占めています。国立がん研究センターの推計によると、2018年の1年間に新たにがんになる患者数（がん罹患数）は約100万人で、1年間のがんによる死亡数は約38万人という予測データを発表しています。

日本におけるがんの罹患数は男女とも1970年代後半から増加し続けています。2018年のがん罹患数は1985年の3倍近くになっています。

がん罹患数の増加の主な原因は**人口の高齢化**です。しかし、がん罹患数の増加は人口の高齢化だけによるものではありません。人口構成の影響を排除した年齢調整がん罹患率でも増加しています。つまり、日本では、**がんの発生率そのものが増加**しているのです。

たとえば、精製した糖質の摂取量の増加は糖尿病患者を増やしています。最近では5人に1人が糖尿病あるいは糖尿病予備軍です。糖尿病はがんを増やします。

## 野菜スープを食生活に取り入れる

がん予防の基本は、発がんを促進する要因を減らすことです。避けられるものは避けるのが基本です。しかし、完全に避けることはできませんので、がんを抑制する効果のあることを積極的に実践することが大切です。

食生活では**野菜やきのこ類など植物性の食品を多く摂取し、免疫力や抗酸化力や解毒力を高めることも有効**です。がん予防効果のある野菜を多く使った**野菜スープ**を日頃の食生活で取り入れることは、発がん要因の多い近代社会におけるがん予防法として有効です。

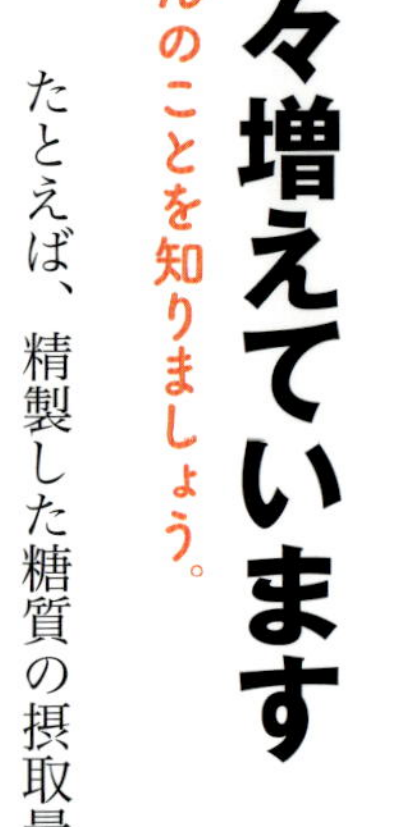

## 日本では現在1年間に約100万人が新たにがんと診断されている

**日本の場合、年齢調整のがん罹患率（1年間にがんが発生する率）は、男女とも「1990年代前半まで増加しその後横ばい、2000年前後から再び増加」となっている。**

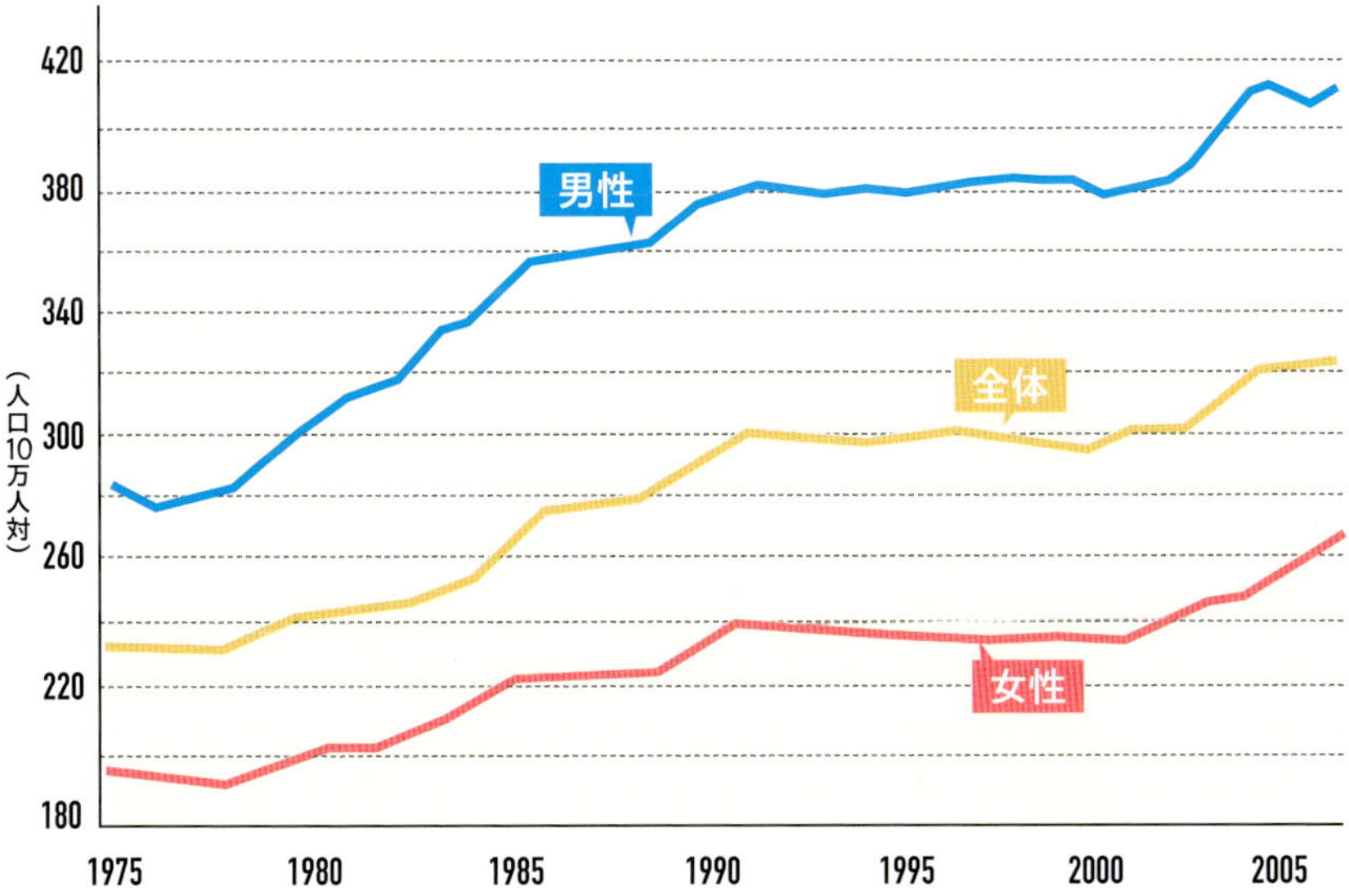


罹患率や死亡率の年次推移を比較するとき、年齢調整した数値で比較されます。年齢調整というのは、基準となる集団の年齢構成（基準人口）に合わせて補正した値で、同じ年齢構成と仮定して計算した数値を比較することによって、高齢化などの年齢構成の変化の影響を取り除くことができます。年齢調整がん罹患率が増加しているのは、日本ではがんの発生率を高める要因が増えていることを示唆しています。

# 野菜はがん予防成分の宝庫です

毎日の食事のなかで野菜を豊富に摂れば、がんの予防、抑止になるばかりか、がんを消滅させることも可能です。

食生活や生活習慣ががんの発生に影響することはよく知られています。がんの発生や再発を促進する要因としては、**糖質や動物性脂肪の摂りすぎ**、**喫煙**、**飲酒**、**運動不足や肥満**が挙げられます。

一方、野菜や果物や豆類など植物性食品、**精製度の低い穀物はがんの発生や再発を予防する効果**が指摘されています。

## がん細胞の増殖を抑える野菜、果物

特に、野菜や果物には、**免疫力を高める成分**、**活性酸素やフリーラジカルの害を防ぐ成分**、**発がん物質を不活性化する成分**、**がん細胞の増殖を抑える効果を持つ成分**などが多く見つかっており、これらの成分を多く摂取することががんの発生や再発の予防に寄与すると考えられています。つまり、**植物には、「免疫増強」「抗炎症」「抗酸化」「解毒」「がん細胞増殖抑制」などの作用でがん予防に役立つ成分が多く含まれている**のです。

**植物に含まれるこのような薬効成分をファイトケミカル(phyto-chemical)と呼んでいます**。phytoは植物、chemicalは化学を意味する言葉で、したがって、ファイトケミカルとは植物に含まれる化学成分を意味しています。

## 日頃の食事で野菜を摂ることが大切

これらのファイトケミカルから、がん予防効果を持った成分が多く見つかっており、それらはサプリメントとしても利用されるようになっています。たとえば、**大豆のイソフラボン**、**ゴマのリグナン**、**トマトのリコピン**、**ブロッコリーのスルフォラファン**、**お茶のカテキン**、**緑黄色野菜のカロテノイド**、**ブルーベリーのアントシアニン**、**赤ワインのレスベラトロール**、**きのこのβ《ベータ》-グルカン**などが有名です。

日頃の食事で、抗がん作用のあるファイトケミカルを多く摂取することは、**がん細胞の発生や増殖の抑制に有効**です。

とはいえ、たくさんの野菜を一度に摂ることは大変です。その点、スープ食なら、多くの野菜を無理なく摂取できるメリットがあります。

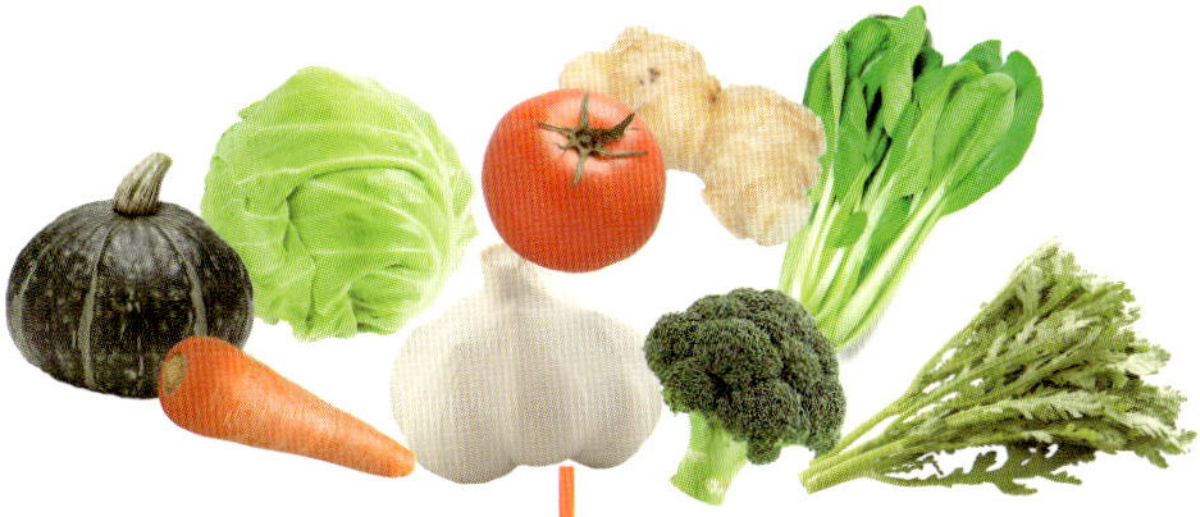

↓

**がん予防物質の宝庫**

**免疫増強、抗炎症、抗酸化、解毒、抗がんなどの作用**

↓

**がん細胞の発生や増殖の抑制**

野菜には、抗酸化や抗炎症や解毒や免疫増強などの作用を持った成分が豊富に含まれる。これらの成分を日頃から多く摂取すると、がんの発生や再発の予防に効果がある。

# ファイトケミカルを効果的に摂取できるのが野菜スープです

野菜を水に入れ加熱することで有効成分がより抽出されます。

日頃の食生活において、**新鮮な旬の野菜を多く食べる**ことが大切であり、1日5皿とか1日350gとか具体的な目標が述べられています。ただし、生野菜では野菜中の成分の消化管からの吸収(生体利用性)が低いことに注意が必要です。

植物の細胞は硬い細胞壁で囲まれています。植物の細胞壁はいくつかの繊維成分からなっており、その主要成分であるセルロースを消化する酵素「セルラーゼ」を人間は持っていません。

草食性の動物は、消化管の中にセルロースを分解する微生物をすまわせていて、胃や盲腸で発酵を行っているため、生の植物を摂取しても、その細胞の中から有効成分を体内に取り入れることができます。

## 野菜を水に入れ加熱するとより効果が

人は硬い繊維質を十分に発酵させるほどには大腸は長くなく、セルラーゼを産生する腸内微生物をすまわせていないため、植物を生のまま食べたのでは、細胞内の成分はそう容易には溶け出しません。よく噛む程度では硬い細胞壁を壊して内容成分を溶けさせることは十分にはできないからです。

つまり、**野菜に含まれる抗酸化やがん予**

**防効果を持つ薬効成分（ファイトケミカル）の多くは、生の野菜を食べた場合にはあまり体内に吸収されない**ということになります。

野菜を水に入れて加熱すると、野菜の細胞壁を構成しているヘミセルロースやペクチンが溶け出し、さらに、細胞内のガスの膨張による細胞壁の破壊などの作用も組み合わさって細胞壁の破壊が起こります。**熱によって植物の細胞壁が壊され有効成分が抽出されて、生体に利用可能な状態になる**のです。

また複数の研究で、トマトは加熱したほうがリコピン（カロテノイドの一種）やナリンゲニン（フラボノイドの一種）やクロロゲン酸（フェノール類）などの**薬効成分の体内吸収が高まる**ことが知られています。

野菜の煮汁（スープ）には、抗酸化作用でいえば、生野菜と比べて数倍から100倍以上も有効成分が溶け出しているという報告もあります。

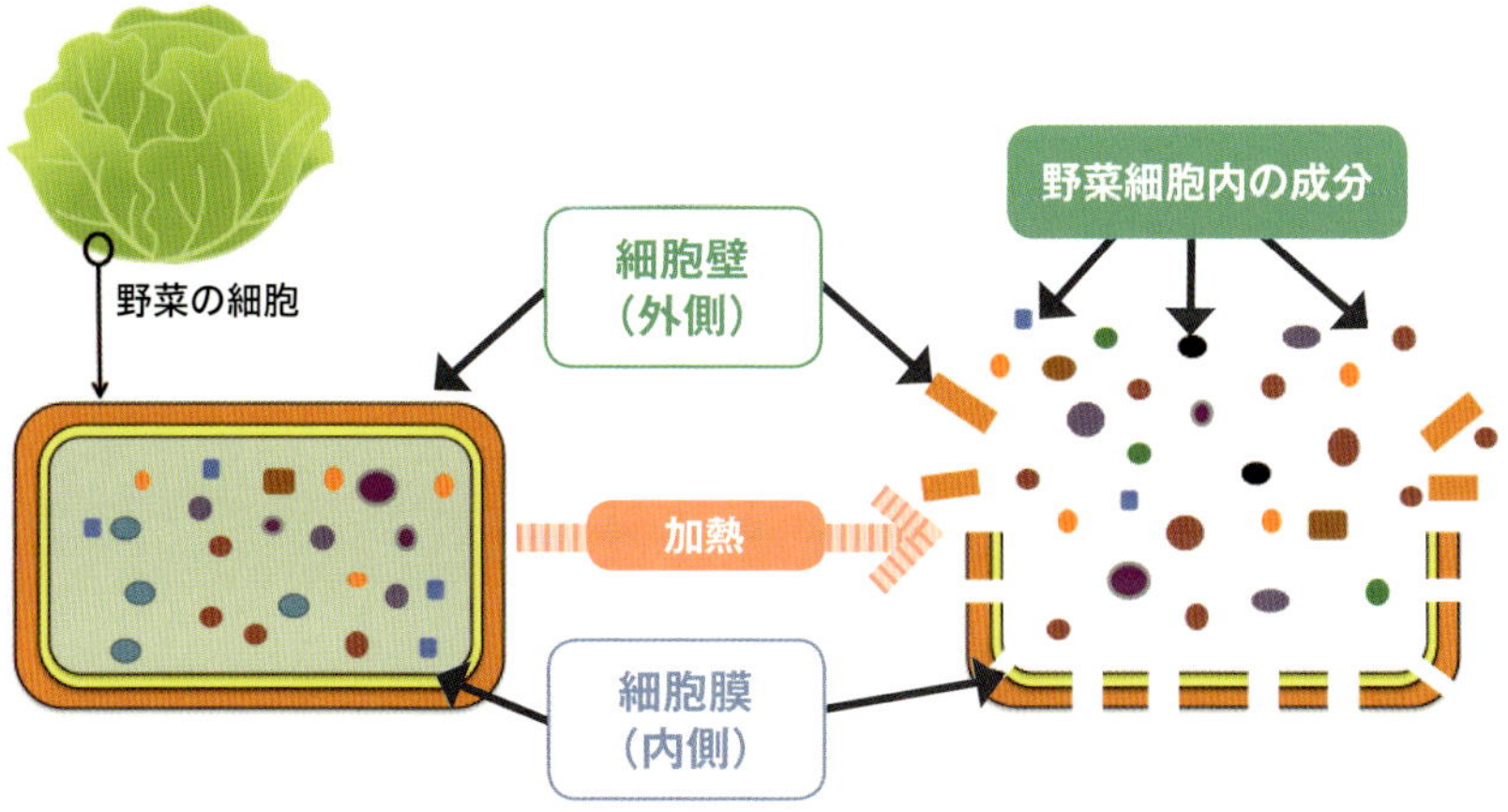


植物の細胞は硬い細胞壁で囲まれていて、人の消化酵素では細胞壁を壊すことはできない。加熱することによって細胞壁が壊れ、細胞内の成分が溶け出しやすくなる。加熱してスープにしたほうが生野菜で食べるより、植物中の薬効成分の体内吸収の効率が格段に高くなる。

# がん治療中も加熱した野菜スープなら安心です

免疫力の低下に効果的な野菜スープなら安全性も高く健康維持のサポートに最適です。

ミキサーで粉砕してジュースにすれば、細胞壁は破壊されて植物に含まれる成分の生体利用性が高まります。しかし、抗がん剤治療中などで免疫力が低下しているときは、**生のジュースよりも加熱したスープのほうが安全**です。

無農薬や減農薬の生野菜であれば、付着している寄生虫の卵や病原性大腸菌のような病原菌も心配です。抗がん剤などのがん治療によって白血球が減少すると感染症にかかりやすくなります。**抗がん剤は免疫力を低下させる**ので、抗がん剤治療などで免疫力が低下しているときは、生の野菜や果物は、それに含まれる細菌によって胃腸炎などの感染症を引き起こす危険性を高める可能性があります。

したがって、抗がん剤治療中や、無農薬や減農薬野菜の場合は特に、**加熱した野菜スープでの摂取が好ましい**といえます。スープ以外の調理法としては、**電子レンジや蒸気での調理法**が野菜の栄養成分を保持する方法として適しています。

## スープにすれば加熱してもビタミンC健在

生の野菜を支持する意見の根拠となっているのは、加熱することによってビタミンCなど一部の成分が壊れるという意見で

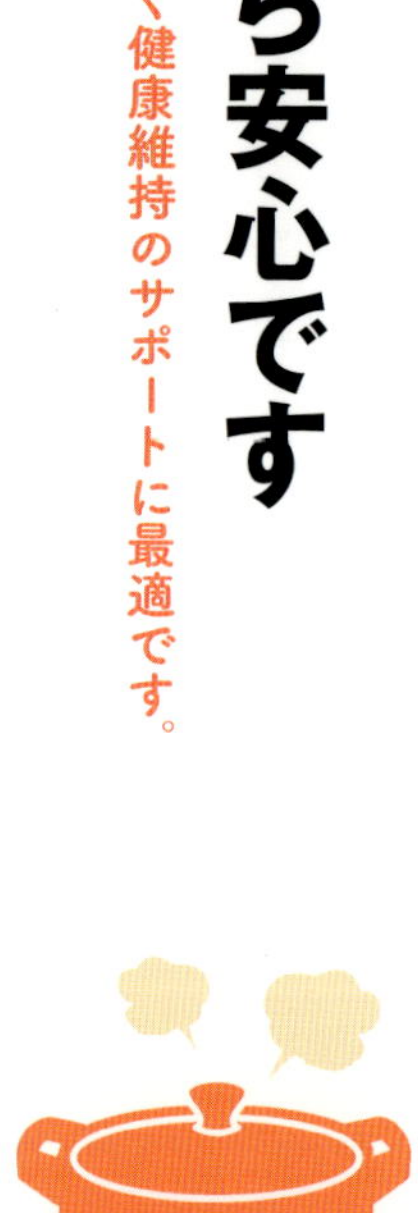

す。しかし、ビタミンCが熱により失活するという意見は、純粋なビタミンCを蒸留水溶液で実験した場合の話であって、**野菜に含まれる他の抗酸化作用のある成分の共存下では分解はほとんど起こりません。**

また、野菜を熱水で加熱した場合、水溶性のビタミンやミネラルが溶出して損失してしまうというのは、煮汁（スープ）を捨てた場合であり、スープを摂る場合には、水溶性ビタミンの損失はほとんど問題になりません。

むしろ、**加熱してスープにするほうが、野菜に含まれる薬効成分を多く、しかも安全に摂取できる**ということです。

加熱した野菜スープなら、野菜のうまみが溶け出すので、味つけも薄味ですみ、減塩に効果的です。体が温まることで免疫力を上げることにも期待ができます。

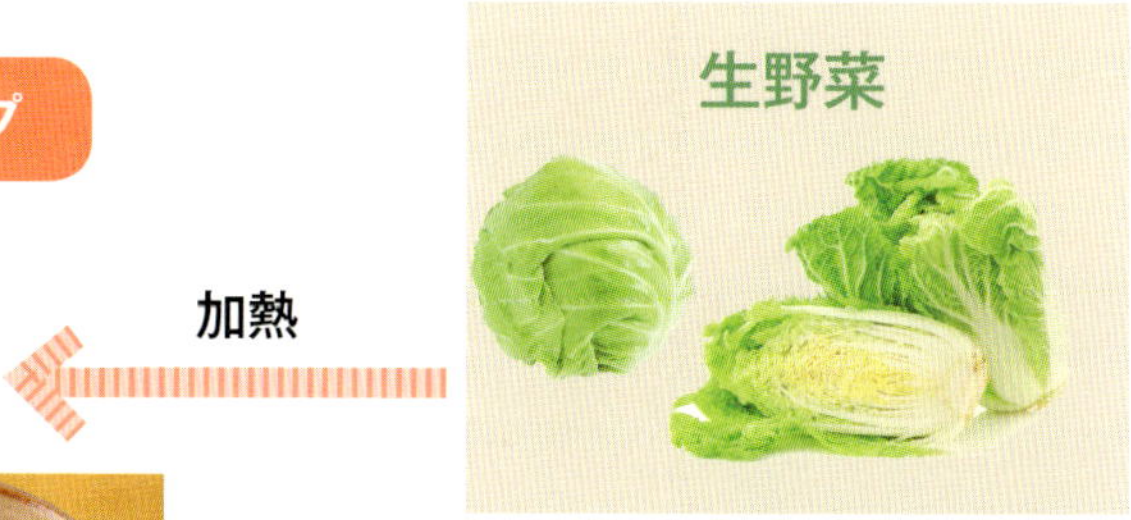


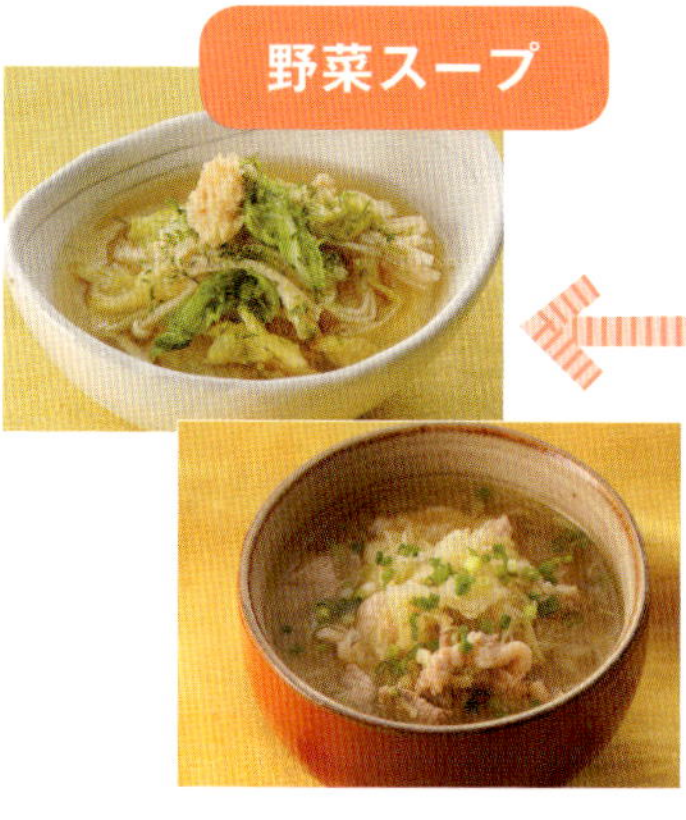


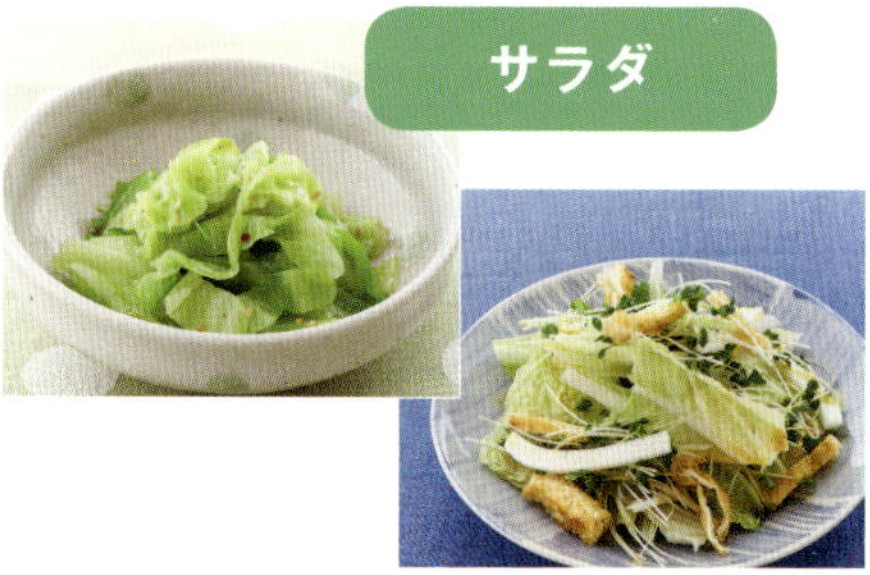


加熱することで、たくさんの野菜が一度に食べられるというメリットと、スープに溶け出したファイトケミカルを摂取できるというメリットがある。

# がん細胞はブドウ糖を消費して増加。だから糖質を抑えることが大切です

**糖質を抑えた食事なら、がん細胞は増殖できず減っていきます。**

がんの検査法で**PET（陽電子放射断層撮影）**というのがあります。これはフッ素の同位体で標識したブドウ糖を注射して、この薬剤ががん組織に集まるところを画像化することで、がんの有無や位置を調べる検査法です。正常細胞に比べてブドウ糖の取り込みが非常に高いがん細胞の特性を利用した検査法です。

がん細胞は正常細胞と比べて**数倍〜数十倍ものブドウ糖を取り込んで消費**しています。がん細胞が数を増やしていくには、莫大なエネルギーの産生と、細胞を構成する成分（核酸や細胞膜など）の合成が必要ですが、がん細胞におけるエネルギー産生と物質合成の主な材料がブドウ糖だからです。

このように、がん細胞ではブドウ糖の消費が多いので、**がん細胞がブドウ糖を利用できなくすれば、がん細胞の増殖を抑え死滅**させることもできます。

## 糖質制限でがん細胞を兵糧攻めに

正常な細胞はブドウ糖がなくても脂肪を燃焼させてエネルギーを産生でき、脂肪とたんぱく質とビタミンとミネラルがあれば細胞を増やし、体を正常に維持することができます。糖質（炭水化物）は

五大栄養素のひとつです。しかし、脂肪（脂質）とたんぱく質とビタミンとミネラルは体にとって必須ですが、糖質だけは必須ではありません。

エネルギー源として使いやすいので糖質が主食になっていますが、正常細胞は脂肪をエネルギー源として利用できるので、糖質はなくても困らないのです。しかし、**がん細胞にとって糖質（ブドウ糖）は必須**です。糖質から得られるブドウ糖が利用できなくなれば、がん細胞は増殖も生存もできません。つまり、糖質はがん細胞には必須栄養素ですが、正常細胞には必須ではないといえます。この違いを利用すると、**がん細胞だけを選択的に兵糧攻めにして死滅**させることができるのです。

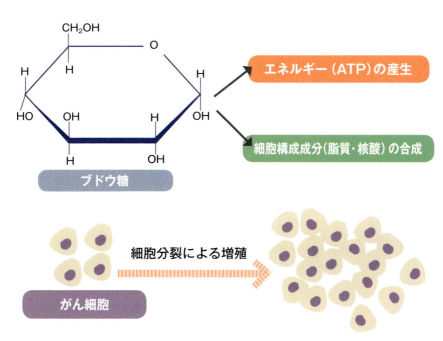

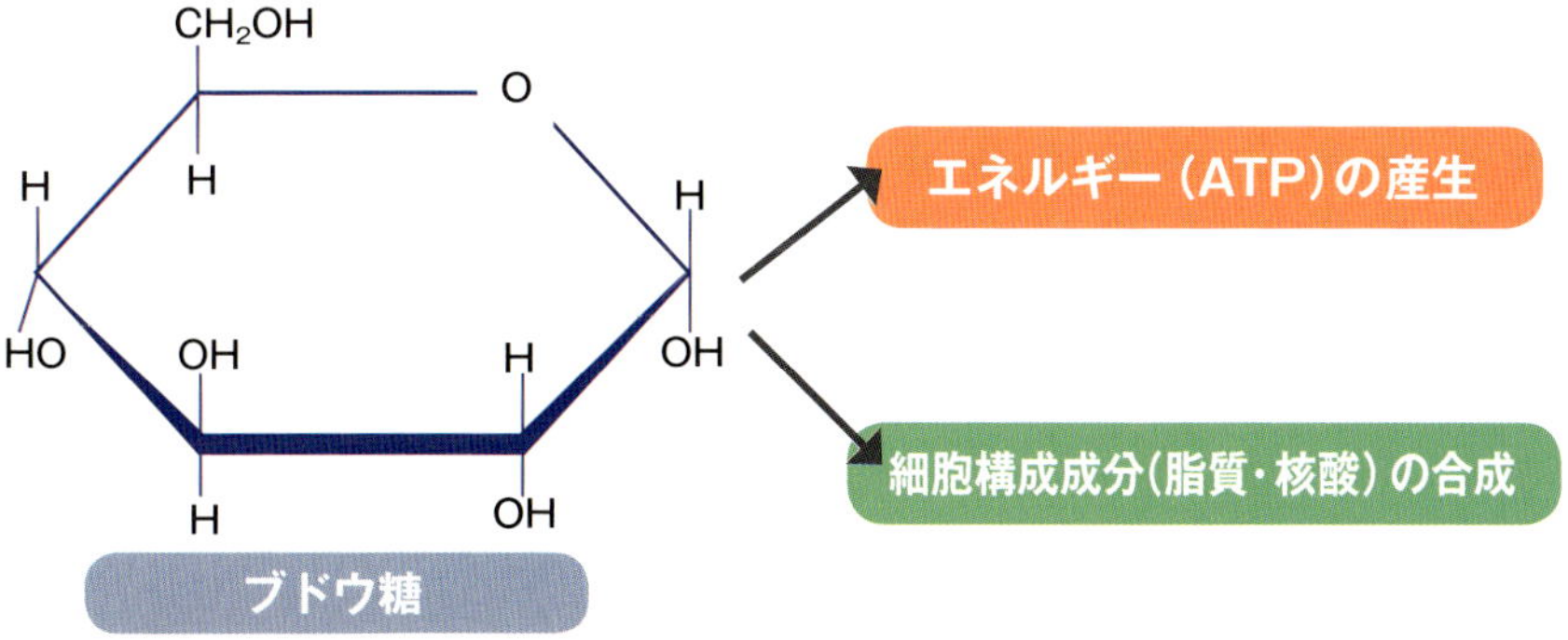

# がん細胞はえさのブドウ糖を絶てば死滅します

## ブドウ糖を枯渇させてケトン体を増やすことでがん細胞を退治できます。

がん細胞はさまざまな遺伝子変異の蓄積によって生じますが、**がん遺伝子**や**がん抑制遺伝子**など細胞のがん化に関連している遺伝子は多数あります。

このような多様な遺伝子異常を持つがん細胞に対して、遺伝子変異やシグナル伝達系の異常をターゲットにした治療法に限界があることは明らかです。しかし、がん細胞が増殖するためにはエネルギーを作る燃料と細胞を作る材料が必要であり、この**燃料と材料の獲得を阻止**すれば、そのがん細胞がどのような遺伝子異常を持っていても関係なく増殖を阻止し死滅させることができます。それを目的とした食事療法が**ケトン食**です。これは糖類の摂取を極

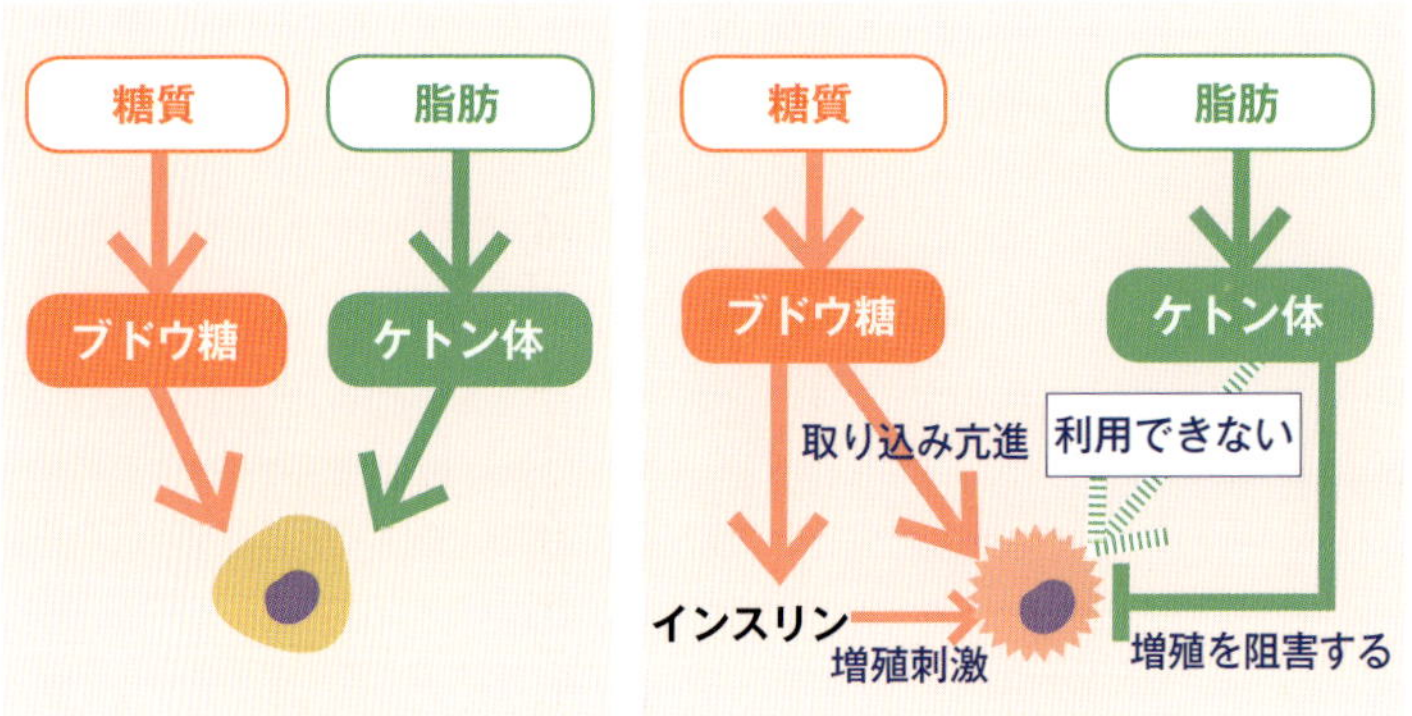


正常細胞　　　　がん細胞

がん細胞ではブドウ糖の取り込みが亢進している。ブドウ糖の摂取で分泌が増えるインスリンはがん細胞の増殖を刺激する。脂肪の分解でできるケトン体をがん細胞はエネルギー源として利用できない。さらに、ケトン体自身にがん細胞の増殖を阻害する作用がある。正常細胞はブドウ糖もケトン体も効率的に利用できる。糖質の摂取を減らし、脂肪の分解でできるケトン体を多く産生する食事はがん細胞の増殖を阻害し、死滅させる効果がある。

端に減らし、脂肪を多く摂取しケトン体を産生させるという食事で、てんかんの食事療法として確立されている食事法です。

ケトン体というのは**ブドウ糖が枯渇したときに脂肪が分解してできる生理的燃料**です。がん細胞ではケトン体をエネルギーに変換する酵素系の活性が低下しているので、ケトン体をエネルギー源として利用できません。また、がん細胞では細胞を増やすために脂肪酸を合成する酵素系の活性が非常に高くなっていますが、逆の脂肪酸を分解してエネルギーを産生する酵素の活性は低下しています。

## ブドウ糖はがん細胞のエネルギー

そこで、がん細胞が利用できるブドウ糖の量を減らし、がん細胞が利用できないケトン体を増やしてがん細胞だけを死滅させる食事療法としてケトン食が注目されています。食事の**糖質を制限して血糖とインスリンの分泌を低下させれば、がん細胞の増殖を抑える**ことができます。ケトン体を増やせば、さらに抗がん作用が強化されるという理論です。がん細胞だけを兵糧攻めにできる食事療法といえます。

糖質の多い食事は、がん細胞の増殖を直接促進するだけでなく、発がんを促進する2型糖尿病や肥満の原因にもなります。ケトン食はがん細胞の増殖を直接抑えるだけでなく、**2型糖尿病や肥満の原因を減らす**ことによってがんを予防できます。

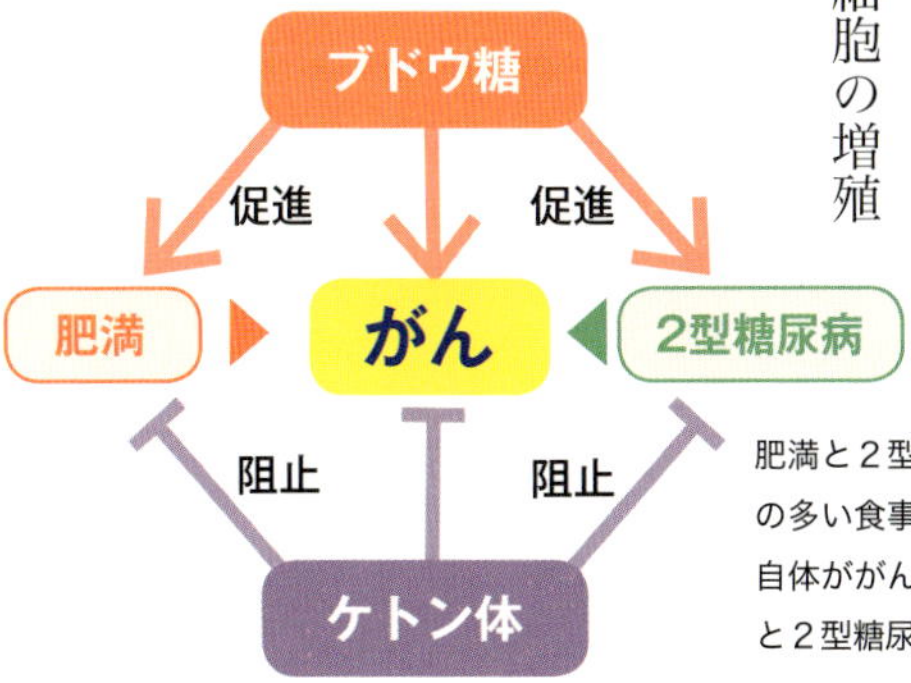


肥満と２型糖尿病はがんの発生と進行を促進する。ブドウ糖の多い食事は肥満と２型糖尿病を増やす。さらに、ブドウ糖自体ががんの発生と進行を促進する。一方、ケトン体は肥満と２型糖尿病とがんのいずれの発病も予防する。

Column

# 野菜は優秀な抗がん食品です

**野菜の持っているファイトケミカルは
五大栄養素に匹敵するほど重要な意味を持ちます。**

下の表を見れば一目瞭然ですが、がんを抑制すると選抜された食品のほとんどは野菜です。それは、野菜の持つファイトケミカルの力を評価されてのこと。五大栄養素と同様に体にとってなくてはならない成分といえます。

五大栄養素とは、糖質（炭水化物)、脂質、たんぱく質、ビタミン、ミネラルのことで、体を構成する成分になったりエネルギーを作り出すもの。

一方、ファイトケミカルは栄養素ではありませんが、栄養素にはない働き、生活習慣病などを予防するなどの機能があります。それは、五大栄養素から出た有害物質を無害化するという役割です。ファイトケミカルを多く含む野菜を摂ることが有効なのは、そういった理由からです。

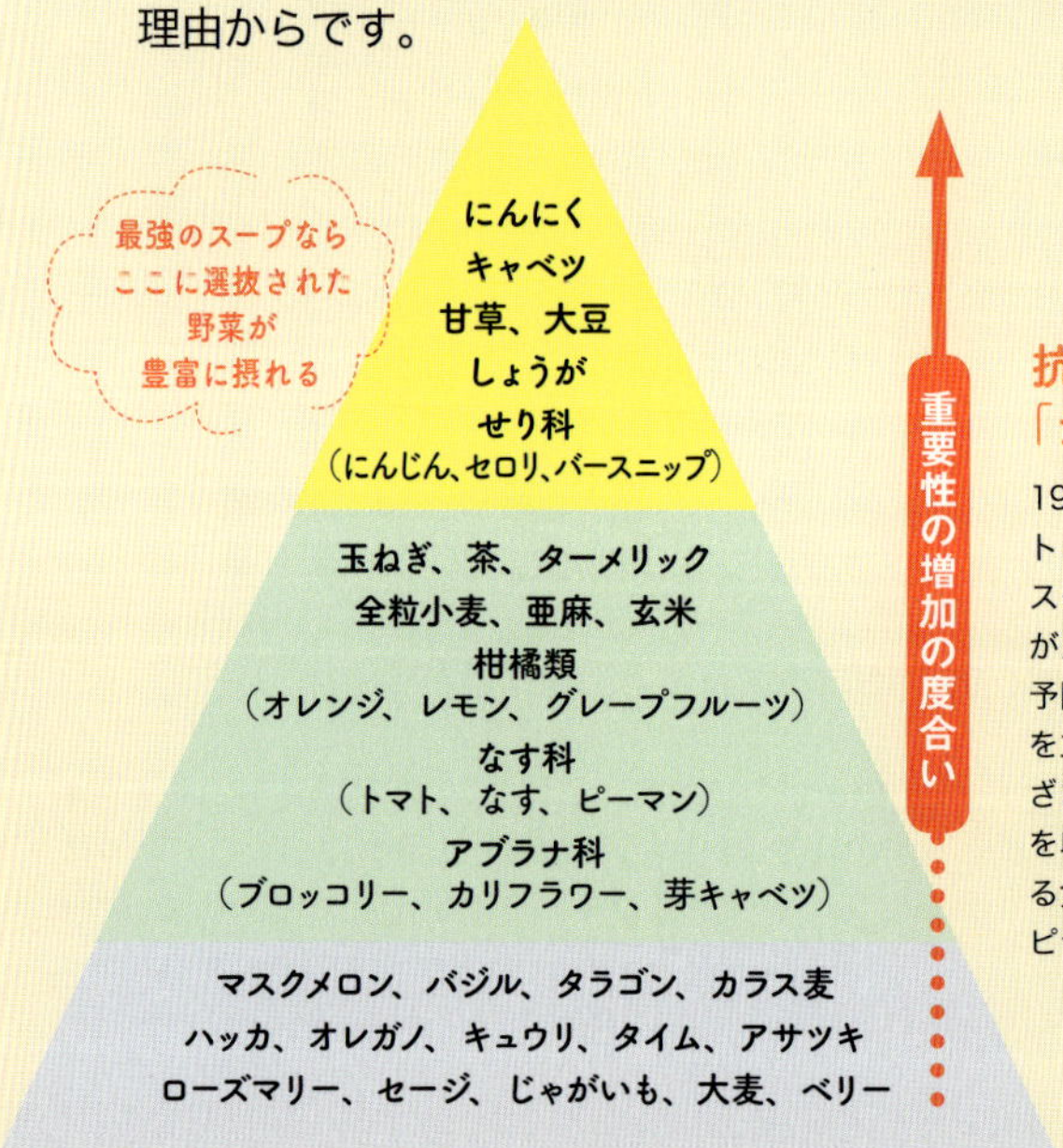


### 抗がん作用の高い「デザイナーフーズリスト」

1990年にアメリカは国家プロジェクトとして「デザイナーフーズ計画」をスタートさせた。これはアメリカ国立がん研究所（NCI）が「がんを食事で予防できるのではないか」という仮説を立てて開始したプロジェクトでさまざまな研究員が参加し、膨大なデータを収集し40種類のがん抑制効果のある食品を選抜。その重要度に合わせてピラミッド型にした図がこれ。

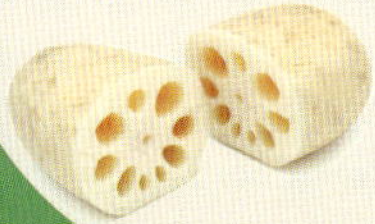

# 第1章

# 福田式 がんに勝つ最強スープ術

ファイトケミカルが溶け出して糖質を控えめにした野菜スープが、いかにがん治療や予防に期待できるか、わかりましたね。さあ、これからは実践編です。この章では、どんな材料を選んで調理すれば効果的かを具体的に解説します。

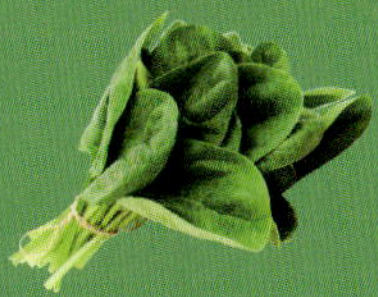

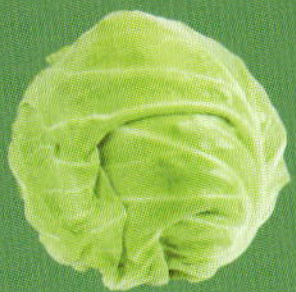

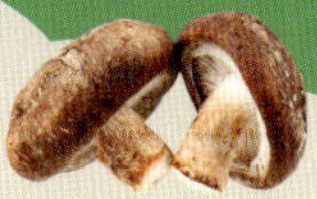

福田式

# がんに勝つ最強スープのルール7

誰でもすぐに
始められるのが福田式。
簡単なルールをご紹介します

## ルール1 ファイトケミカル 豊富な旬の野菜を主役に

植物（ファイト） が作り出した天然の機能性成分（ケミカル＝化学成分）には、体をさびさせない「抗酸化作用」 や、**がん細胞の発生過程を阻止する「抗炎症作用と解毒作用」**、免疫細胞の数を増やして働きを強めて調整する「免疫の増強・調整作用」があります。 このファイトケミカルを豊富に含む野菜こそが「最強のスープ」の主役です。ファイトケミカルは旬の野菜に多く含まれます。

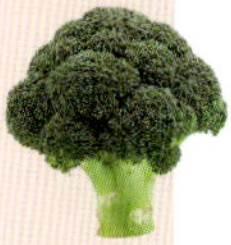

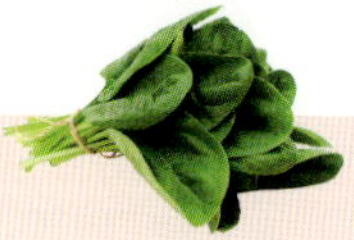

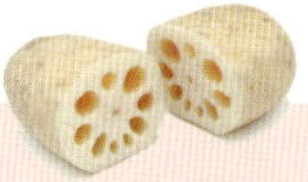

## ルール2 がん細胞の縮小、消滅を目指すなら 糖質量は1日10～20g

糖質とはごはん、パン、麺類などの穀物やいも類に含まれる炭水化物から食物繊維を除いたもの。砂糖や麦芽糖、果糖などの糖類も糖質に含まれます。白飯一膳（約150g）に含まれる糖質量は約50gですから、**がん細胞の縮小・消滅を目指す糖質制限食では、「ごはん、パン、麺類、いも類は摂らない」といった厳しい糖質制限が必要になります**。もちろん、**甘いものはNG**です。

## 最強のスープは“ゆるやかな糖質制限”がベース

がん細胞の縮小・消滅を目的とするなら、1日の糖質量を10～20gに制限する糖質制限食は効果が期待できる方法です。しかし、厳しすぎる食事制限は挫折する原因に。現時点で体内にがん細胞がなく、**予防や再発防止を目的とするなら糖質量は１日80gの制限で十分**です。**本書の最強のスープでは食事を楽しみながらがん予防を目指すゆるやかな糖質制限をベースに**しています。

**無理なく続けてがん予防の効果も！**

**ゆるやかな糖質制限の糖質量は1日80g**

ルール3

## 野菜・果物は糖質量に注意して選ぶ

野菜＝ヘルシーという印象がありますが、**野菜に含まれる糖質に注目する必要があります。** 健康効果よりも糖質によるがん促進作用のほうが勝ることがあるからです。同様に**果物は糖質が多いのでごく少量に**とどめましょう。

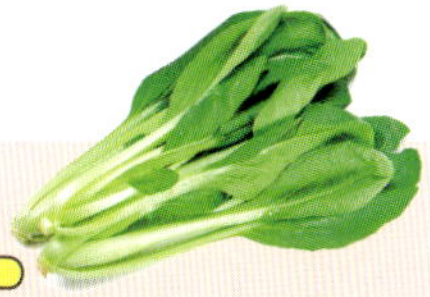

ルール4

## 食物繊維はたっぷりと

**食物繊維はブドウ糖として利用されないので、いくら食べても問題ありません。** むしろ腸内環境をととのえ、便秘を改善する効果だけでなく血糖値の上昇を抑える効果もあるので、積極的に食べましょう。

ルール5

## たんぱく質は体重1kgあたり1日1.5～2g

**たんぱく質**は細胞の材料になるとともに**免疫力を高める効果**があるので**たっぷり摂りましょう。** 特に良質な油を含む魚、脂肪分の少ない鶏肉、食物繊維が豊富な大豆（加工食品含む）などがおすすめです。

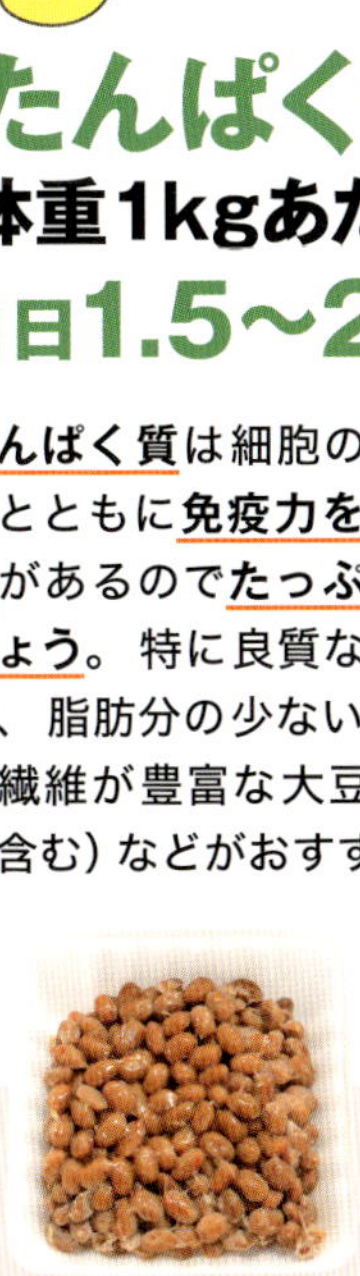

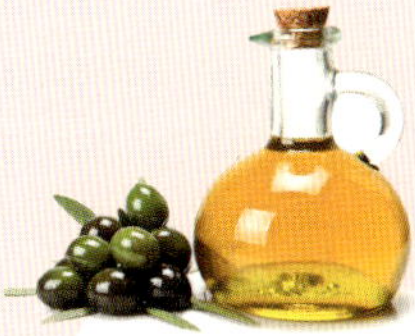

ルール6

## “油”を選ぶ

食用油の中でも**オメガ3不飽和脂肪酸（魚油、アマニ油、エゴマ油）はがんの増殖を抑制します。** またオレイン酸を含む**オリーブオイル**はがんだけでなく動脈硬化の予防にも役立ちます。

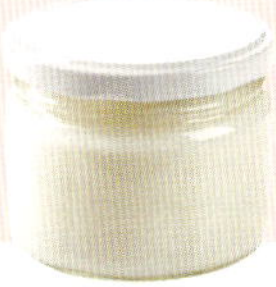

ルール7

## 中鎖脂肪酸をしっかり摂る

**中鎖脂肪酸は肝臓ですぐに分解され、すばやくケトン体**(※P20、21参照)**を産出します。** そのため糖質量を極端に減らさないゆるやかな糖質制限食では積極的に取り入れることが重要です。中鎖脂肪酸はココナッツオイルや精製した中鎖脂肪酸（MCTオイル）を1日40～80gくらいを目標。

# 旬の野菜年間カレンダー

新鮮な野菜が味も濃く、栄養も豊富に。ファイトケミカルは旬の野菜に多く含まれます

| | 1月 | 2月 | 3月 | 4月 | 5月 | 6月 | 7月 | 8月 | 9月 | 10月 | 11月 | 12月 |
|---|---|---|---|---|---|---|---|---|---|---|---|---|
| 春 | | | | | | | | | | | | |
| 新玉ねぎ | | | ■ | ■ | ■ | | | | | | | |
| パセリ | | | ■ | ■ | | | | | | | | |
| セリ | | | ■ | ■ | | | | | | | | |
| たけのこ | | | | ■ | ■ | | | | | | | |
| みつば | | | ■ | ■ | ■ | | | | | | | |
| じゃがいも | | | ■ | ■ | ■ | | | | | | ■ | ■ |
| チンゲンサイ | | | ■ | ■ | ■ | | | | | ■ | ■ | |
| キャベツ | | | ■ | ■ | ■ | | | | | | ■ | ■ |
| にら | | | ■ | ■ | ■ | | | | | | | |
| きぬさや | | | ■ | ■ | ■ | ■ | | | | | | |
| グリーンピース | | | | ■ | ■ | ■ | | | | | | |
| さやえんどう | | | | ■ | ■ | ■ | | | | | | |
| にんにく | | | | | ■ | ■ | ■ | ■ | | | | |
| アスパラガス | | | | | ■ | ■ | | | | | | |
| 夏 | | | | | | | | | | | | |
| トマト | | | | | | ■ | ■ | ■ | | | | |
| なす | | | | | | ■ | ■ | ■ | ■ | | | |
| さやいんげん | | | | | | ■ | ■ | ■ | ■ | | | |
| ゴーヤ | | | | | | ■ | ■ | ■ | | | | |
| ピーマン | | | | | | ■ | ■ | ■ | | | | |
| しそ | | | | | | ■ | ■ | ■ | ■ | | | |
| とうもろこし | | | | | | | ■ | ■ | | | | |
| モロヘイヤ | | | | | | | ■ | ■ | | | | |
| オクラ | | | | | | | ■ | ■ | ■ | | | |
| カボチャ | | | | | | | ■ | ■ | ■ | ■ | ■ | ■ |

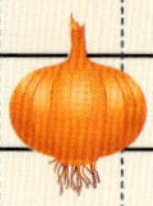
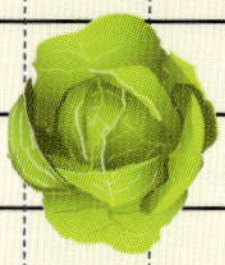
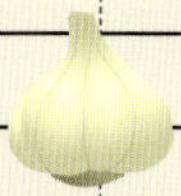
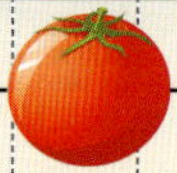
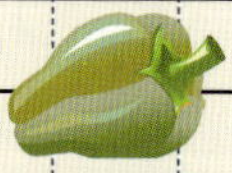
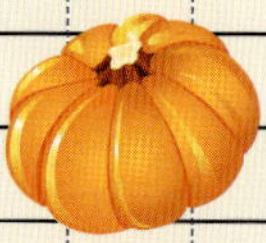

| | 1月 | 2月 | 3月 | 4月 | 5月 | 6月 | 7月 | 8月 | 9月 | 10月 | 11月 | 12月 |
|---|---|---|---|---|---|---|---|---|---|---|---|---|
| ししとう | | | | | | | ■ | ■ | ■ | | | |
| とうがん | | | | | | | ■ | ■ | ■ | | | |
| とうがらし | | | | | | | | ■ | ■ | ■ | | |
| 秋 | | | | | | | | | | | | |
| にんじん | ■ | ■ | | | | | | | ■ | ■ | ■ | ■ |
| 長ねぎ | ■ | ■ | | | | | | | | | ■ | ■ |
| ごぼう | | | | ■ | ■ | ■ | | | | | ■ | ■ |
| ブロッコリー | ■ | ■ | ■ | | | | | | | | ■ | ■ |
| まいたけ | | | | | | | | | ■ | ■ | | |
| しいたけ | | | | ■ | ■ | | | | | ■ | ■ | |
| えのきだけ | | | | | | | | | | ■ | ■ | |
| 山芋 | ■ | ■ | | | | | | | | | ■ | ■ |
| 大根 | ■ | ■ | | | | | | | | | ■ | ■ |
| 白菜 | ■ | ■ | | | | | | | | | ■ | ■ |
| 芽キャベツ | ■ | ■ | | | | | | | | | ■ | ■ |
| さといも | | | | | | | | | ■ | ■ | ■ | ■ |
| 冬 | | | | | | | | | | | | |
| カリフラワー | ■ | ■ | ■ | | | | | | | | ■ | ■ |
| かぶ | ■ | ■ | | | | | | | | | ■ | ■ |
| 春菊 | ■ | ■ | | | | | | | | | ■ | ■ |
| れんこん | ■ | | | | | | | | | | ■ | ■ |
| ほうれん草 | ■ | ■ | | | | | | | | | ■ | ■ |
| 小松菜 | ■ | ■ | | | | | | | | | | ■ |
| 水菜 | ■ | ■ | ■ | | | | | | | | | ■ |
| セロリ | ■ | ■ | ■ | ■ | | | | | | | | ■ |
| みょうが | ■ | ■ | ■ | ■ | | | | | | | | ■ |
| 菜の花 | ■ | ■ | ■ | | | | | | | | | |
| 年中 | | | | | | | | | | | | |
| もやし | ■ | ■ | ■ | ■ | ■ | ■ | ■ | ■ | ■ | ■ | ■ | ■ |

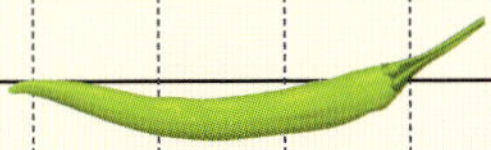
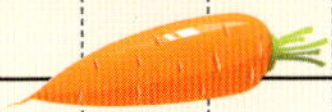

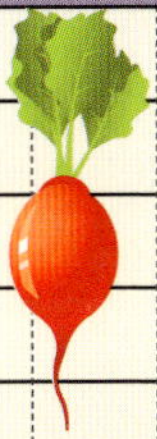
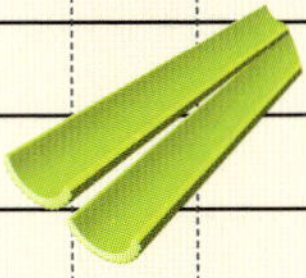

【おすすめ食材】

最強のスープにはコレ!

# 野菜

## ファイトケミカル豊富で低糖質な アブラナ科の野菜が最強スープの主役

ファイトケミカルは、日光を浴びた旬の野菜に豊富です

### 主役食品 アブラナ科の葉物野菜

アブラナ科の野菜にはほかの野菜にはないファイトケミカル、グルコシノレート類が含まれている。この物質が体内でイソチオシアネートなどに変化して発がん物質を無毒化したり、細胞のがん化を阻止する。

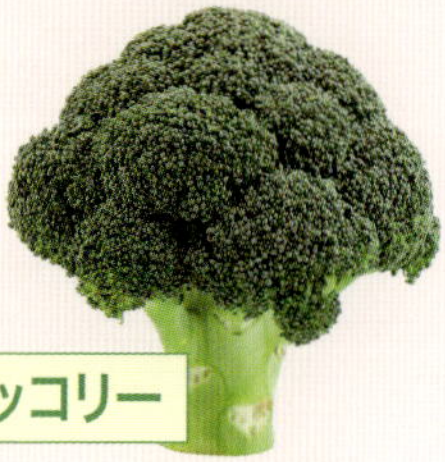

**ブロッコリー**

ビタミン、ミネラルが豊富。なかでもビタミンCの含有量は群を抜く。野生のキャベツを改良して誕生。カリフラワーはブロッコリーの改良野菜。茎や葉も食物繊維や栄養素が充実。残らず食べたい。

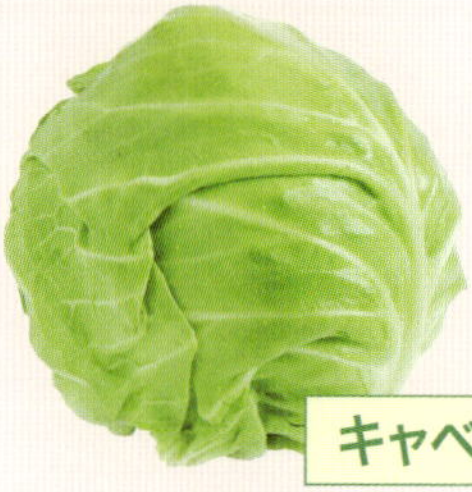

**キャベツ**

免疫力を高めるビタミンCが豊富で、胃粘膜を保護するビタミンUを含む。イソチオシアネート、ペルオキシダーゼ等、がん抑制に効く成分も。

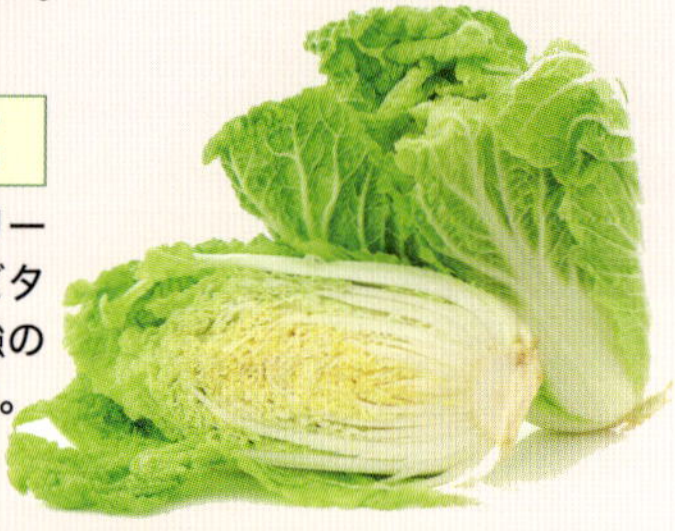

**白菜**

糖質が少なく低カロリーなうえ、ミネラルやビタミンが豊富。冬の最強のスープ食の強い味方に。

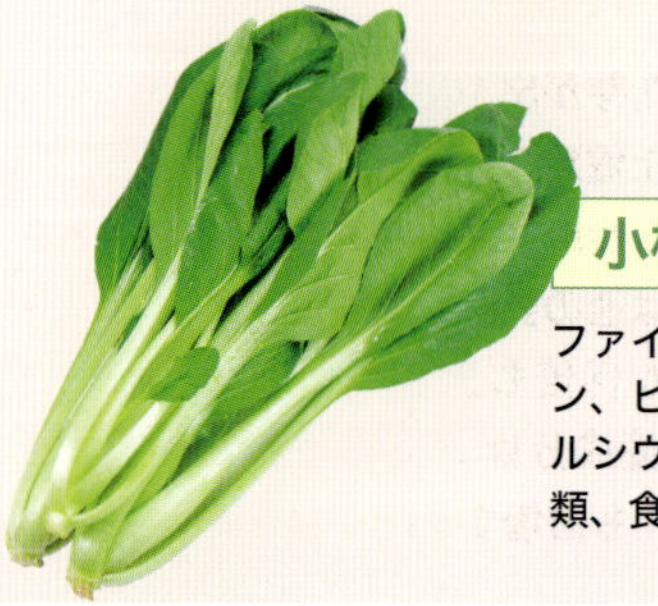

**小松菜**

ファイトケミカルのβ《ベータ》-カロテン、ビタミンC、Eが豊富。カルシウムや鉄分などのミネラル類、食物繊維も多い。

## おすすめ食品

### ゴーヤ

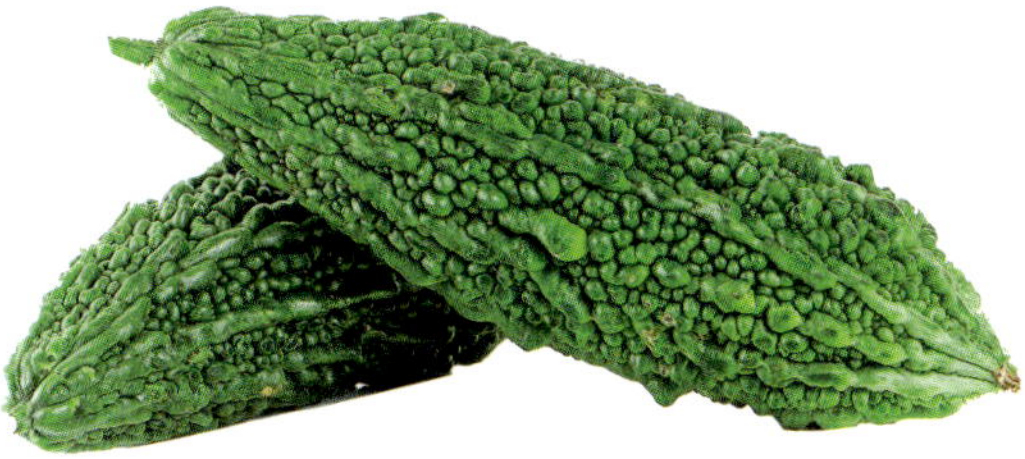

糖質が少なく低カロリーでビタミンが豊富。肉や油との相性もよく使いやすい。夏の最強のスープ食に最適。

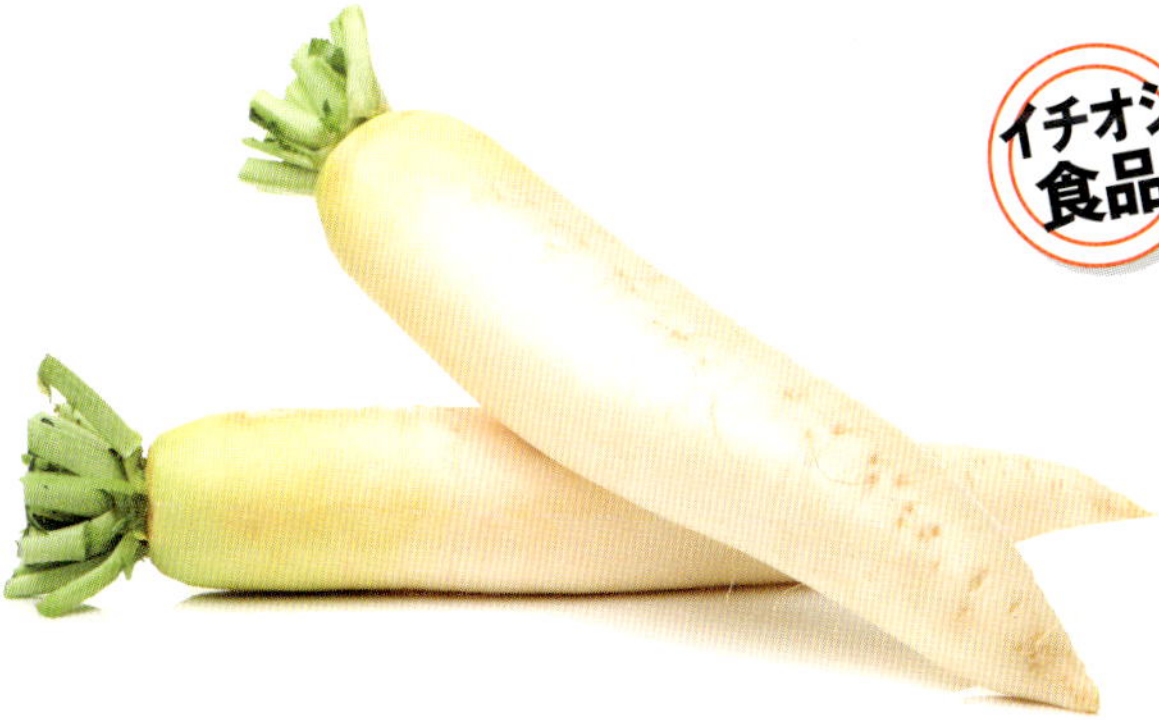

### イチオシ食品 大根

根菜のなかでは糖質量が少なめ。煮物にする際は砂糖を使わないように注意して。

### スプラウト イチオシ食品

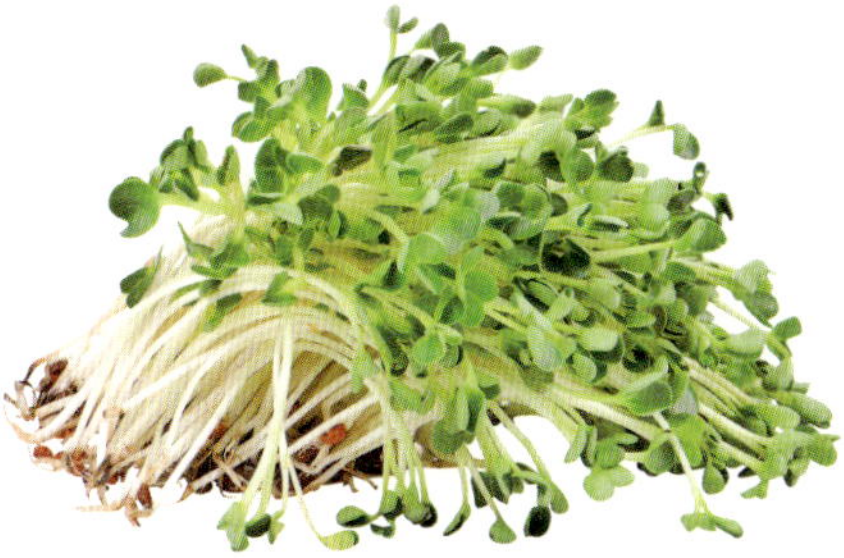

植物は新芽が出る段階で、種では存在しなかった種類のビタミンや、その他の栄養成分を合成するため、新芽であるスプラウトは他の野菜に比べ、ビタミンやミネラルが何倍も豊富といわれています。その栄養成分はスープでさらに溶け出し、効果も倍増するのでおすすめ。

【おすすめ食材】

最強のスープにはコレ!

# 海藻・きのこ

## がん予防に効果大! 海藻・きのこは積極的に食べて

ビタミンやミネラルの宝庫。がんを遠ざけるなら毎日食べたい

きのこに含まれているβ-グルカンという多糖体はリンパ球を刺激し、免疫力を高めます。これによりがんの再発や転移を防ぐために効果的といわれています。また、きのこ類は糖質が少ないうえに食物繊維やビタミン、ミネラルが豊富。体内でビタミン$D^2$になるエルゴステロールという脂溶性物質も含まれ、がん予防に効果を発揮します。

海藻類もビタミンやミネラル、食物繊維の宝庫です。糖質ゼロのものも多く、積極的に食べたい食品です。

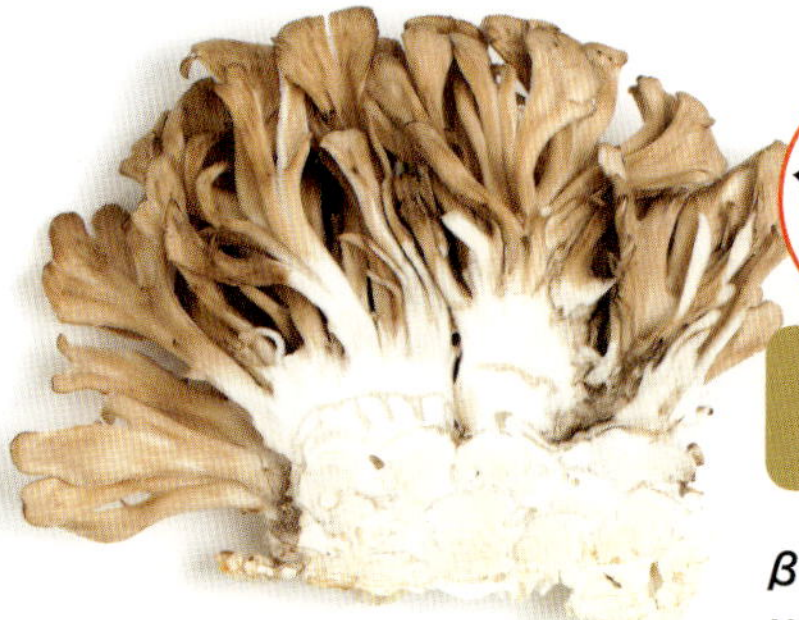

イチオシ食品

### まいたけ

β-グルカンが多く含まれるサルノコシカケ科きのこのうち、唯一食用できるのがまいたけ。がん予防に最適。

イチオシ食品

### もずく

めかぶやもずくに含まれるのは水溶性食物繊維という水に溶ける食物繊維。余分な糖などを排出する効果も。

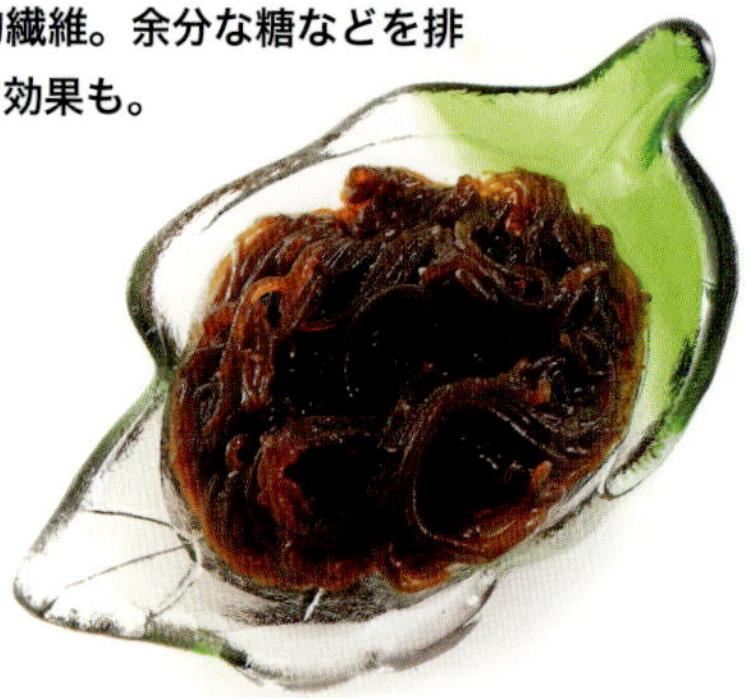

**ポイント**

- きのこ類はがん予防効果があるといわれるβ-グルカンが豊富
- 海藻類は糖質ゼロのものを選ぼう

## おすすめ食品

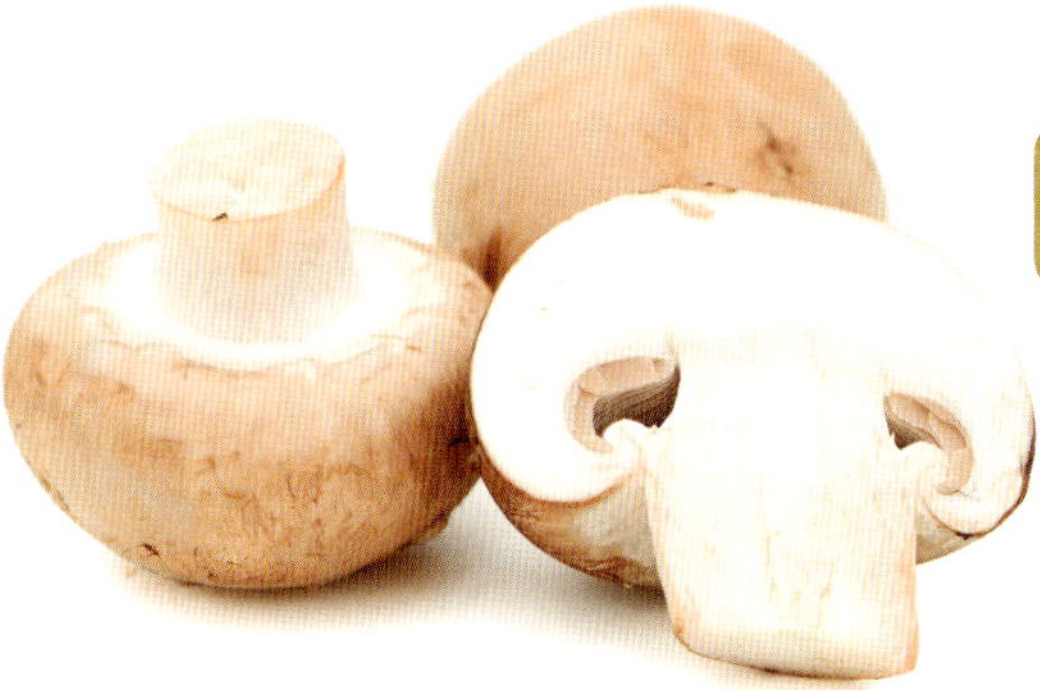

### マッシュルーム

きのこ類のなかで糖質が少ないのがマッシュルーム。ほかにはしめじ、なめこなども糖質が少ない。

### しいたけ

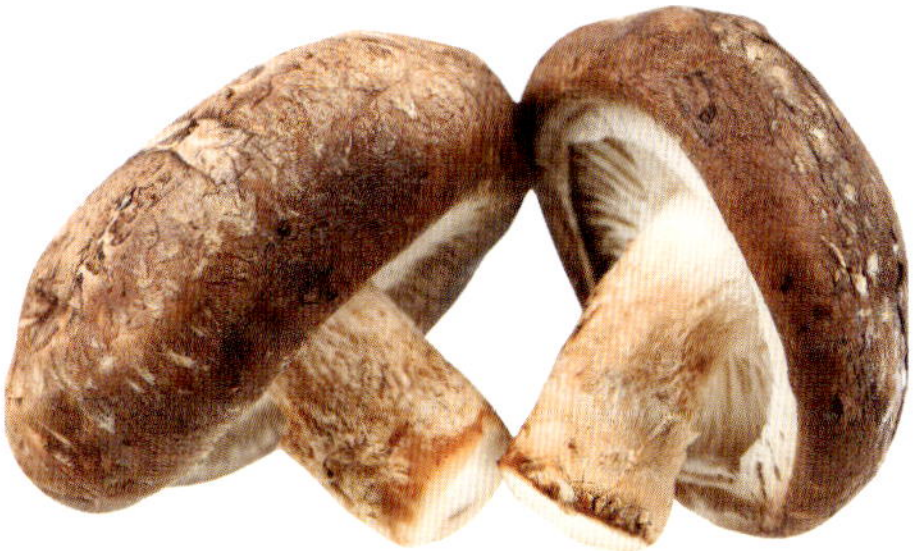

干ししいたけは糖質が多く、調理でさらに糖質が加わることが多いので避けたほうが無難。生しいたけは糖質が少ないのでおすすめ。

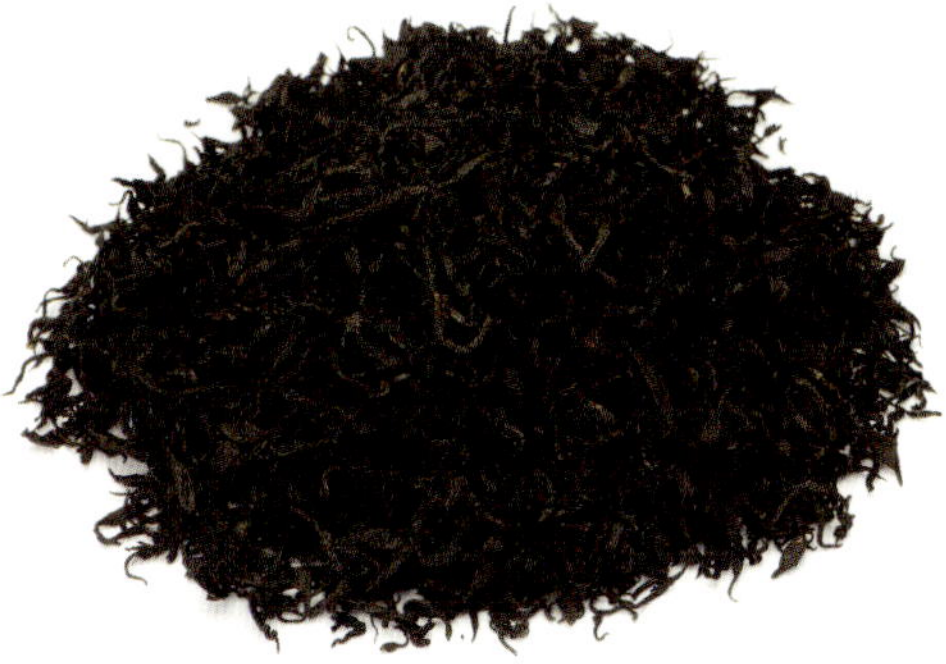

### ひじき

カルシウム、亜鉛、ヨウ素など摂取しづらいミネラル類と豊富なビタミン、食物繊維を含むなど栄養価が高い。煮物にするときは調味料の糖質に注意して。

【おすすめ食材】

最強のスープにはコレ！

# 果物

## 甘い果物＝スイーツと心得て注意 アボカドや苦い柑橘系ならOK！

甘い果物は糖質のかたまり。できるだけ控えて

「果物はビタミンや食物繊維がたっぷりで美容によい」と考えている人はたくさんいるでしょう。しかし果物には細胞内でブドウ糖に変換される果糖を多く含みます。果糖によるがん細胞の増殖促進効果はブドウ糖より高いという報告もあり、果糖の少ない柑橘系以外は摂取量を控えめに。

唯一の例外はアボカド。１００ｇあたりの糖質は１ｇ以下。食物繊維やオレイン酸を多く含む、最強のスープ食に最適です。

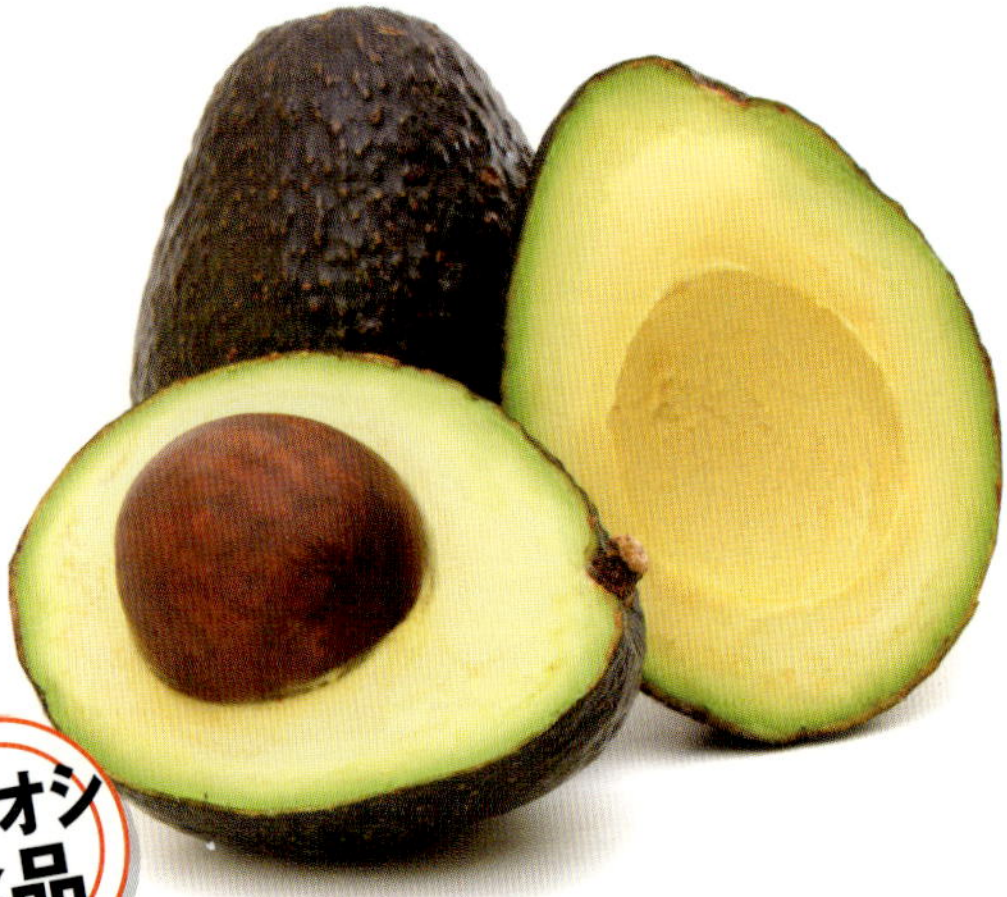

イチオシ食品

### アボカド

多く含まれるオレイン酸はオリーブオイルと同じくオメガ9不飽和脂肪酸で、がん予防・循環器疾患に効果が。カロテノイドを多く含むのも特徴。

ポイント

- 甘い果物は糖質がたっぷり。避けたほうがよい
- 糖質が少なく脂肪が多いアボカドは最強のスープ食向き

## 少しならおすすめの食品

- ラズベリー
- レモン
- ライム
- 夏みかん
- アセロラ
- いちご

甘みが少ない果物は含まれる果糖（糖質）も少ないため、少量なら食べてもよい。同じ柑橘系でも甘いみかんは避けたほうがよい。

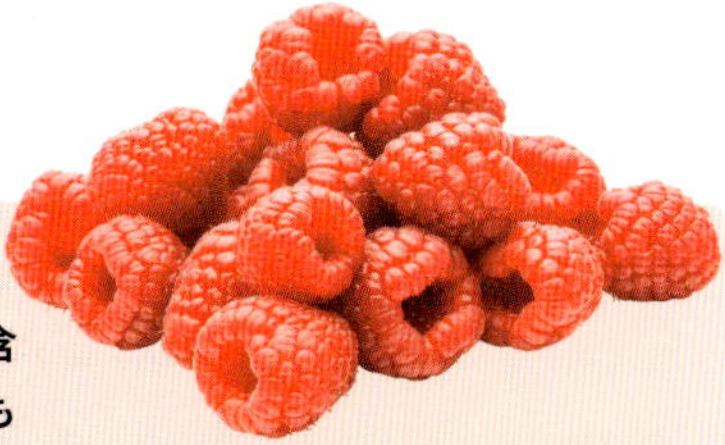
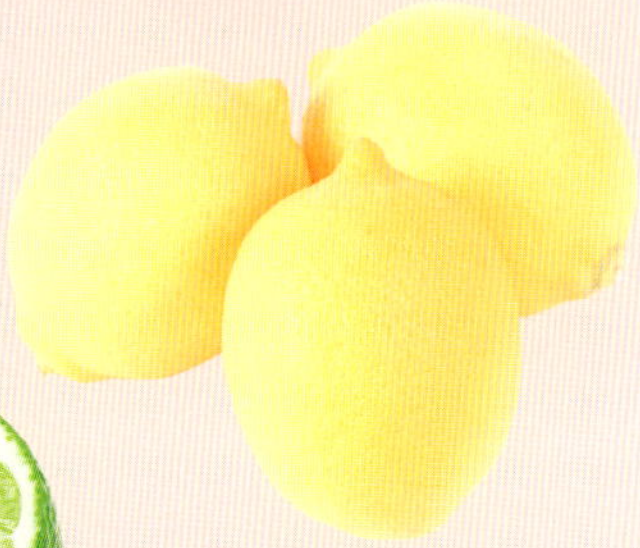

## NGの食品

- ぶどう
- バナナ
- りんご

甘みの強い果物は糖質を多く含むためケトン食に向いていない。ドリアンやマンゴーなどのトロピカルフルーツは特に糖質が多いので避けて。果物のジュースやソースなどは消化・吸収がよいため血糖値を急上昇させるので要注意。

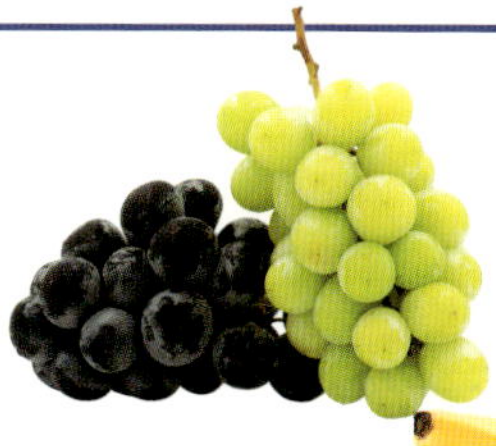
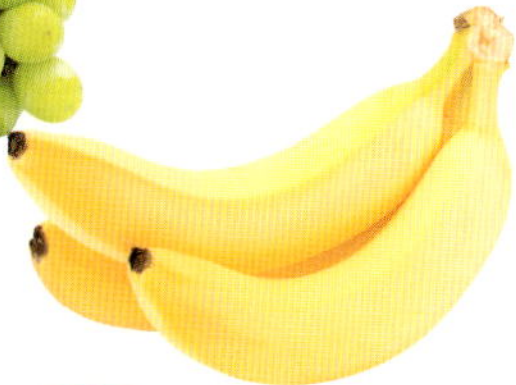
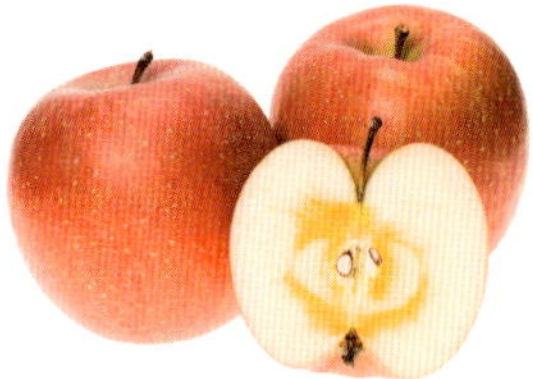

【おすすめ食材】

最強のスープにはコレ!

# たんぱく質

## たんぱく質は積極的にたっぷりと。ただし調理法には注意

毎日しっかり摂って免疫力を高めましょう

たんぱく質は肌や筋肉だけでなく細胞を作る材料となる重要な栄養素。糖質を制限しても、毎日たっぷりと摂ることがすすめられています。その目安は体重1kgあたり1.5～2g。おすすめのたんぱく質源は大豆製品、魚などです。ただし、焼く・揚げるといった高温調理で生じる「焦げ」はがんのリスクを高めるといわれます。

焦がさないように注意するとともに、蒸す、ゆでるなどの調理法も取り入れるとよいでしょう。

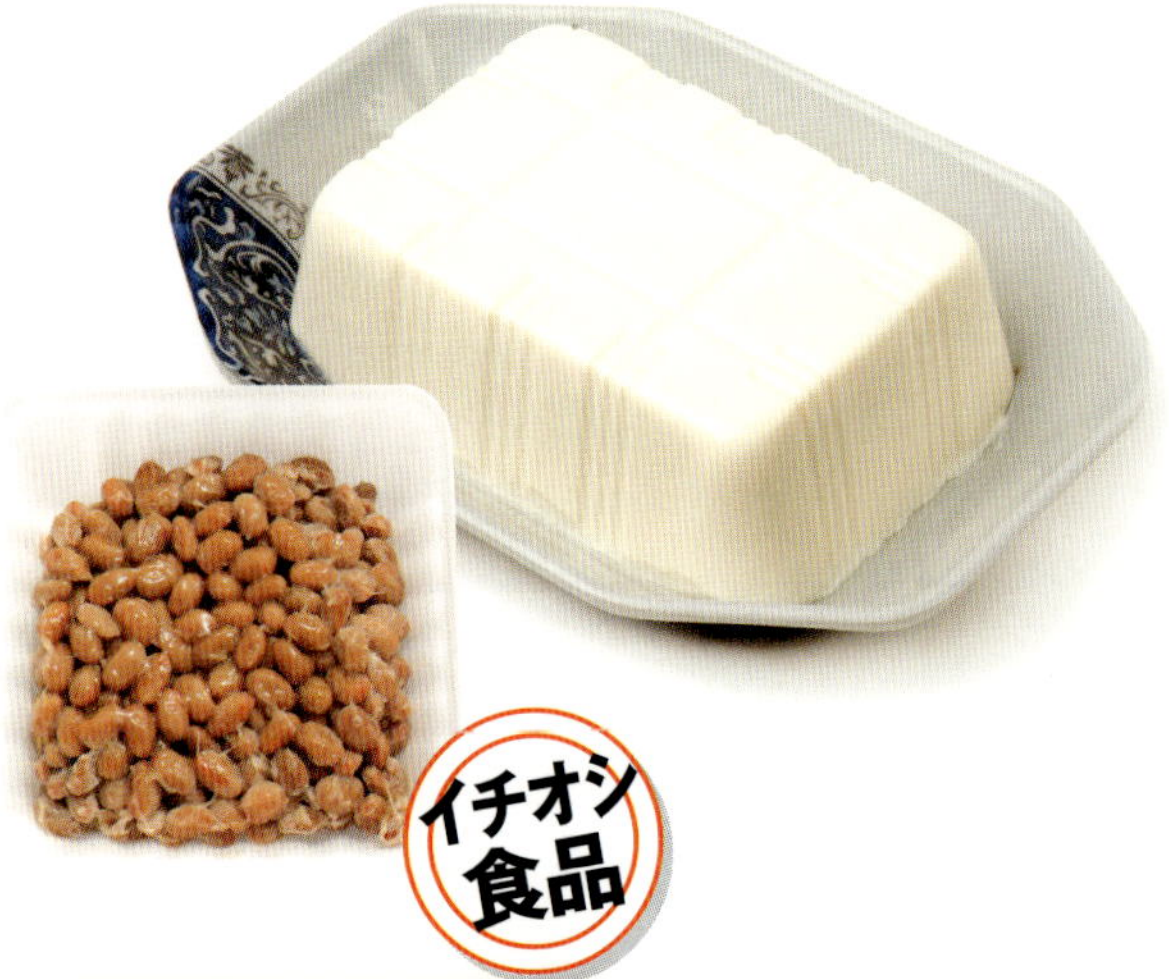

イチオシ食品

### 大豆製品

食物繊維を多く含み、血糖値の上昇を抑える効果が。豆腐や納豆などは、いくら食べてもよい食品のひとつ。

**ポイント**

- 1日の摂取量は体重1kg あたり1.5～2g
- 理想的な摂取源は大豆、魚、鶏肉、卵
- 調理法に注意し、「焦げ」は口にしないようにする

## おすすめ食品

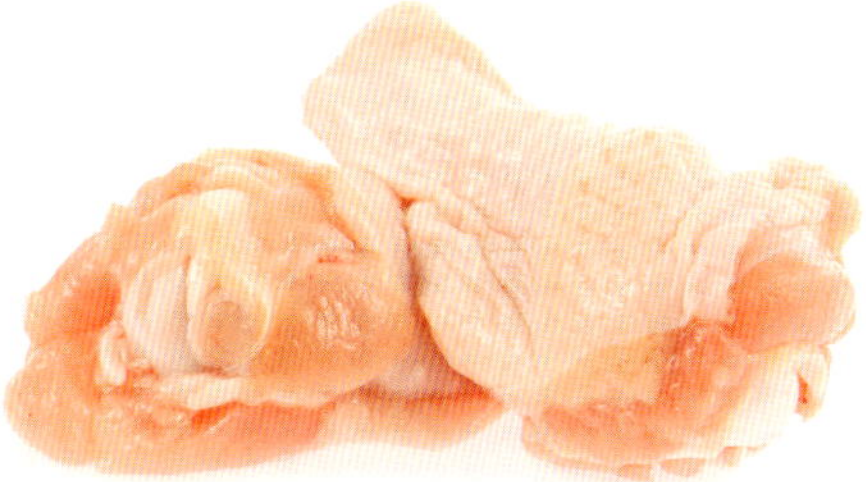

### 鶏肉

脂肪が少ないうえに良質なたんぱく質が豊富な鶏肉は肉のなかで最もケトン食向きの食品。

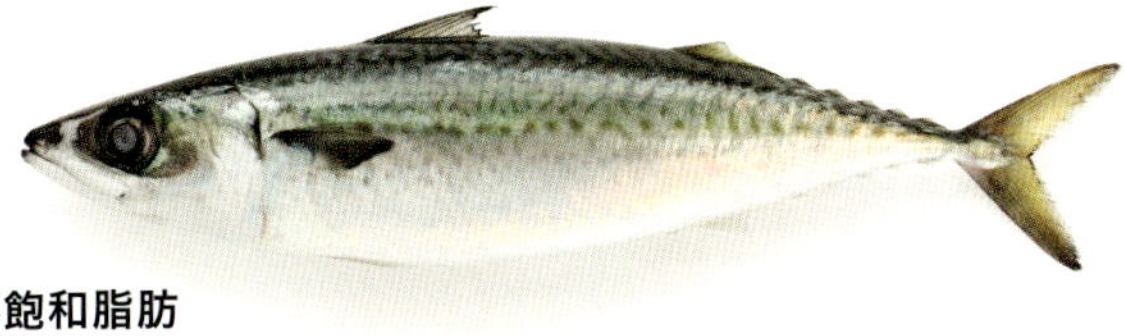

### 魚介類

DHA、EPA などオメガ３不飽和脂肪酸を多く含み、たんぱく質も豊富でいくら食べてもよい食品。ただし焦げるほど焼くのは避けて。生食が最適。

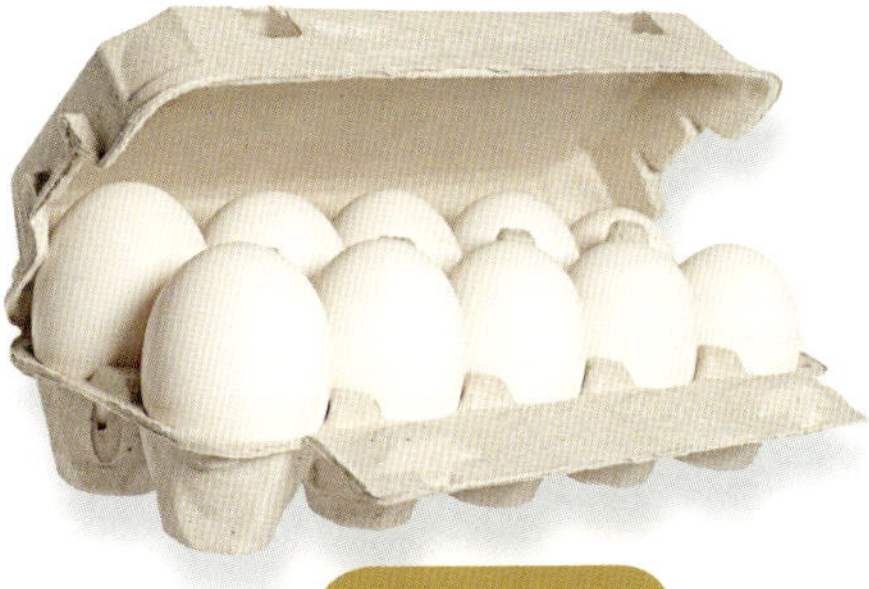

### 卵

コレステロールが多く避けるべきといわれたのは昔のこと。良質なたんぱく質が手軽に摂れる最強スープ食向きの食品。

### 少しならおすすめの食品

- **赤身の肉**
- **加工肉**
  （ソーセージ、ハム、ベーコンなど）
- **乳製品**
  （牛乳、チーズ、バターなど）

上記の食品の糖質量は問題ありません。しかし、動物性脂肪が多い、鉄分が多い、食品添加物が含まれるなどの理由から、摂りすぎは健康によくない食品に加えられます。特に乳製品と糖質を同時に摂ると血糖値が急上昇しますので、摂り方に気をつけましょう。

【おすすめ食材】

**最強のスープにはコレ!**

# 脂質

## オメガ3不飽和脂肪酸と中鎖脂肪酸を摂ろう

脂質をたっぷり摂ればケトン体をより多く産生できる!

脂質は肝臓で分解されるとケトン体を生成するため、最強のスープ食では脂質をたっぷり摂ることが推奨されます。なかでも中鎖脂肪酸は糖質を極端に減らさなくてもケトン体（※P20、21参照）を大量に産生できるため、最強のスープ食に不可欠な食品です。

また、食品からしか摂取できない必須脂肪酸のうち、炎症を抑えがん予防効果のあるオメガ3不飽和脂肪酸はいくら摂ってもかまいません。ただし熱に弱いので、加熱調理をする場合はココナッツオイルや、オレイン酸を豊富に含むオリーブオイルを使いましょう。

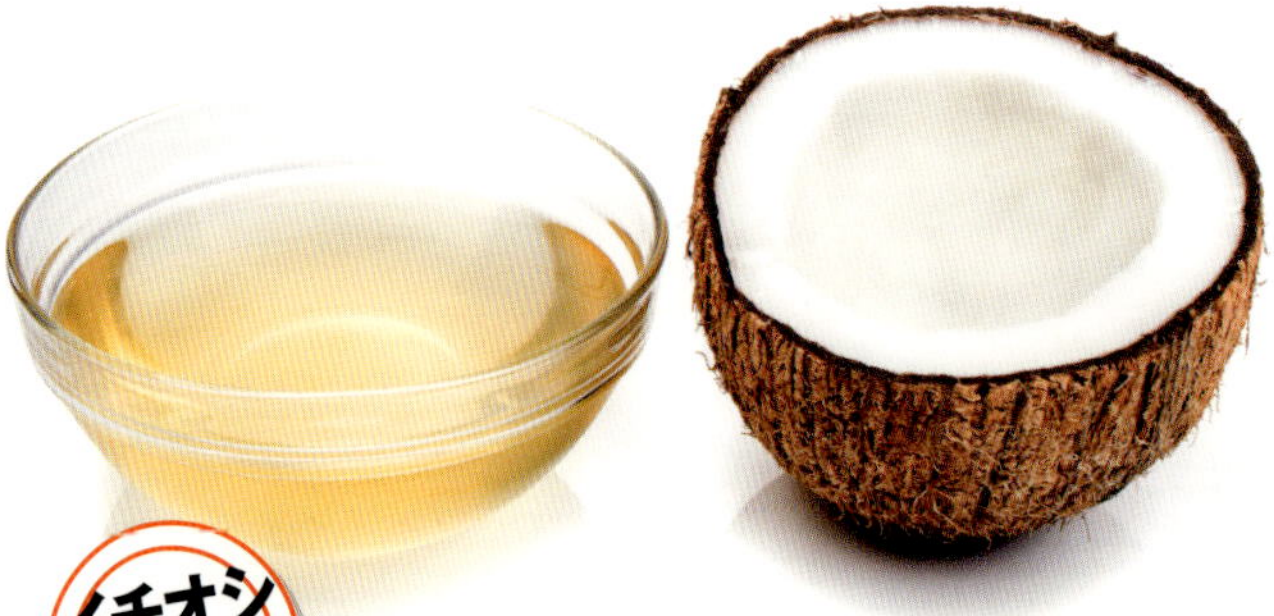

**イチオシ食品**

### 中鎖脂肪酸を含むオイル

ココナッツオイル、MCTオイルなど。ココナッツオイルは加熱調理にも向いている。

**ポイント**

- 脂質は控えず積極的に摂る
- 中鎖脂肪酸はケトン体生成に役立つため、たっぷりと
- オメガ3不飽和脂肪酸を摂る
- オレイン酸が豊富なオリーブオイルもOK

## おすすめ食品

### オメガ3不飽和脂肪酸を含むオイル

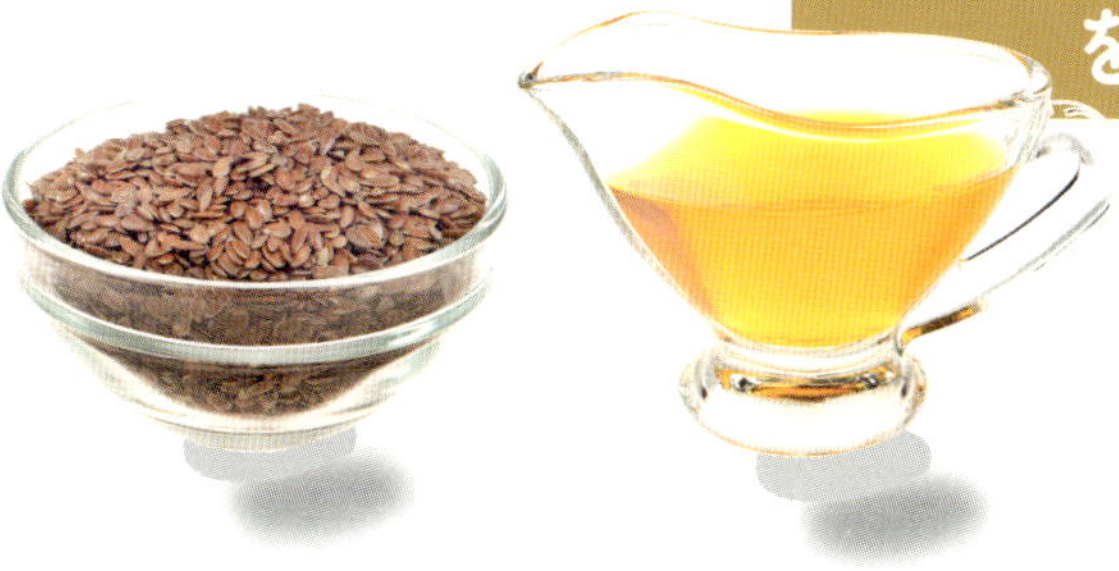

アマニ油、エゴマ油、ヘンプシードオイル、サチャインチオイルなど。魚油にも多く含まれている。

### オリーブオイル

オレイン酸を多く含み、精製度の低いエキストラバージンオリーブオイルが特におすすめ。

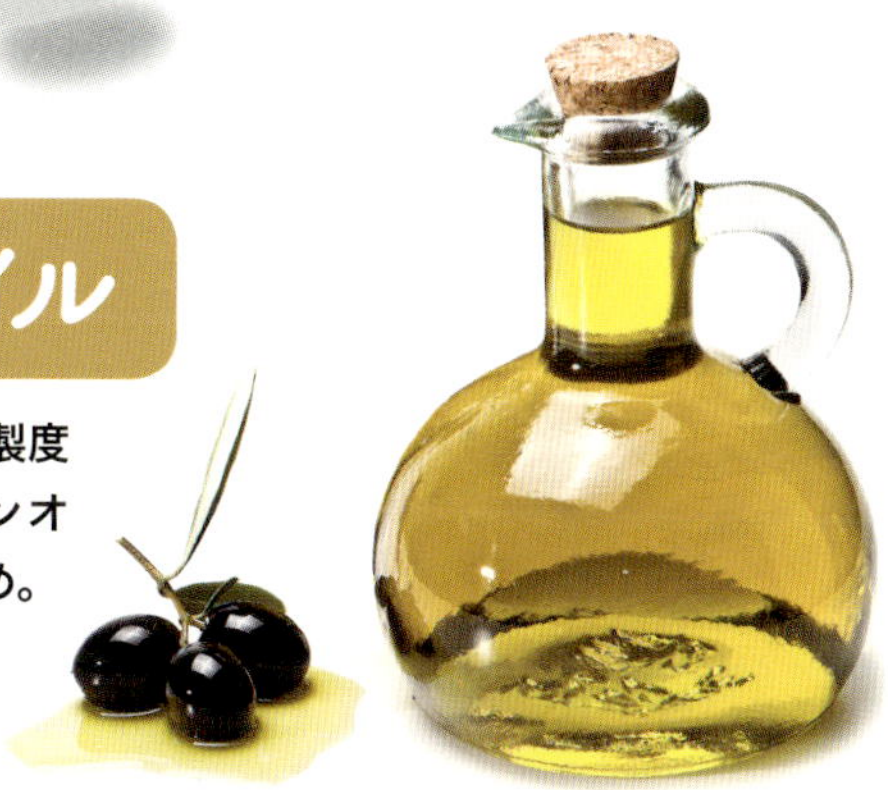

### NGの食品

- マーガリン
- ショートニング

マーガリンやショートニングは肥満、心疾患など多くの健康被害が報告されているトランス脂肪酸を含んでいます。発がんリスクも高くなるため、摂らないようにしましょう。ショートニングは加工食品に添加されているので、成分表のチェックが重要です。

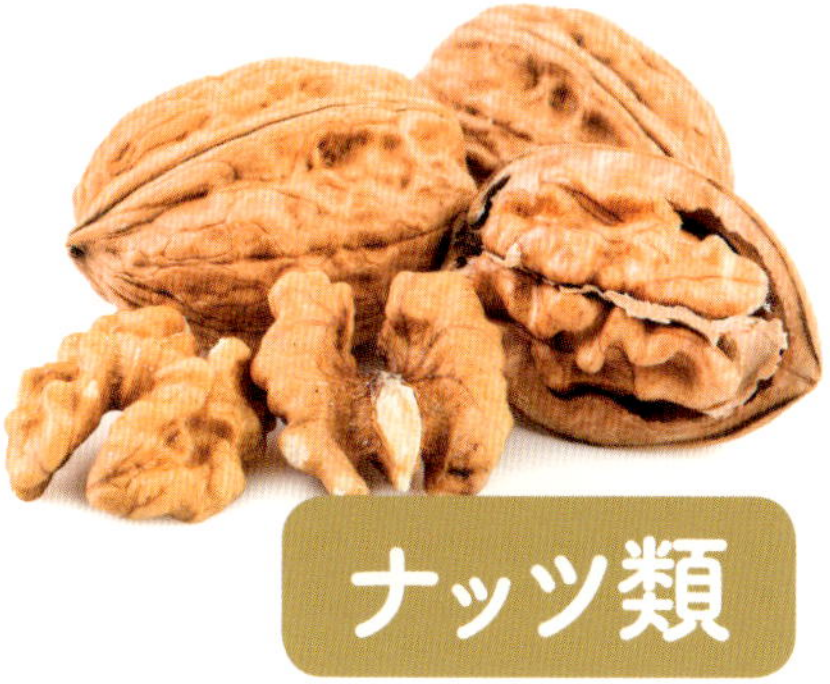

### ナッツ類

オメガ３不飽和脂肪酸が豊富。特にくるみ、ピスタチオは積極的に摂りたい。

【おすすめ食材】

最強のスープにはコレ!

# 調味料

## 調味料の糖質による「うっかり摂取」に注意

つい見落としがちな調味料の糖質。少量使いを心がけて

調味料には糖質が多く含まれているものがたくさんあります。特にソースやケチャップなど出来上がった料理にかけるものは量に気をつけて。みりんや砂糖は糖質の少ない代替品を使うのもよいでしょう。また、市販のマヨネーズ、ドレッシングはリノール酸（オメガ6）が使われていることが多く注意が必要です。

酢やだし、薬味を上手に使うと糖質の多い調味料を控えることができるので、工夫しましょう。

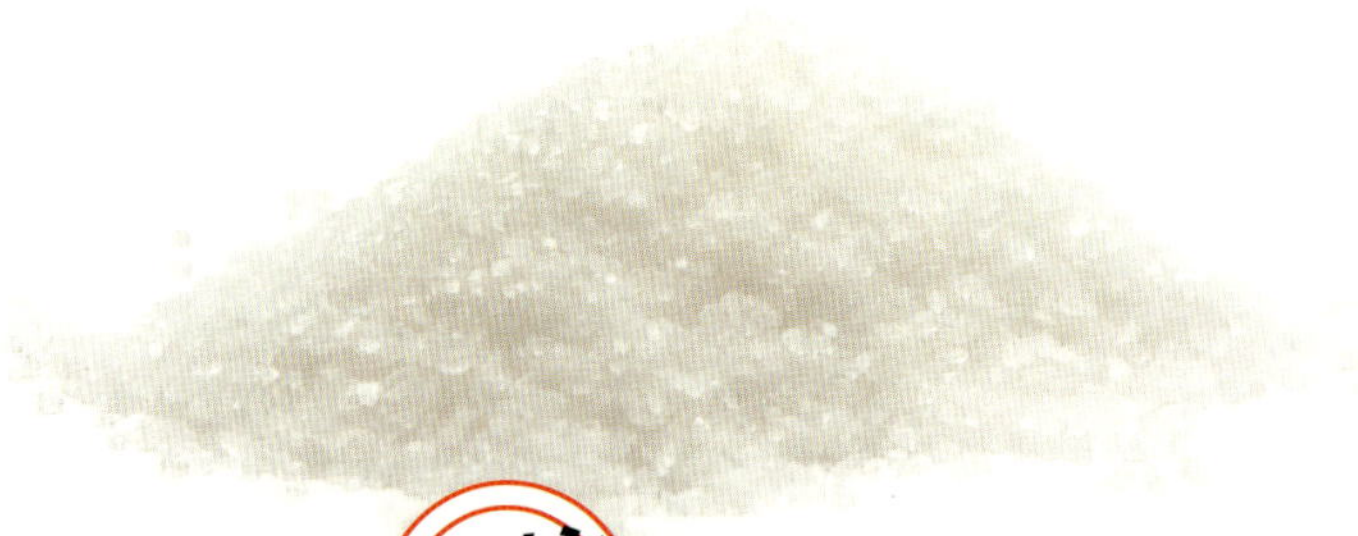

イチオシ食品

### 塩

**糖質ゼロの調味料は塩。天然塩ならミネラルも豊富なのでなおよい。かつお、煮干し、鶏ガラのだしも糖質ゼロなので、上手に使って。**

**ポイント**

- 「甘い味」の調味料は糖質が多い
- 市販のマヨネーズ、ドレッシングは油の種類に注意
- 代替品、手作り品がおすすめ

## おすすめ食品

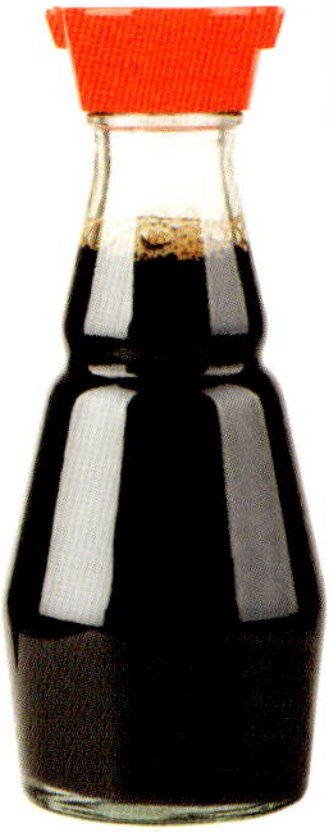

### しょうゆ

濃口しょうゆに比べて薄口しょうゆのほうが糖質量は少ない（小さじ１あたりの糖質量＝濃口しょうゆ：0.6g、薄口しょうゆ：0.5g）。

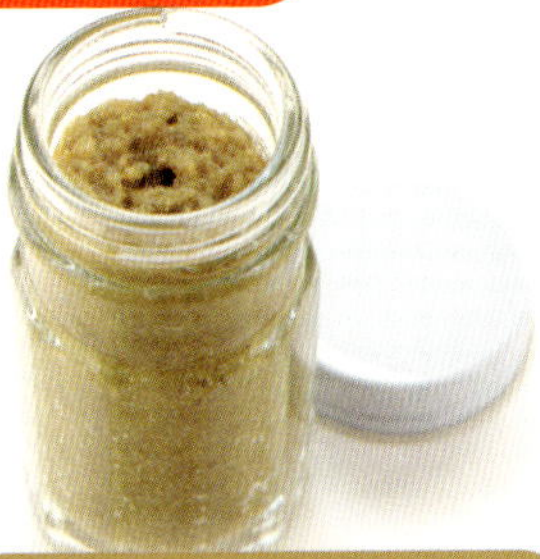

### 柚子こしょう

香り高く食品の味を引き立てる。とんかつなど揚げ物のソースの代わりにも。

### 酢

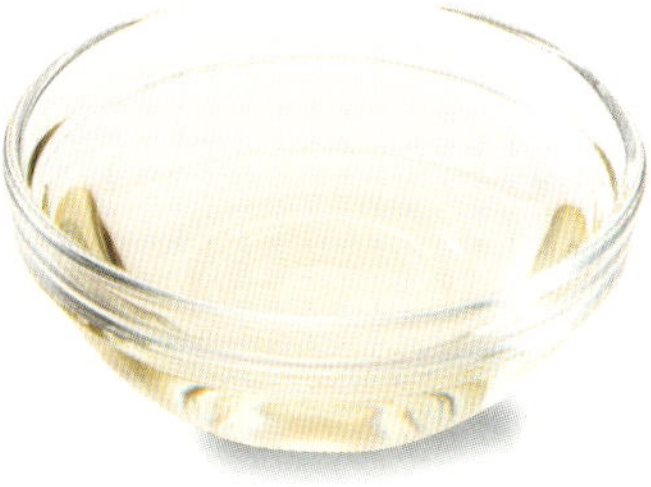

米酢より穀物酢のほうが糖質量は少ない（小さじ１あたりの糖質量＝米酢:1.1g、穀物酢:0.4g）。

### NGの食品

- 白みそ
- コチュジャン
- テンメンジャン
- ソース
（とんかつ、中濃、ウスター、オイスター）
- バルサミコ酢
- はちみつ

「甘い」と感じる調味料は糖質が多いと思ってよい。また、めんつゆ、顆粒だしの素、固形コンソメなども糖質が多いので、使う際は量に注意して。

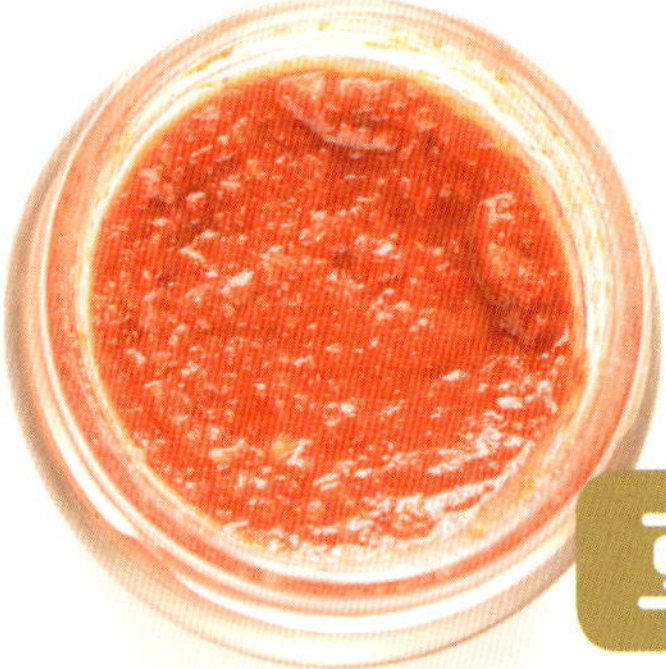

### 豆板醤

チリペッパーソースより豆板醤のほうが糖質量は少ない（小さじ１あたりの糖質量＝チリペッパーソース：0.26g、豆板醤：0.18g）

これには
気をつけて!

# 意外に多い糖質過多な野菜
# 抗酸化成分とのバランスで選ぶ

**野菜＝ヘルシーではありません。**
**糖質に注目し、摂る量を調整して**

ビタミンやミネラル、食物繊維に抗酸化成分など、野菜にはさまざまな栄養素が含まれています。しかしその一方で糖質が多く注意が必要な野菜はたくさんあります。おすすめは下の表にある低糖質野菜です。特に、いも類や根菜類は摂取量に気をつけましょう。

**最強のスープ食の主役、ファイトケミカルは熱に強い安定的物質**です。加熱しても効力が失われないので、**スープにすれば有効成分をムダなく摂取できるというメリット**があります。ファイトケミカルは植物が紫外線や害虫から身を守るための物質なので、**日光を浴びた新鮮な野菜に豊富**です。

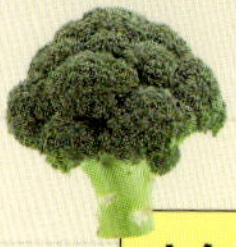

### 100g あたり糖質 2g 以下の野菜

(g)

| | | | |
|---|---|---|---|
| オクラ (生) | 1.9 | にら (生) | 1.7 |
| きゅうり (生) | 2.0 | にんにく (生) | 1.1 |
| クレソン (生) | 0.5 | 白菜 (生) | 2.0 |
| なばな (生) | 1.6 | バジル (生) | 0.3 |
| 小松菜 (生) | 0.3 | パセリ (生) | 0.9 |
| ししとう (生) | 1.2 | ブロッコリー(生) | 1.5 |
| 春菊 (生) | 0.4 | ほうれん草 (生) | 0.3 |
| ズッキーニ (生) | 1.5 | 大豆もやし (生) | 0.6 |
| セロリ (生) | 1.4 | レタス (生) | 1.7 |
| たけのこ (生) | 1.4 | サラダ菜 (生) | 0.7 |
| チンゲンサイ(生) | 0.4 | リーフレタス(生) | 0.9 |
| ゴーヤ (生) | 0.3 | サニーレタス (生) | 0.6 |

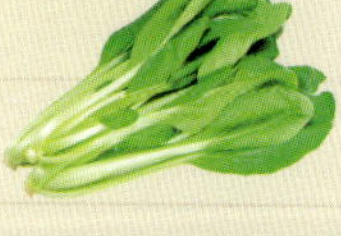

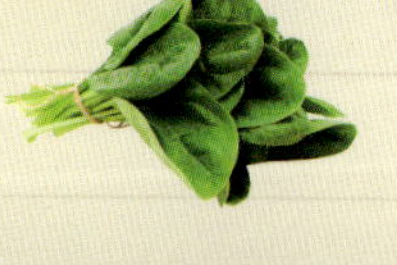

## 注意すべき食品

### ・いも類

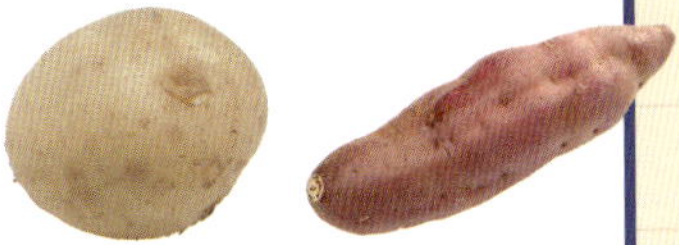

じゃがいも、さつまいもは糖質量が多く基本的に摂るべきではない。特にマッシュポテトなどつぶしたいも類は消化吸収がよく血糖値を急上昇させるため、摂らないように。

### ・根菜類

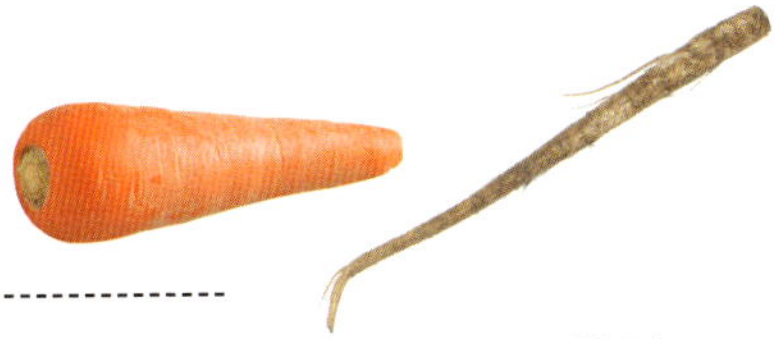

にんじん、れんこん、ごぼうなどの根菜類は抗酸化成分や食物繊維が豊富である一方、糖質量が多いので、摂りすぎに注意して。甘い味つけはNG。

### ・果菜類

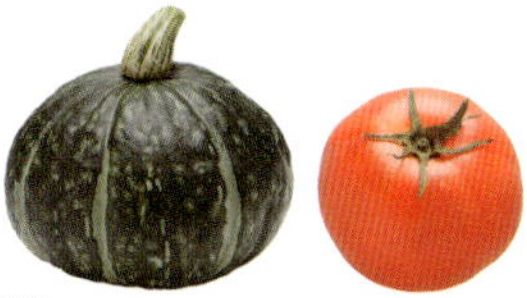

かぼちゃ、トマトなど甘味の強い果菜類は糖質が多い。特にフルーツトマトは糖質が多く、果物と同等に考えて摂るのは控えて。

これには
気をつけて！

# 最強のスープで避けるべきNG食品

日常的に実践しやすい最強のスープ食の「避けるべき食品」を覚えておきましょう

最強のスープ食では**糖質の量を減らすことが最重要ポイント**です。

糖質を減らすと物足りない、イライラするといった状態に陥るかもしれません。それは「糖質中毒」、「糖質依存」の状態。砂糖や炭水化物を摂ると大量に分泌され、快感を引き起こすドーパミンという脳内物質の影響です。そのため、**糖質を制限した食生活を始めると甘いものやごはんを食べたくてたまらなくなるかもしれません**。この**糖質の禁断症状は最強スープ食を続けるうちに必ず消えます**。しかも「何か食べたくてたまらない」という糖質の禁断症状からくる空腹感もなくなります。

## 食品添加物

今や加工食品をはじめ、多くの食べ物には人工甘味料、着色料、保存料、発色剤などさまざまな食品添加物が使用されています。健康被害を避けるためにも無添加のものを選びましょう。

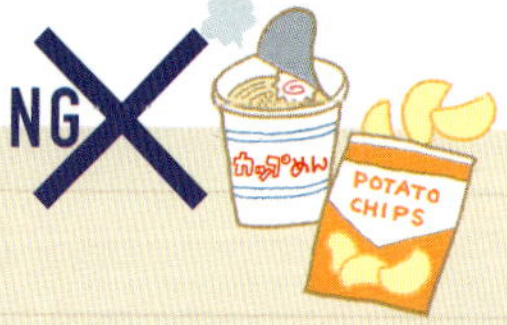


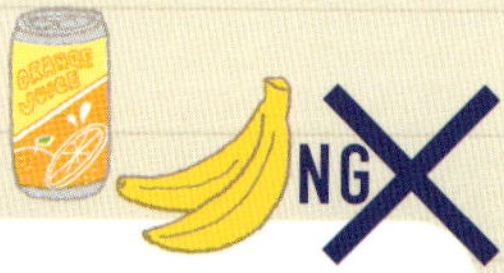


## 甘いもの

スイーツはもちろんのこと、甘い清涼飲料を摂らないようにするだけでなく、砂糖を使った甘い料理も避けましょう。果糖が豊富な果物はお菓子と同じと考えて遠ざけましょう。

## 精製された糖質

精製された白米や小麦は味と食感がよい代わりに消化・吸収がよく、血糖値を急上昇させます。米なら玄米、パンやパスタなど小麦製品は全粒粉のものがケトン食に向いています。

## 動物性脂肪

がん予防の研究分野では動物性脂肪の多い肉は発がんリスクを高めるとされています。特にラードや牛脂などの動物性脂肪そのものは避けましょう。

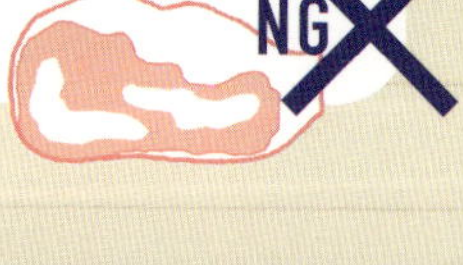

これには気をつけて!

# 最強のスープでは「穀物」は基本摂りません

糖質の摂取量を減らすときの最難関は穀物。よく選んで上手にコントロールしましょう

糖質を豊富に含む食品の代表、それが米や小麦などの穀物。糖質制限では最も注意すべき食品です。その点、**最強のスープは「穀物」を摂らなくても満足感が得られるメニュー**。「穀物は1日1回にする」など食べる回数を減らし、さらに量を減らすなど、段階を踏んで減らしていくことが挫折しないポイントです。

また、**少しでも糖質量が少ない食品に置き換えることも重要**です。いきなり「ごはんやパン、麺類は食べない!」と決めるのは挫折の原因に。食べ方や種類を工夫して、最強のスープ食習慣を長続きさせましょう。

## 穀物は"置き換え"が決め手!

**パスタ →(置き換え)→ 全粒粉パスタ**

外皮を取り除かず小麦を丸ごと使った全粒粉のパスタは血糖値の急上昇を抑える効果が。

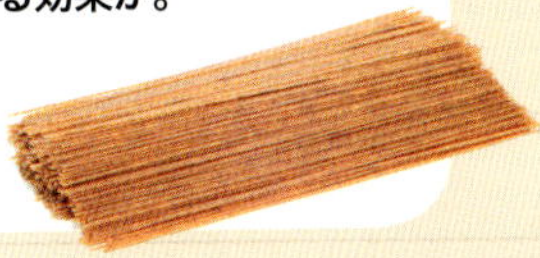

**白米 →(置き換え)→ 玄米**

精製されていない玄米は血糖値の上昇を防ぐ食物繊維が豊富。苦手なら五〜七分搗《づ》きの白米でも。

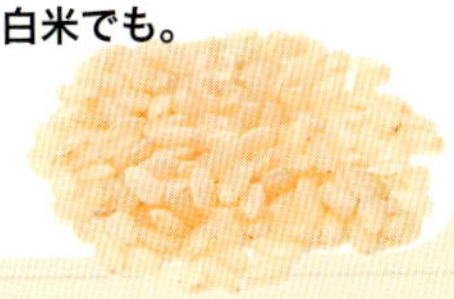

**小麦粉 →(置き換え)→ 小麦ふすま**

小麦の外皮のみを粉にした小麦ふすまは糖質量が少ないうえにビタミン、ミネラル、食物繊維が豊富。

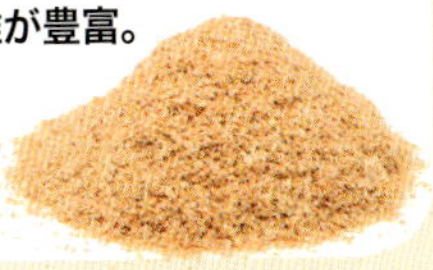

**うどん →(置き換え)→ そば**

ごはん、パン、うどん、パスタなどの主食のなかでは糖質量が少なく、血糖値の上昇も緩やか。

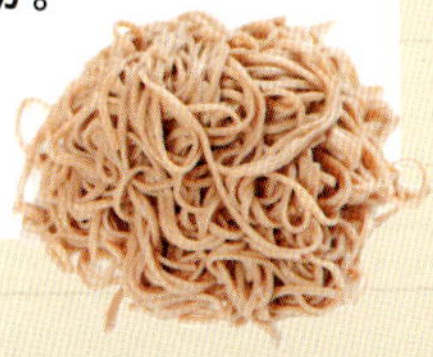

# レシピの見方・使い方

## メイン素材

メインに使用している素材を記載（一部例外を除き）。「福田式最強のスープ」でおすすめしている食材です。

## 栄養表記

全量の「エネルギー量(カロリー)」「糖質量」「塩分量」を記載。たんぱく質が豊富に摂れるものにはマークをつけました。

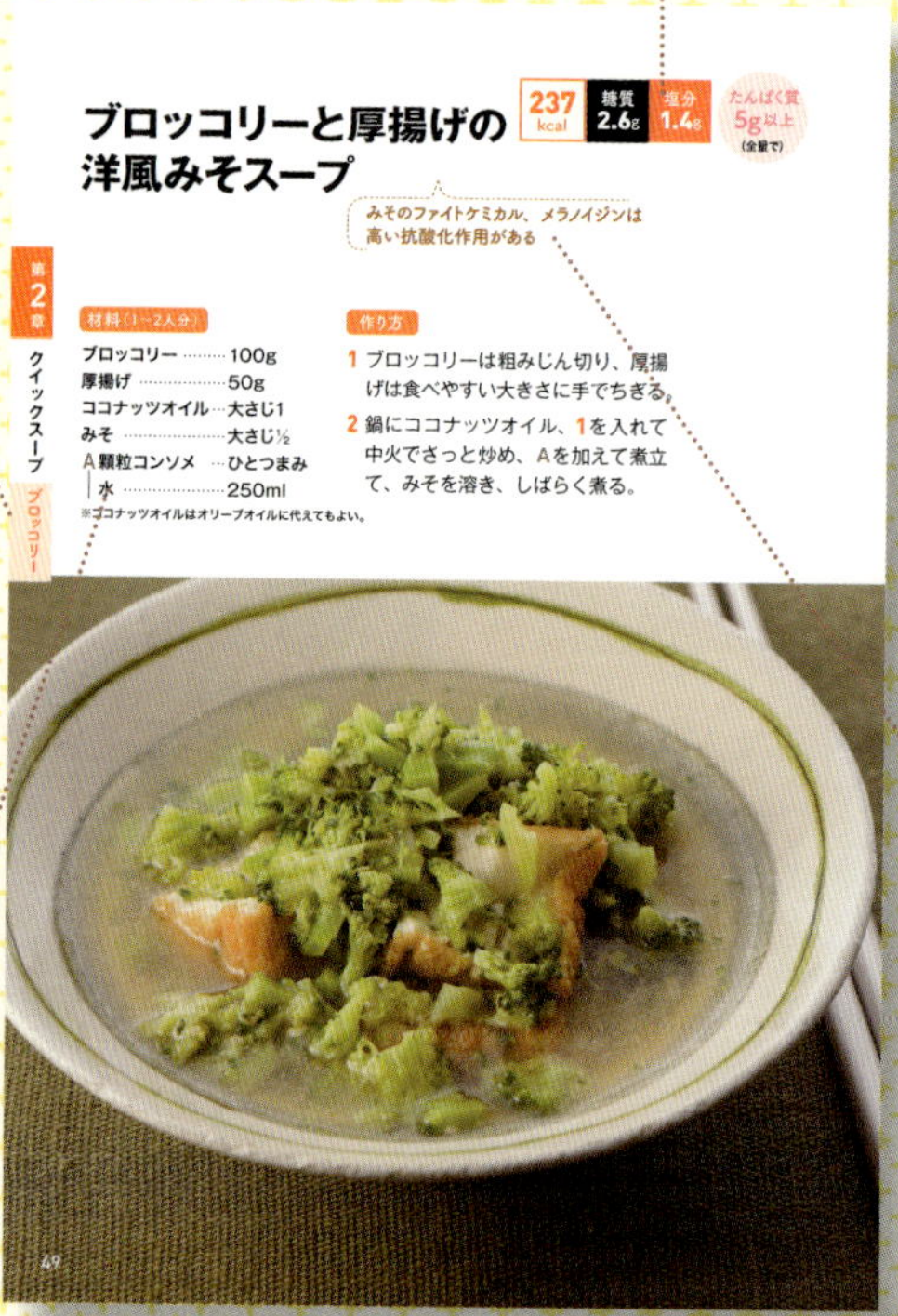

第2章
クイックスープ
ブロッコリー

### ブロッコリーと厚揚げの洋風みそスープ

237 kcal　糖質 2.6g　塩分 1.4g　たんぱく質5g以上（全量で）

みそのファイトケミカル、メラノイジンは高い抗酸化作用がある

材料（1〜2人分）

| | |
|---|---|
| ブロッコリー | 100g |
| 厚揚げ | 50g |
| ココナッツオイル | 大さじ1 |
| みそ | 大さじ½ |
| A 顆粒コンソメ | ひとつまみ |
| 　水 | 250ml |

※ココナッツオイルはオリーブオイルに代えてもよい。

作り方

1 ブロッコリーは粗みじん切り、厚揚げは食べやすい大きさに手でちぎる。

2 鍋にココナッツオイル、1を入れて中火でさっと炒め、Aを加えて煮立て、みそを溶き、しばらく煮る。

49

## 材料

レシピによって、サイドメニュー向きのものは材料少なめ、メインディッシュ向きのものは材料多めになっています。半量を食べるときは、栄養表記の数値は半分と考えてください。

※料理写真は、かならずしも全量を盛りつけてはいません。

## 栄養について

主なレシピには管理栄養士からのコメントを記載。意識して摂りたい成分や食べ合わせなど、栄養バランスについて解説しています。

## 料理の前に

- 野菜は、季節はずれのものはうまみ、甘みが少なく、仕上がりが水っぽくなりやすいです。旬のもの、鮮度のよいものを使うことをおすすめします。
- 塩分摂りすぎを防ぐため、味つけは薄めになっています。調整したい場合は、レシピで使っている調味料（塩、しょうゆ、みそなど）を加減してください。
- だしについて
  材料の「だし」は、昆布か煮干し（またはミックス）のだし（P122）を使っています。「顆粒コンソメ」は化学調味料などを使っていないナチュラルで低塩分のものを使っています。
- 大さじ 1 は 15ml、小さじ 1 は 5ml を使っています。

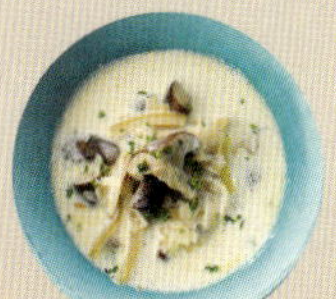

# 第2章

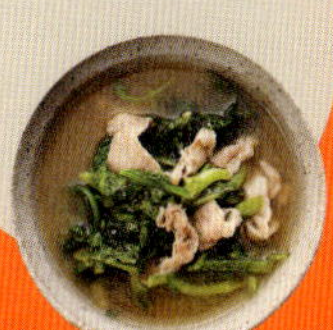

# 最強のクイックスープ

野菜のなかでも、ファイトケミカルが豊富で糖質量も低めなアブラナ科の野菜を主役にしたスープレシピ。材料は3品以内ですべて10分程度で作れるという手軽さ。忙しい朝でも、疲れがたまりがちな夜でもおいしいスープがすぐに出来上がります。

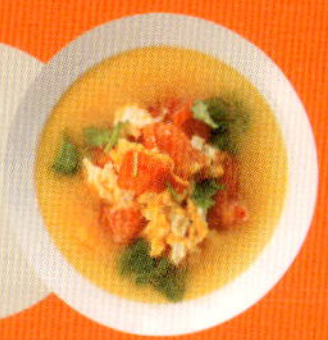

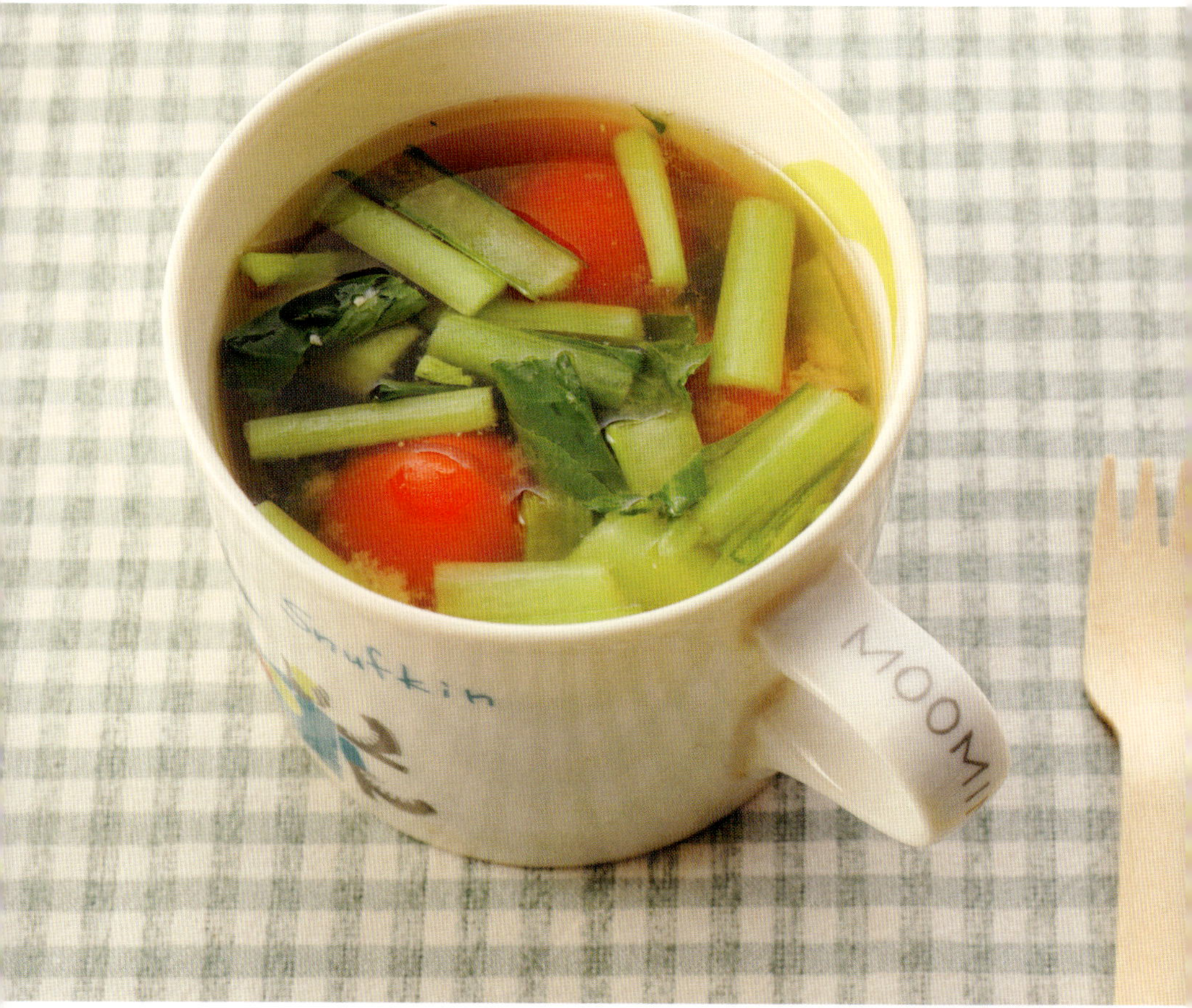


# 小松菜とミニトマトのマグカップみそ汁

| 35 kcal | 糖質 4.4g | 塩分 1.5g |
|---|---|---|

青菜とトマトのファイトケミカルは、
組み合わさってより効果を発揮する

**材料（1～2人分）**

- 小松菜……………30g
- ミニトマト…………3個
- A だし……………200ml
- A みそ……………大さじ½

**作り方**

1. 小松菜は短めのざく切りにし、ミニトマトはへたを取って爪楊枝で穴を数か所あけ、マグカップに入れる。
2. Aを加え、ラップをふんわりかけて電子レンジ（600W）に入れ、2分ほど加熱してかき混ぜる。

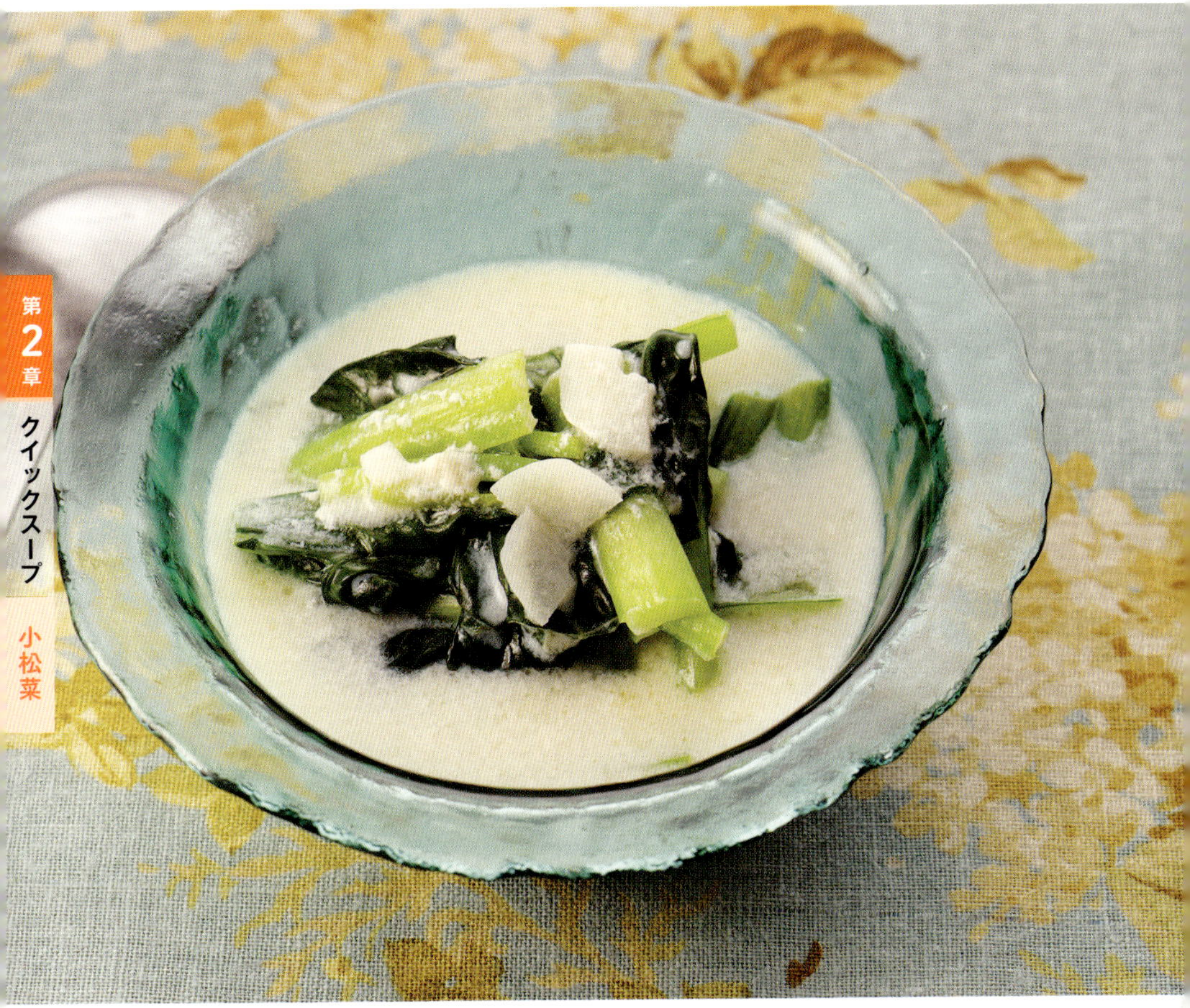

# 小松菜たっぷり豆乳スープ

| 203 kcal | 糖質 6.6g | 塩分 1.1g |
|---|---|---|

β-カロテンは油で調理することで吸収率がアップする

**材料（1～2人分）**

| | |
|---|---|
| 小松菜 | 150g |
| にんにく | ¼片 |
| オリーブオイル | 大さじ1 |
| A 豆乳 | 100ml |
| 　だし | 150ml |
| 　塩 | ひとつまみ |

**作り方**

1 小松菜はざく切りにし、にんにくは薄切りにする。

2 鍋にオリーブオイルをひき、1を中火でさっと炒め、Aを加えて煮立つ寸前まで温める。

# ブロッコリーとベーコンのマグカップスープ

| 99 kcal | 糖質 2.3g | 塩分 1.6g |
| --- | --- | --- |

食欲を増進するカレー粉。ターメリックのクルクミンは免疫力をサポート

**材料（1～2人分）**

- ブロッコリー……60g
- ベーコン……1枚
- A カレー粉……小さじ1
- A 顆粒コンソメ……小さじ1
- A 水……200ml

**作り方**

1 ブロッコリーは粗みじん切り、ベーコンは細切りにし、マグカップに入れる。

2 Aをよく混ぜて加え、ラップをふんわりかけて電子レンジ(600W)に入れ、2分ほど加熱する。

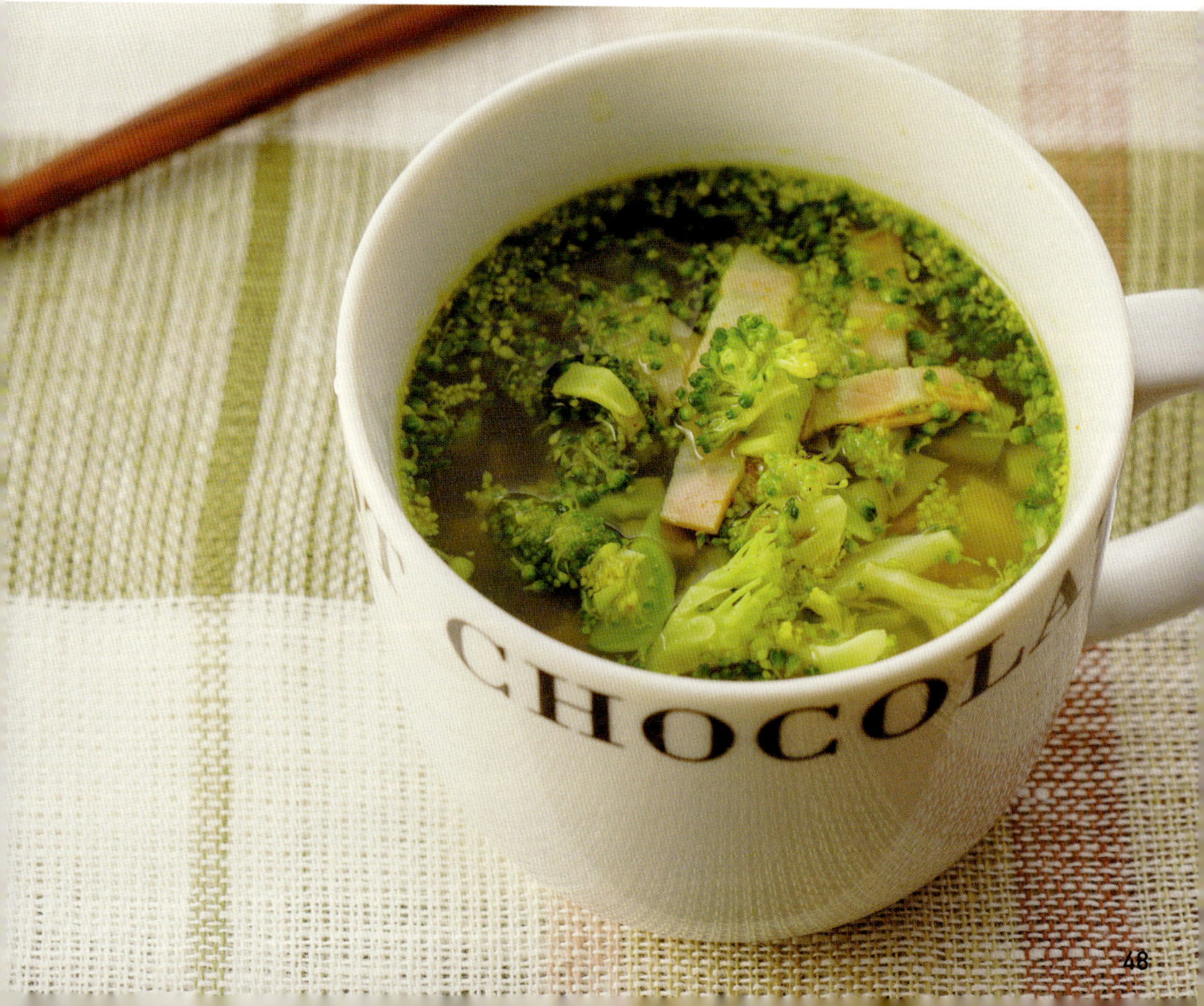

# ブロッコリーと厚揚げの洋風みそスープ

| 237 kcal | 糖質 2.6g | 塩分 1.4g |
| --- | --- | --- |

たんぱく質5g以上（全量で）

みそのファイトケミカル、メラノイジンは高い抗酸化作用がある

**材料（1～2人分）**

ブロッコリー……100g
厚揚げ……50g
ココナッツオイル…大さじ1
みそ……大さじ½
A 顆粒コンソメ…ひとつまみ
A 水……250ml

※ココナッツオイルはオリーブオイルに代えてもよい。

**作り方**

1 ブロッコリーは粗みじん切り、厚揚げは食べやすい大きさに手でちぎる。

2 鍋にココナッツオイル、1を入れて中火でさっと炒め、Aを加えて煮立て、みそを溶き、しばらく煮る。

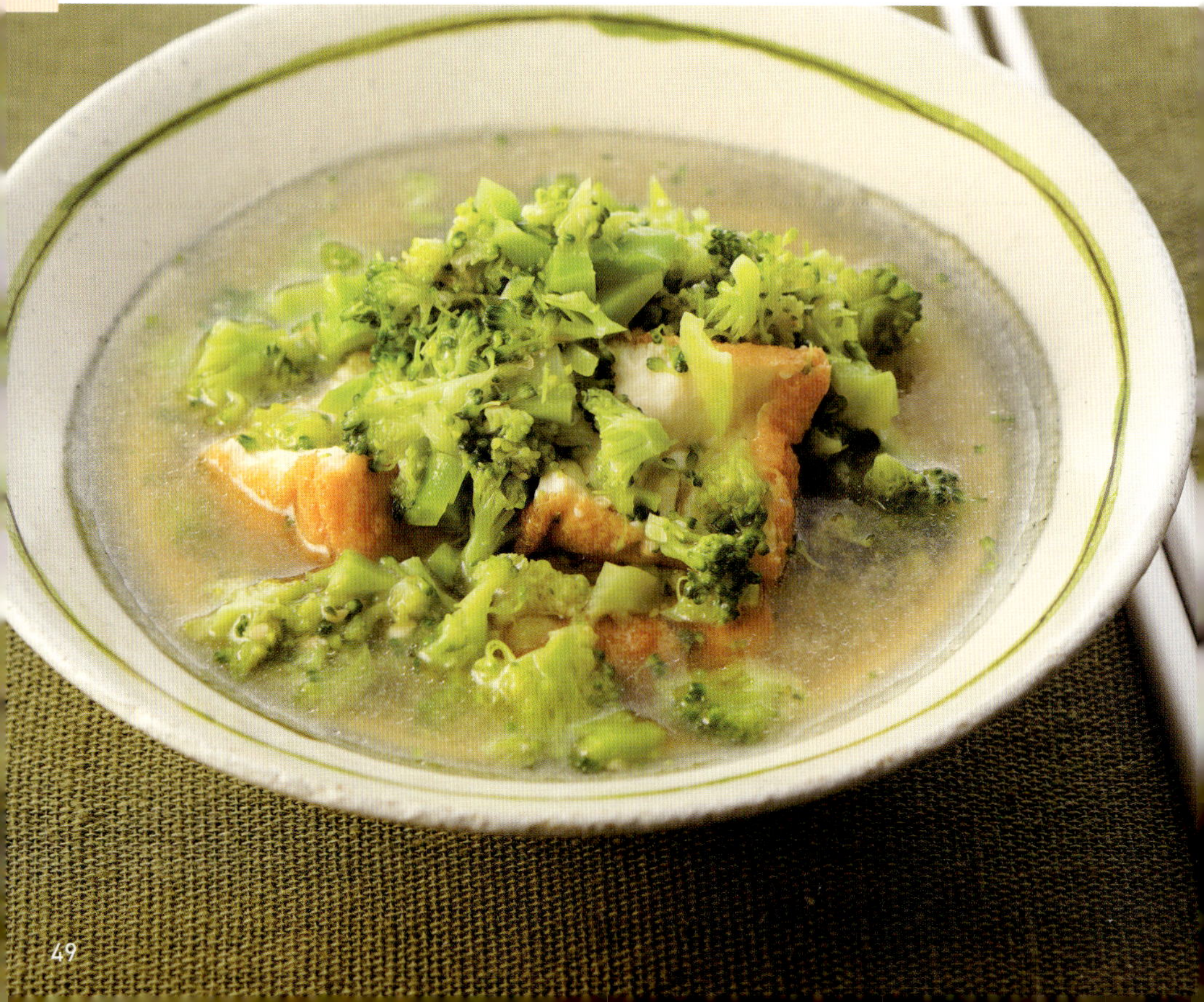

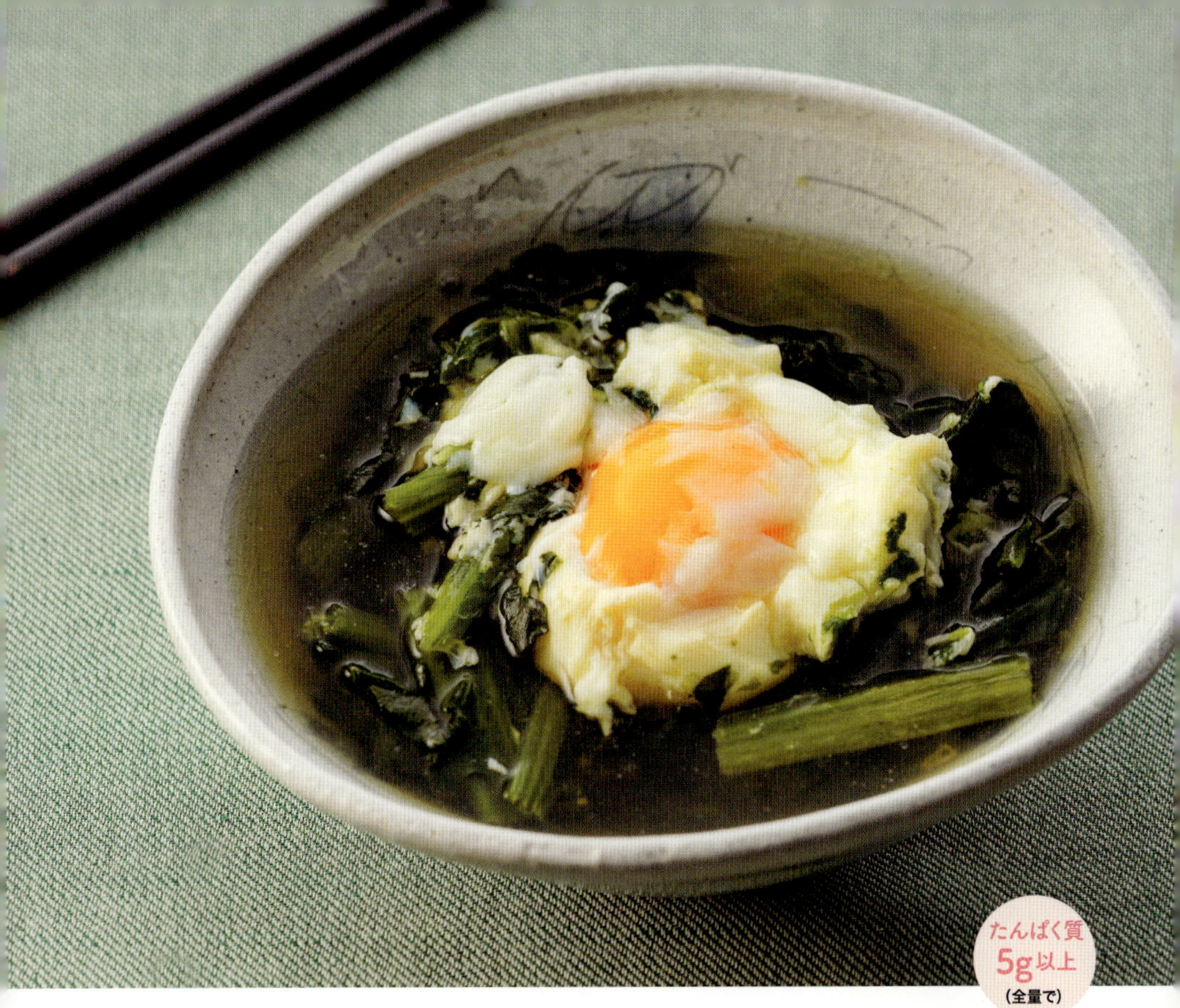

たんぱく質
5g以上
(全量で)

# ほうれん草の落とし卵汁

| 122 kcal | 糖質 2.6g | 塩分 2.7g |
|---|---|---|

冷凍ほうれん草は、栄養豊富な旬のものが使われていて
調理が手軽でたっぷり食べられるのがメリット

**材料(1～2人分)**

ほうれん草(冷凍)……150g
卵……1個
A しょうが(すりおろし)……大さじ½
　だし……250ml
　しょうゆ……小さじ½
　塩……ひとつまみ

**作り方**

1 Aを鍋に合わせて煮立て、ほうれん草を凍ったまま加えて火を通す。

2 もう一度煮立てて卵を割り入れ、好みの加減まで火を通す。

# ほうれん草のエスニックスープ

202 kcal　糖質 5.4g　塩分 1.7g

ココナッツミルクの糖質量は牛乳のおよそ 1/2

**材料（1～2人分）**

| | |
|---|---|
| ほうれん草（冷凍） | 150g |
| エリンギ | 小1本（50g） |
| にんにく | ¼片 |
| A ココナッツミルク | 100ml |
| A だし | 100ml |
| A ナンプラー | 小さじ1 |
| 粉唐辛子 | 少々 |

**作り方**

1 エリンギ、にんにくは薄切りにして鍋に入れ、Aを加えて中火にかける。

2 煮立ってきたらほうれん草を凍ったまま加え、再び煮立てて火を通す。器に盛って粉唐辛子をふる。

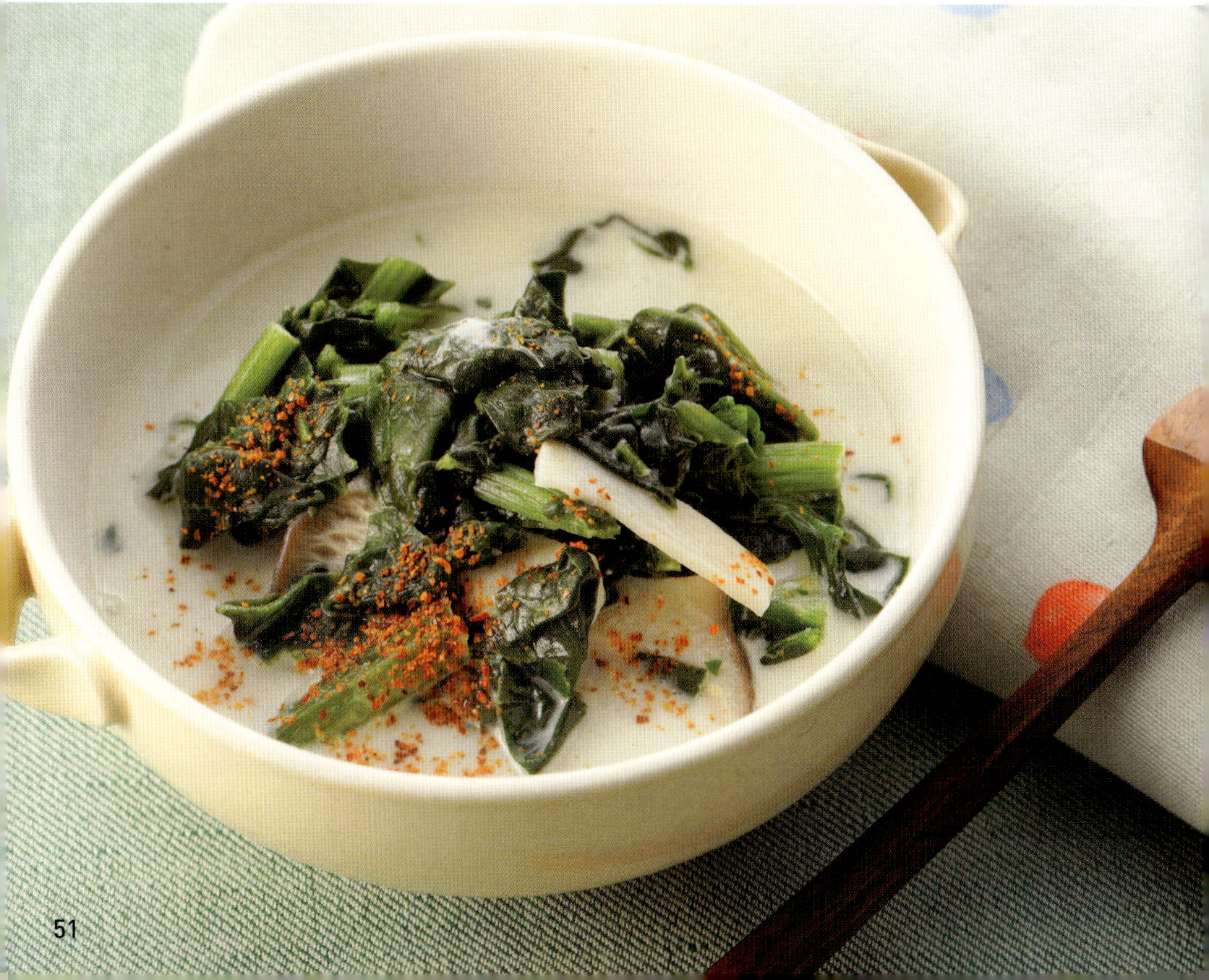

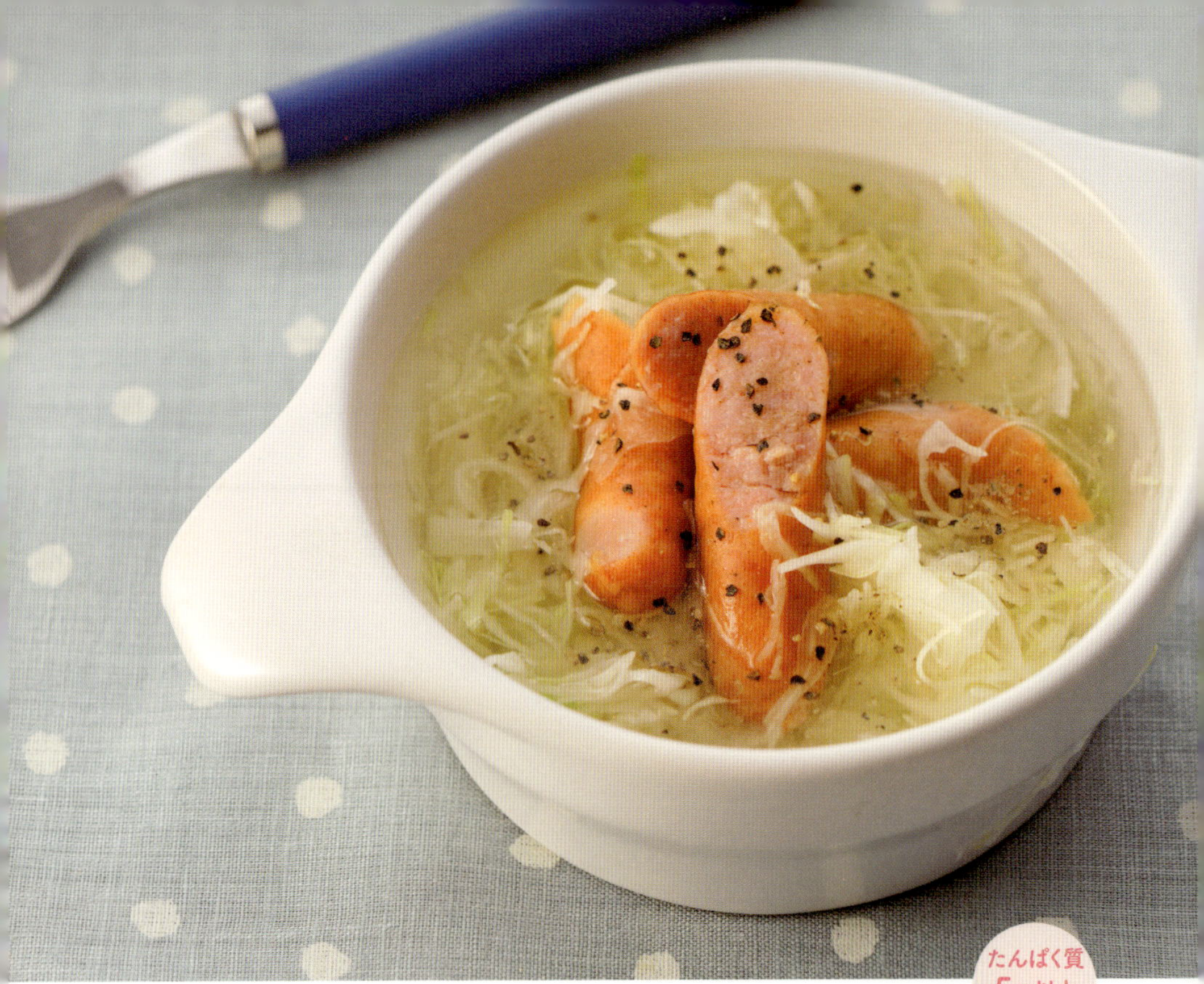

たんぱく質
5g以上
（全量で）

# せん切りキャベツのレンチンスープ

| 154 kcal | 糖質 4.9g | 塩分 1.0g |
| --- | --- | --- |

キャベツはレンチンでかさが減るので、マグカップより
たくさん入れて加熱できるボウルで作るとよい

**材料（1〜2人分）**

せん切りキャベツ（市販）……100g
ウインナー……2本
水……250ml
顆粒コンソメ……ひとつまみ
粗びき黒こしょう……少々

**作り方**

1 ウインナーは爪楊枝で数か所刺して半分に切り、耐熱ボウルにキャベツ、水と入れ、ラップをふんわりかけ、電子レンジ（600W）で2分30秒ほど加熱する。

2 コンソメを混ぜて器に盛り、こしょうをかける。

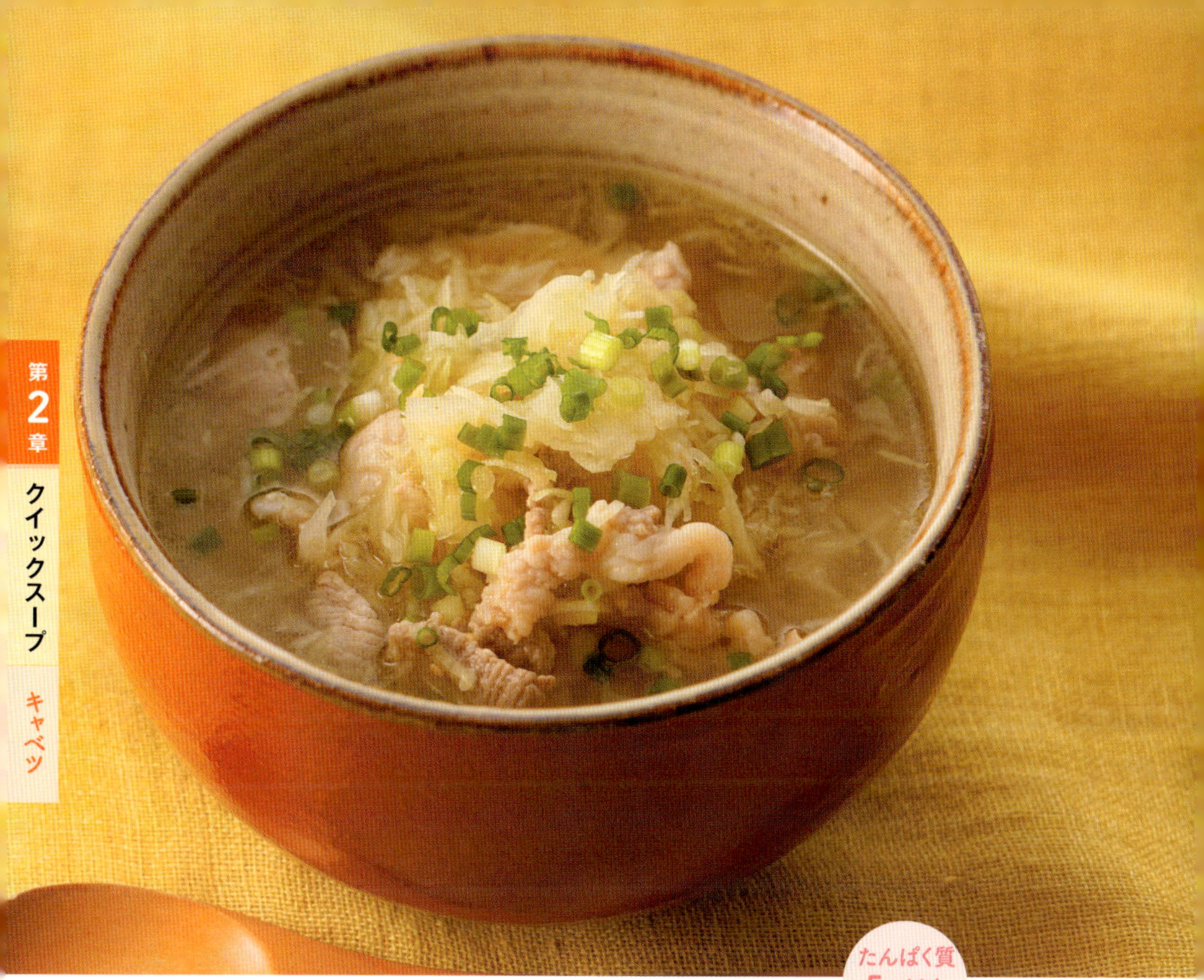

たんぱく質
5g以上
(全量で)

# キャベツたっぷり豚汁

| 396 kcal | 糖質 6.4g | 塩分 1.7g |
| --- | --- | --- |

オリーブオイルはみそ、しょうゆとも
相性がよく、違和感なし

**材料(1～2人分)**

せん切りキャベツ(市販)……………………100g
豚こま切れ肉………60g
小ねぎ(小口切り)…1本分
オリーブオイル……大さじ1
だし……………………250ml
みそ……………………大さじ½

**作り方**

1 鍋にオリーブオイル、豚肉を入れて中火にかけ、さっと炒めてだしを加え、煮立てて肉に火を通す。

2 キャベツを加えてさっと煮て、みそを溶く。器に盛り、小ねぎをちらす。

# 大根とさば缶の韓国風スープ

268 kcal | 糖質 3.3g | 塩分 1.3g | たんぱく質 5g以上（全量で）

さば缶に豊富なオメガ３系脂肪酸は
血管をしなやかにする働きがある

## 材料（2人分）

大根 ……………… 120g
さば水煮缶 ……… 1缶（180g）
ごま油 …………… 大さじ1
水 ………………… 400ml
にんにく（すりおろし）… 1片分
しょうゆ ………… 小さじ1
すり白ごま ……… 大さじ½

※さば缶1個を使いきりたいので、分量が2人分になっています。

## 作り方

1 大根は薄いいちょう切りにし、おろしにんにく、さば（缶汁ごと）、ごま油と鍋に入れ、中火でさっと炒め、水を加えて煮立てる。

2 しょうゆを加えて器に盛り、すりごまをふる。

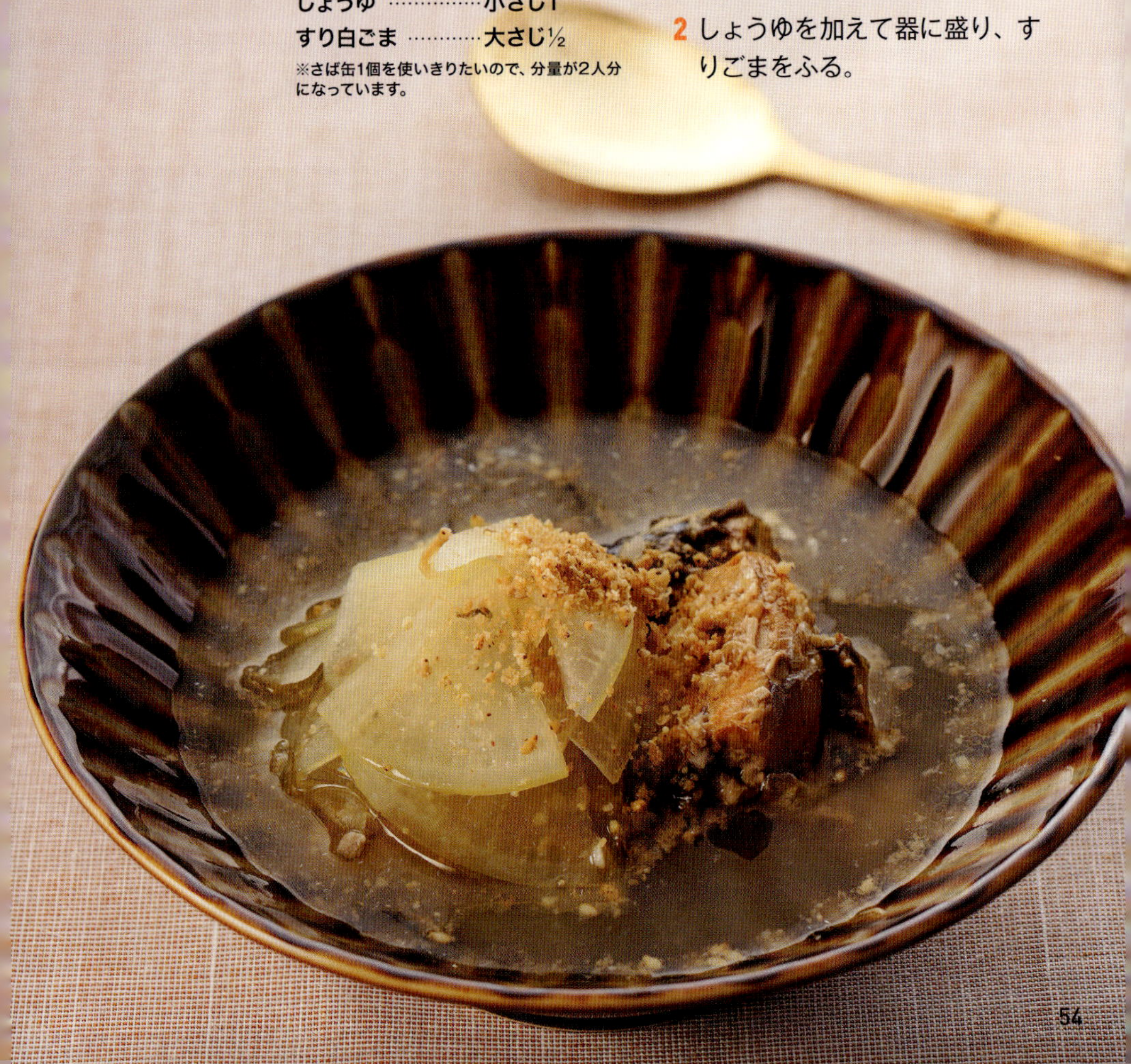

# 豚しゃぶのみぞれ汁

210 kcal　糖質 6.2g　塩分 1.4g　たんぱく質 5g以上（全量で）

大根おろしの汁にはファイトケミカルが溶け出しており、うまみもあるので捨てずに使うのがおすすめ

**材料（1～2人分）**

| | |
|---|---|
| 大根 | 150g |
| 豚肉しゃぶしゃぶ用 | 80g |
| 小ねぎ（小口切り） | 1本分 |
| A だし | 200ml |
| 　しょうゆ | 小さじ1 |
| すだち | ½個 |

**作り方**

1 大根はすりおろしてざるに入れ、汁は鍋に入れる。

2 1の鍋にAを加えて煮立て、弱火にして豚肉を1枚ずつ加え、火を通す。

3 大根おろしを加えて火を止める。器に盛って小ねぎをちらし、すだちをしぼって食べる。

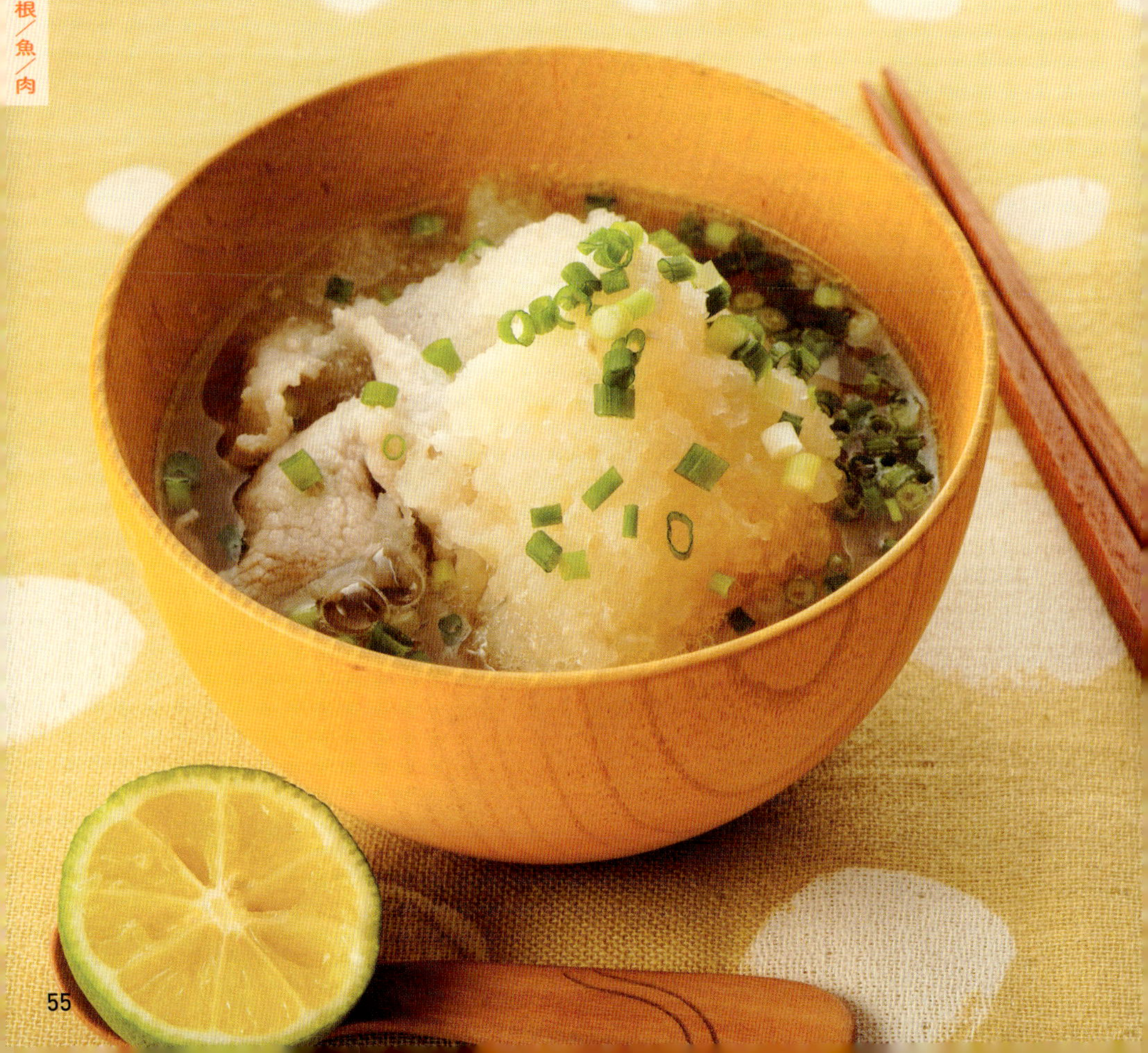

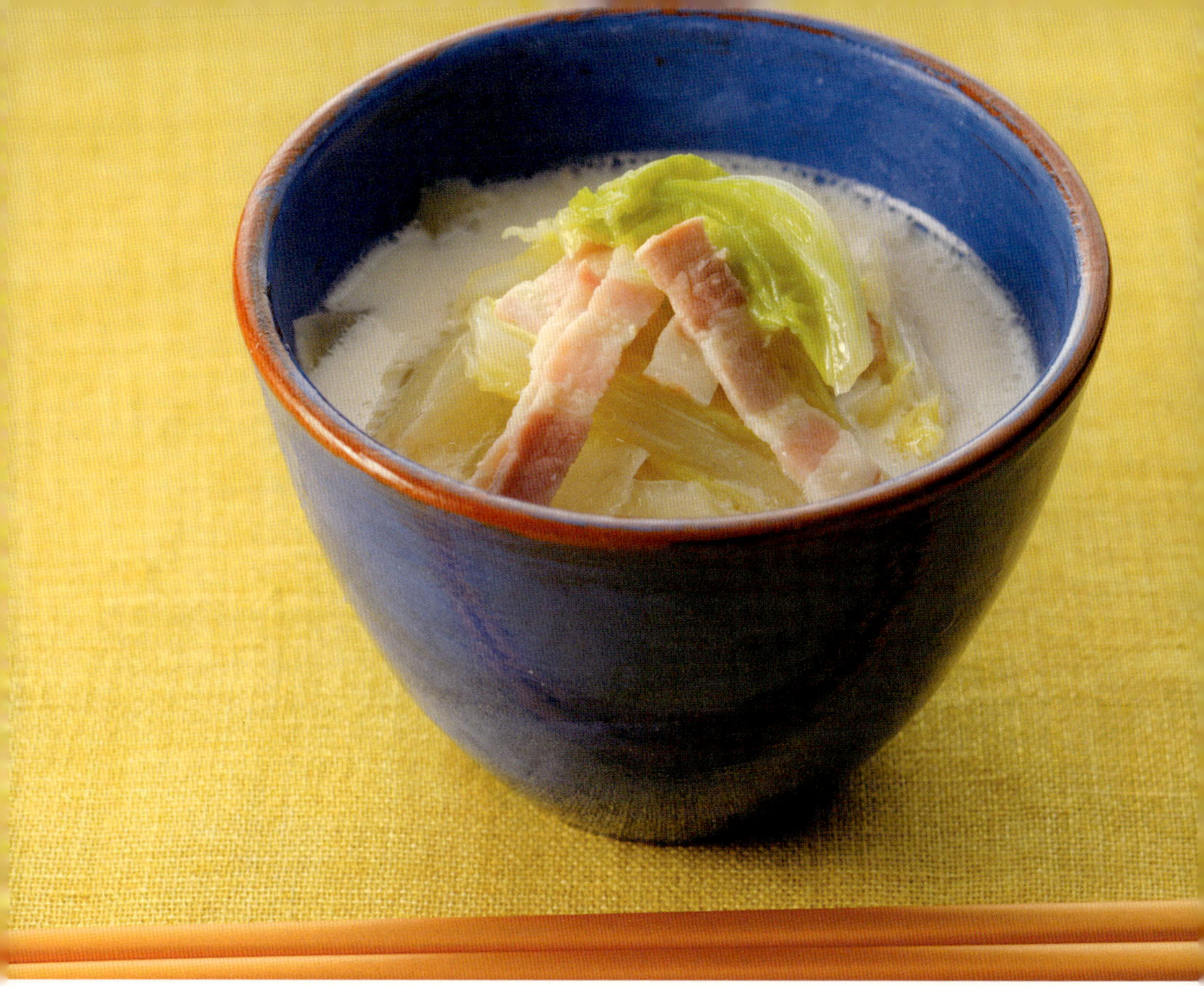

# 白菜とベーコンのみそスープ

| 239 kcal | 糖質 9.2g | 塩分 1.7g |
|---|---|---|

牛乳の糖質量はコップ１杯（210g）あたり約10gと低くはない。量に気をつけて使いたい

**材料（1～2人分）**

| | |
|---|---|
| 白菜 | 150g |
| ベーコン | 1枚 |
| A 水 | 150ml |
| A 顆粒コンソメ | ひとつまみ |
| 牛乳 | 100ml |
| みそ | 大さじ½ |
| ココナッツオイル | 小さじ2 |

**作り方**

1 白菜はそぎ切り、ベーコンは短冊切りにし、鍋にAと入れ、煮立てる。

2 白菜がしんなりしたら牛乳を加えて煮立つ直前まで温め、みそを溶き、器に盛ってココナッツオイルをかける。

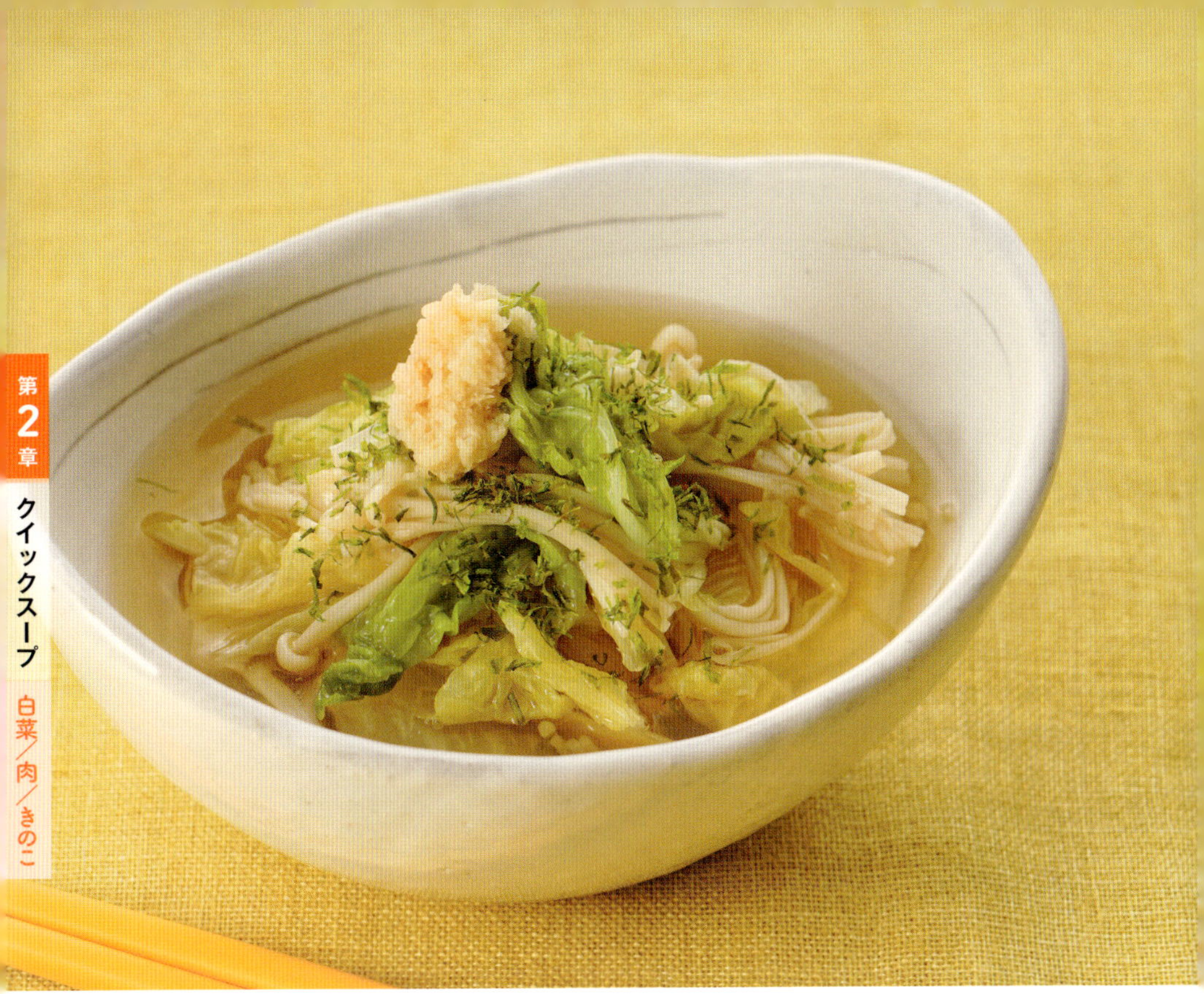



# 白菜ときのこのしょうが汁

52 kcal　糖質 8.0g　塩分 1.5g

青のりは食物繊維、ファイトケミカル豊富な食品。薄味のスープにも風味をつけてくれる

**材料（1～2人分）**

| | |
|---|---|
| 白菜 | 150g |
| えのきだけ | 70g |
| しょうが（薄切り） | 3枚 |
| しょうが（すりおろし） | 小さじ1強 |
| 青のり | ひとつまみ |
| A だし | 250ml |
| A しょうゆ | 小さじ1 |

**作り方**

1 白菜はそぎ切り、えのきだけは半分に切って、鍋にA、しょうがの薄切りと入れ、煮立てる。

2 白菜がしんなりしたら器に盛り、おろししょうがをのせ、青のりをふる。

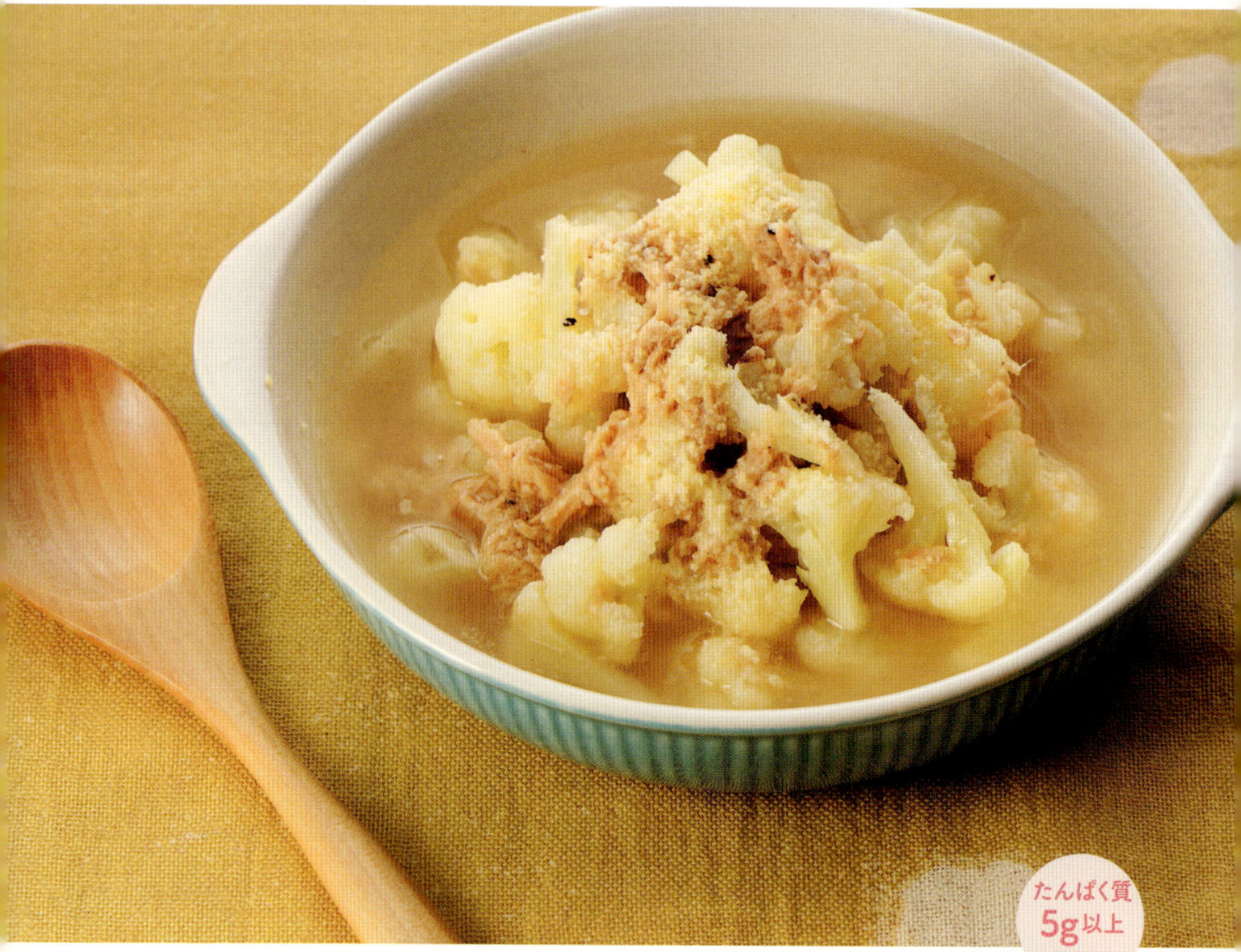

たんぱく質
5g以上
(全量で)

# カリフラワーとツナのチーズスープ

219 kcal ｜ 糖質 2.5g ｜ 塩分 1.3g

粉チーズは低糖質でカルシウムが豊富。
塩分が高いので量は控えめに

**材料（1〜2人分）**

カリフラワー……100g
ツナ缶(油漬け)……小1缶（70g）
A 水……250ml
　塩、こしょう……各少々
粉チーズ……少々

**作り方**

1 カリフラワーは細かく切り分け、ツナ（缶汁ごと）と鍋に入れて中火で炒め、ツナの油をなじませる。

2 Aを加えて煮立て、中火にしてカリフラワーに火が通るまで煮る。

3 器に盛り、チーズをまぶす。

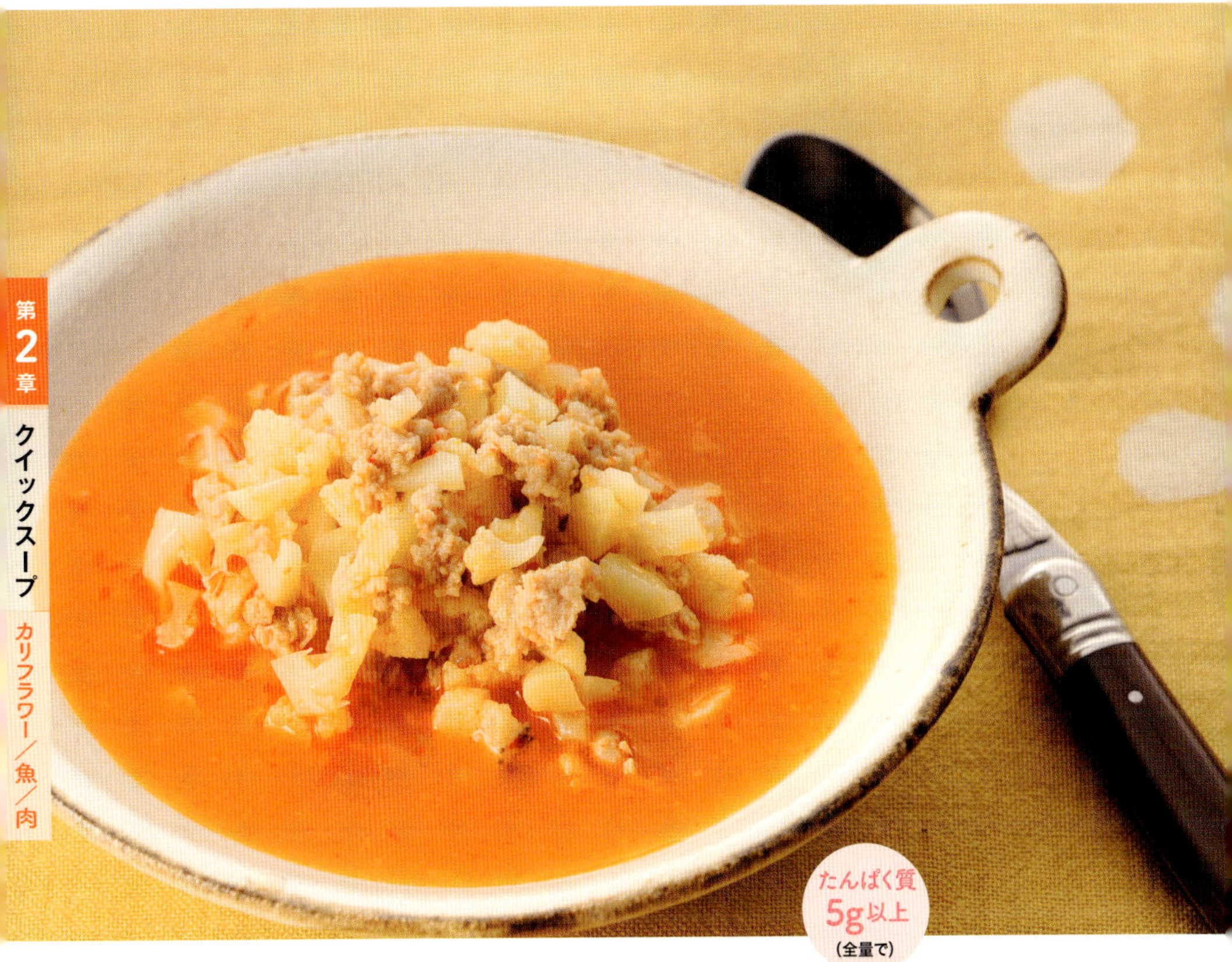

たんぱく質
5g以上
（全量で）

# カリフラワーの
# ピリ辛スープ

| 294 kcal | 糖質 3.0g | 塩分 1.6g |
|---|---|---|

豆板醤の唐辛子に含まれるカプサイシンは、
余分な脂肪を燃やす助けをする

**材料（1～2人分）**

- カリフラワー……100g
- 鶏ひき肉……80g
- ココナッツオイル…大さじ1
- 豆板醤……小さじ1
- A 水……200ml
- A しょうゆ……小さじ½
- A 酢……小さじ1強

※ココナッツオイルはオリーブオイルに代えてもよい。

**作り方**

1. カリフラワーは粗みじん切りにし、ひき肉、ココナッツオイルと鍋に入れ、中火で炒める。
2. 肉に火が通ったら豆板醤を加えて炒め合わせ、Aを加えて煮立てる。中火にしてしばらく煮てなじませる。

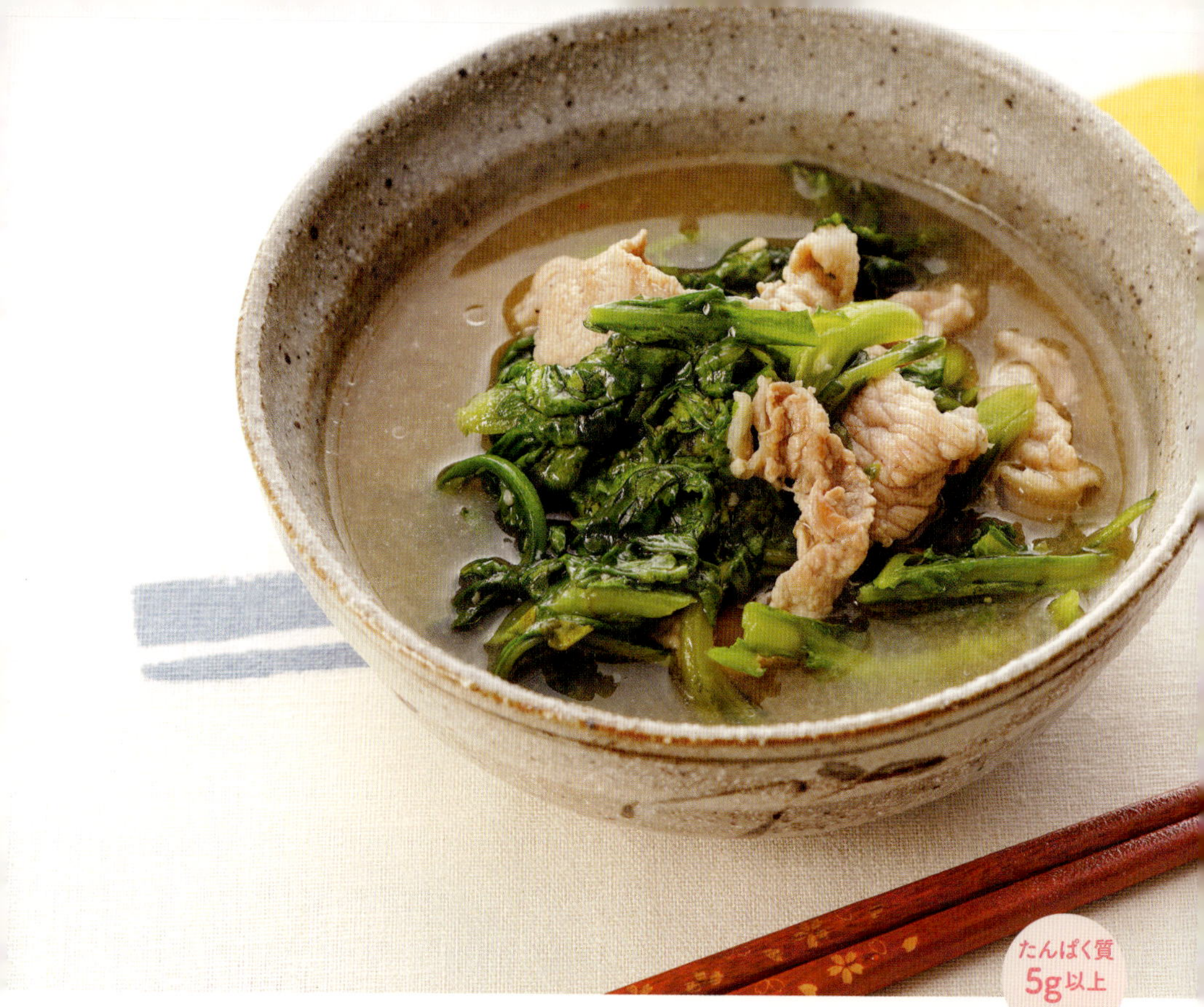

たんぱく質
5g以上
(全量で)

# 春菊とひき肉のみそ汁

387 kcal　糖質 2.3g　塩分 1.4g

春菊はβ-カロテンなどのファイトケミカルが豊富なうえ、
香り成分はリラックスや発汗をうながし、胃腸を整える

**材料（1～2人分）**

春菊 …………………… 100g
豚こま切れ肉 ……… 60g
水 ……………………… 250ml
みそ …………………… 大さじ½
ココナッツオイル … 大さじ1

※ココナッツオイルはオリーブオイルに代えてもよい。

**作り方**

1 春菊は葉と茎に分け、茎は斜め切りにする。
2 鍋にココナッツオイル、豚肉を入れ、中火で炒めて火を通し、1の茎を炒め合わせて水を加え煮立てる。
3 みそを溶き、1の葉を加えて火を止める。

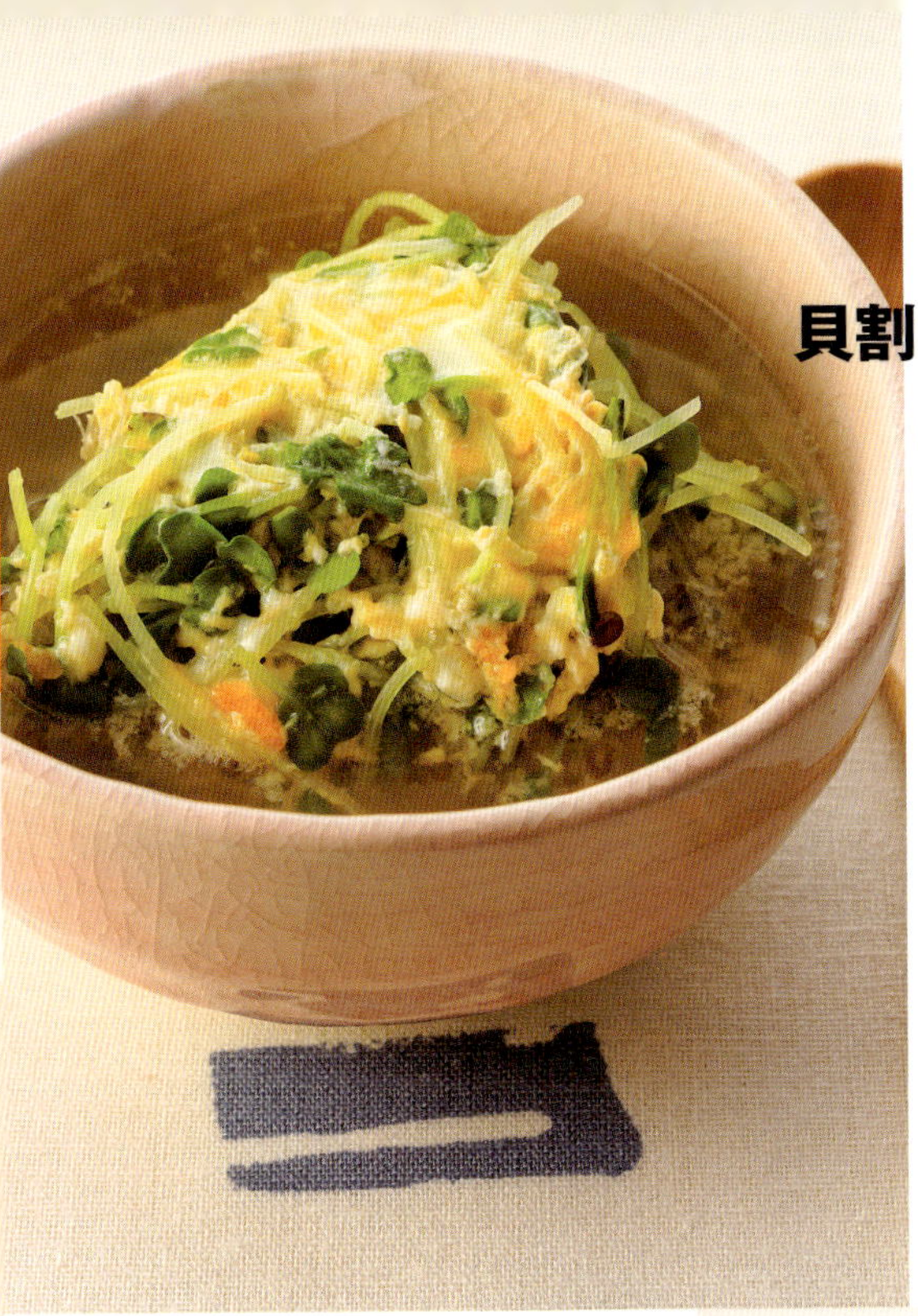

102 kcal　糖質 2.9g　塩分 2.1g　たんぱく質5g以上（全量で）

## 貝割れ菜たっぷりかき玉汁

貝割れ菜はβ-カロテンがとても豊富

**材料（1～2人分）**

- 貝割れ菜 ……… 2パック（80g）
- 卵 ……… 1個
- A だし ……… 250ml
- 　塩 ……… ひとつまみ
- 　しょうゆ ……… 小さじ½

**作り方**

1. 貝割れ菜は半分に切る。
2. 鍋にAを合わせて煮立て、1を加え、卵を溶きほぐして回し入れ、火を止める。

42 kcal　糖質 2.4g　塩分 1.9g

## 大豆もやしの梅干しスープ

大豆もやしの糖質はほぼゼロ

**材料（1～2人分）**

- 大豆もやし ……… 70g
- しょうが（薄切り） … 2枚
- 梅干し ……… 1個
- だし ……… 250ml
- しょうゆ ……… 小さじ½
- 削り節 ……… ひとつまみ

**作り方**

1. もやし、しょうが、だし、梅干しを鍋に入れ、ふたをして強火にかける。
2. 煮立ったら火を弱め、もやしがしんなりするまで煮て器に盛り、しょうゆをふって削り節をのせる。

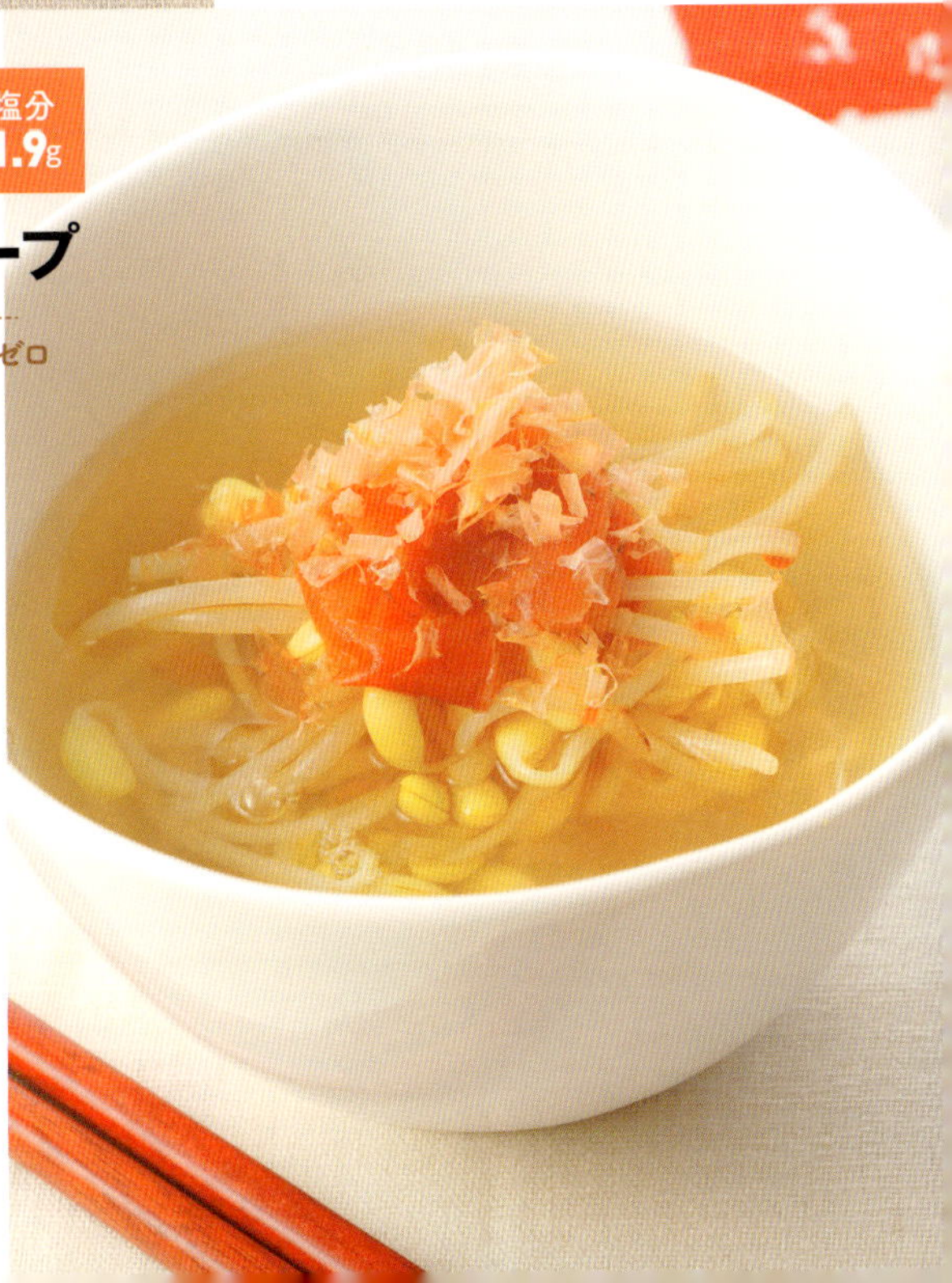

172 kcal | 糖質 6.4g | 塩分 1.5g

# しめじのスパイシースープ

しめじはきのこのなかでも特に糖質が低く、
いくら食べても安心な食材のひとつ

**材料（1～2人分）**

しめじ……100g
玉ねぎ……⅙個
しょうが(薄切り)……2枚
赤唐辛子……1本
ココナッツオイル…大さじ1
A カレー粉……小さじ2
　顆粒コンソメ……小さじ1
　塩、こしょう……各少々
　水……250ml

※ココナッツオイルはオリーブオイルに代えてもよい。

**作り方**

1 しめじはほぐし、玉ねぎは薄切りにし、しょうが、赤唐辛子、ココナッツオイルと鍋に入れ、中火で炒める。

2 Aを加えて煮立て、火を弱めてしばらく煮る。

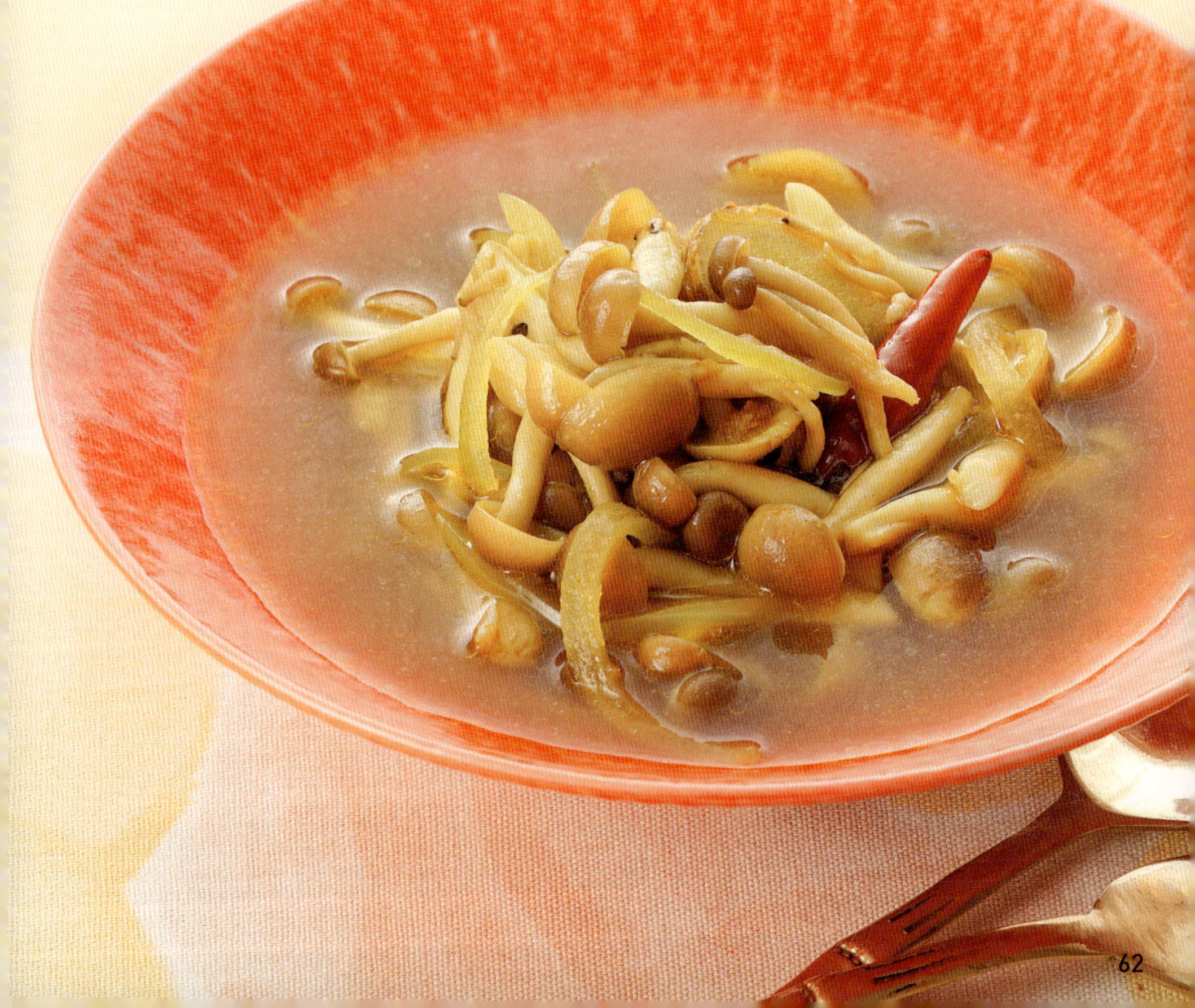

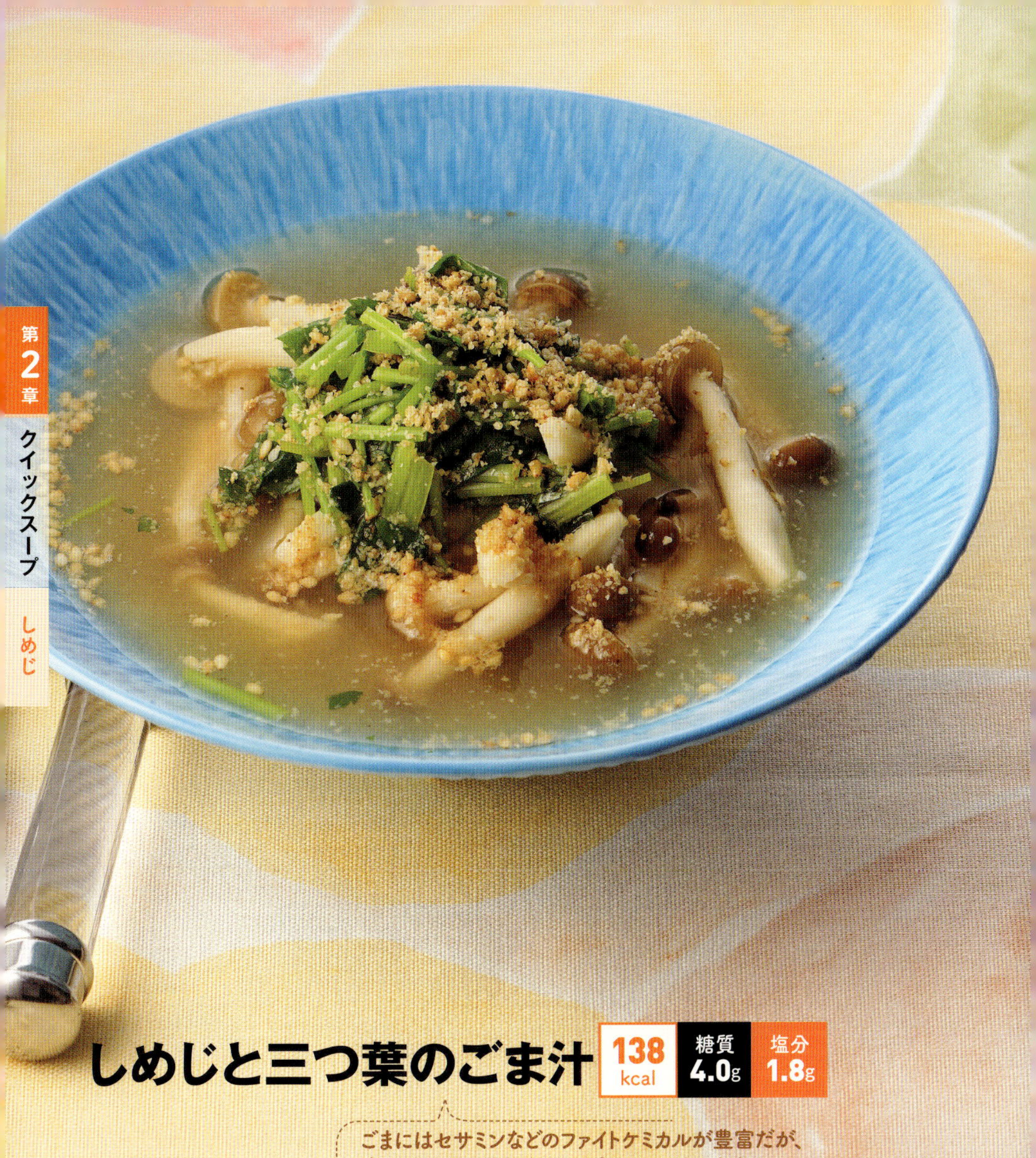

# しめじと三つ葉のごま汁

138 kcal　糖質 4.0g　塩分 1.8g

ごまにはセサミンなどのファイトケミカルが豊富だが、
皮が硬いのですりつぶして食べるのがおすすめ

**材料**（1～2人分）

しめじ……100g
三つ葉……20g
A だし……250ml
　塩……ひとつまみ
　しょうゆ……小さじ½
すり白ごま……大さじ2

**作り方**

1 しめじはほぐし、三つ葉はざく切りにする。

2 鍋にAを合わせて煮立て、しめじを加えて火を通し、火を止めて三つ葉、すりごまを加える。

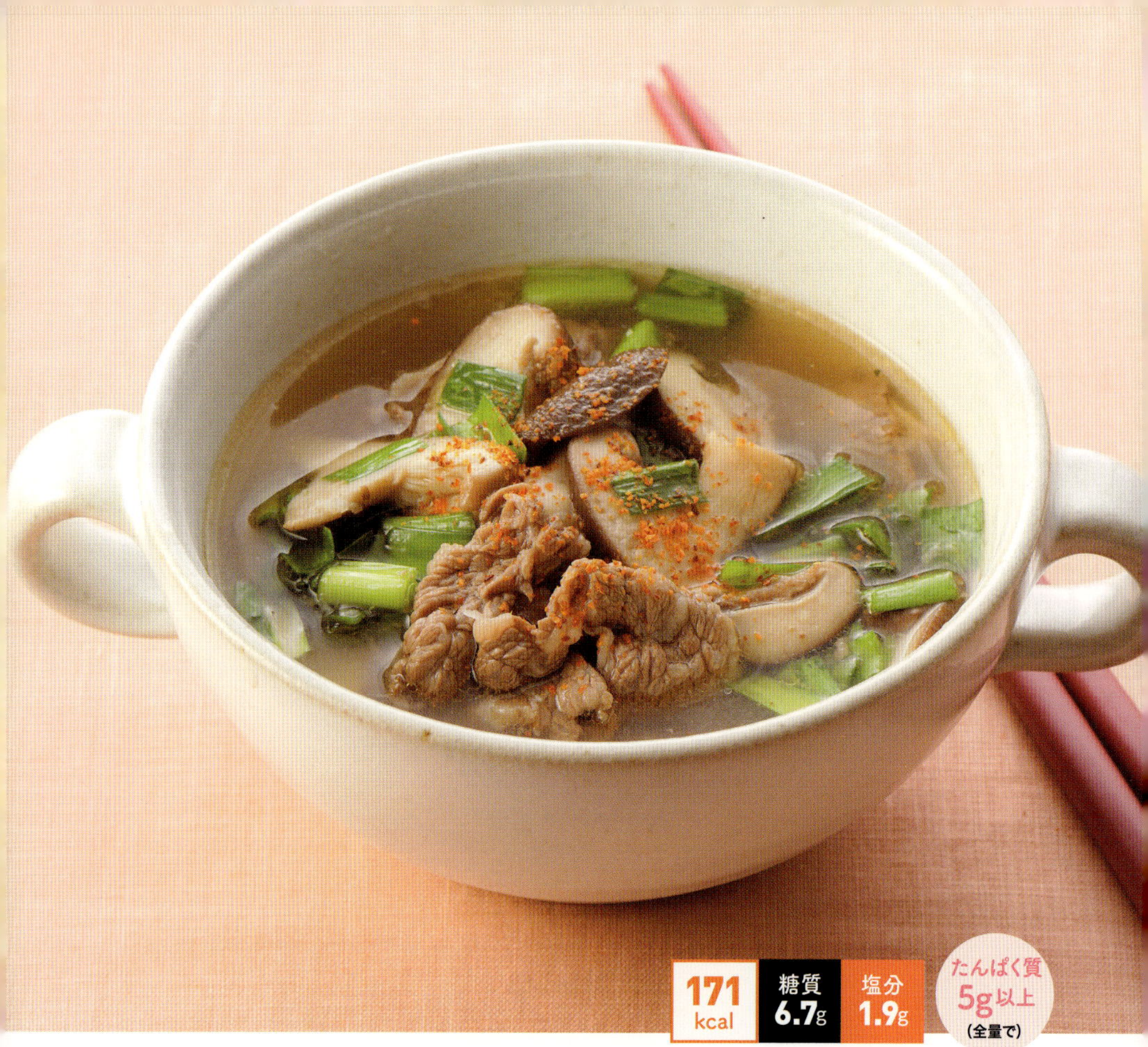

171 kcal | 糖質 6.7g | 塩分 1.9g | たんぱく質 5g以上 (全量で)

# 生しいたけと牛肉の韓国風スープ

しいたけのファイトケミカル、レンチナンは
NK細胞を活性化し、免疫力をアップする

**材料（1〜2人分）**

生しいたけ…………100g
にら…………………15g
牛こま切れ肉………40g
ごま油………………大さじ½
A だし………………250ml
　塩…………………ひとつまみ
　しょうゆ…………小さじ½
　にんにく（すりおろし）
　………………………小さじ½
粉唐辛子……………少々

**作り方**

1 生しいたけは軸ごと薄切りにし、牛肉、ごま油と鍋に入れ、中火でさっと炒め、Aを加えて煮立て、肉に火を通す。

2 ざく切りにしたにらを加えて火を止め、器に盛って粉唐辛子をふる。

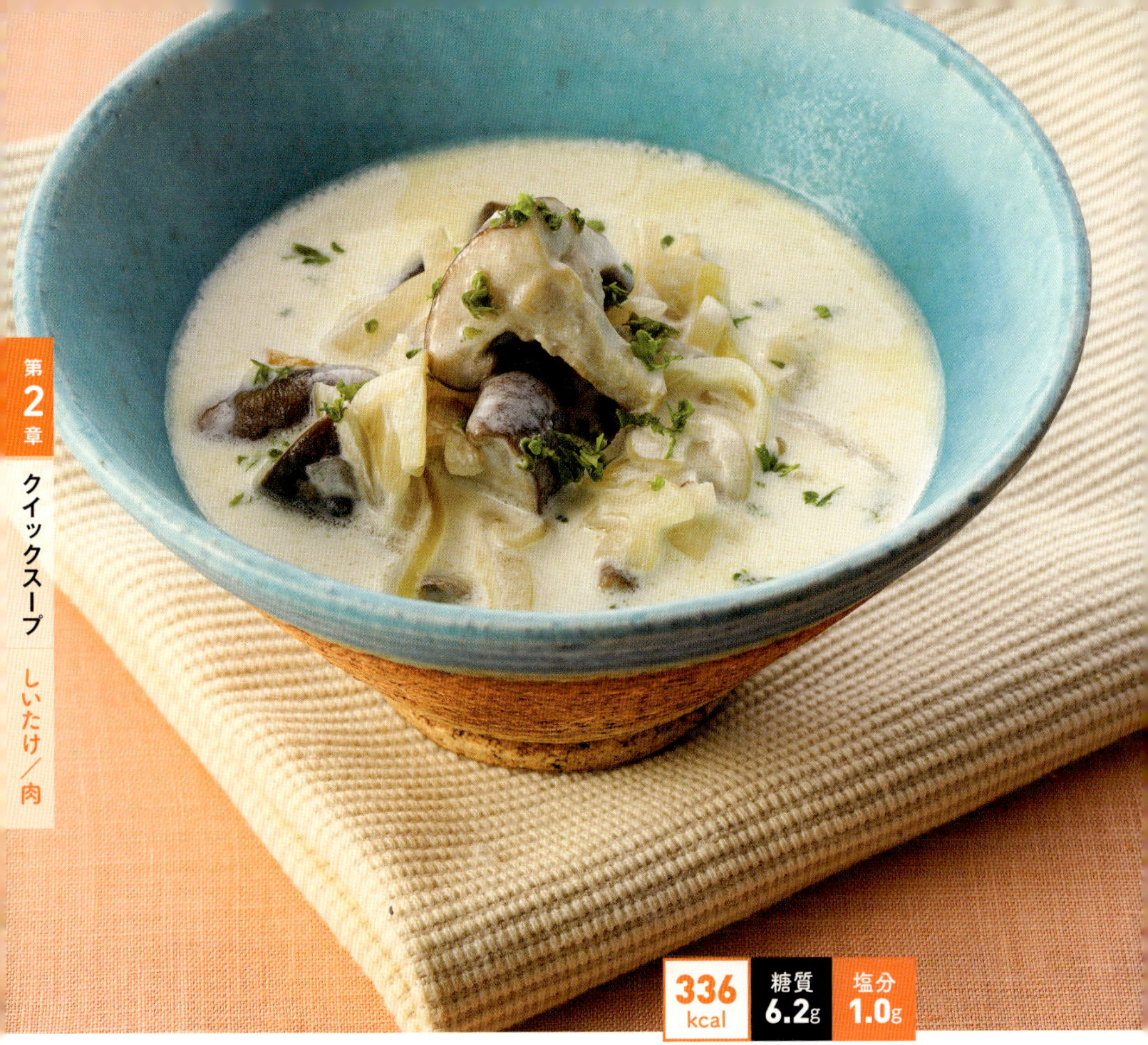

336 kcal　糖質 6.2g　塩分 1.0g

# 生しいたけのクリームスープ

生しいたけは、干ししいたけより
糖質が少ないので安心

**材料（1～2人分）**

- 生しいたけ …… 100g
- 玉ねぎ …… 1/6個
- バター …… 10g
- A 白ワイン …… 大さじ1
  - 顆粒コンソメ …… ふたつまみ
  - 塩、こしょう …… 各少々
  - 水 …… 130ml
- 生クリーム …… 50ml
- パセリ（みじん切り）…… 少々

**作り方**

1. 生しいたけは軸ごと手で4つくらいにちぎり、玉ねぎは薄切りにする。
2. 鍋にバターを溶かして1を加え、中火で炒め、Aを加えて煮立て、弱火にしてふたをしてしばらく煮る。
3. 再び煮立たせて生クリームを加え、もう一度煮立てて火を止める。器に盛ってパセリをちらす。

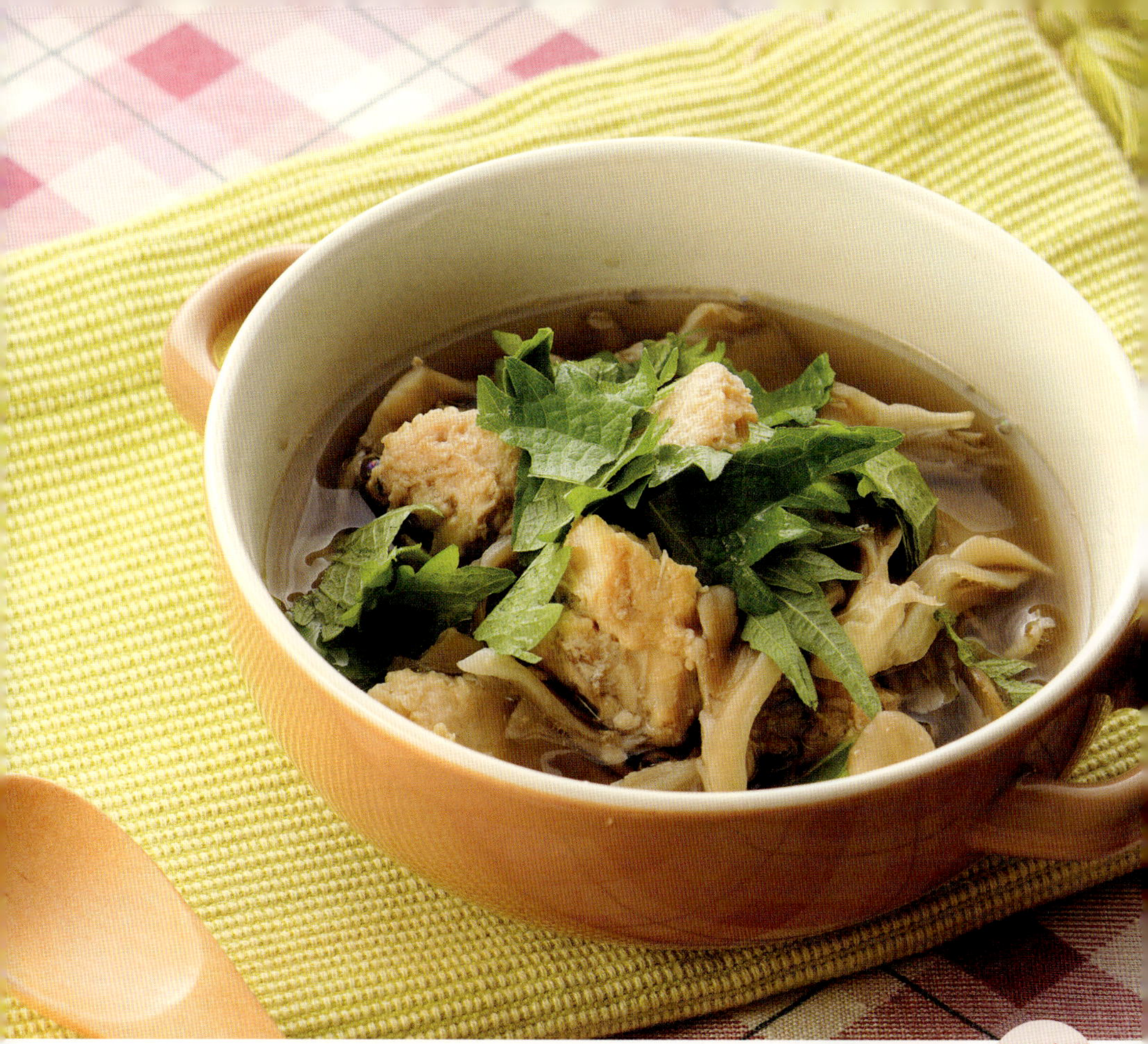

# まいたけと鮭缶の香味スープ

| 160 kcal | 糖質 1.3g | 塩分 1.5g |
|---|---|---|

たんぱく質 5g以上 (全量で)

鮭のアスタキサンチンは
血液をさらさらにする抗酸化成分

## 材料（2人分）

| | |
|---|---|
| まいたけ | 200g |
| 鮭水煮缶 | 1缶（180g） |
| 青じそ | 8枚 |
| しょうが（薄切り） | 4枚 |
| 水 | 450ml |
| しょうゆ | 小さじ1 |

※鮭缶を使いきりたいので、分量が2人分になっています。

## 作り方

1 まいたけはほぐし、鮭（缶汁ごと）、しょうが、水と鍋に入れて煮立て、弱火にしてふたをし、しばらく煮る。

2 しょうゆを加えて器に盛り、青じそをちぎってのせる。

# まいたけの卵コンソメ

209 kcal　糖質 2.2g　塩分 1.4g　たんぱく質5g以上（全量で）

まいたけに含まれるβ-グルカンは、
NK細胞を活性化して免疫力をアップする

## 材料（1〜2人分）

まいたけ……………100g
卵……………………1個
オリーブオイル……大さじ1
A 顆粒コンソメ……小さじ1
　水…………………300ml
粗びき黒こしょう…少々

## 作り方

1 まいたけはほぐし、オリーブオイルをひいた鍋で炒め、Aを加えて煮立て、弱火にしてふたをし、しばらく煮る。

2 卵を溶いて回し入れ、好みの加減に火を通し、器に盛ってこしょうをふる。

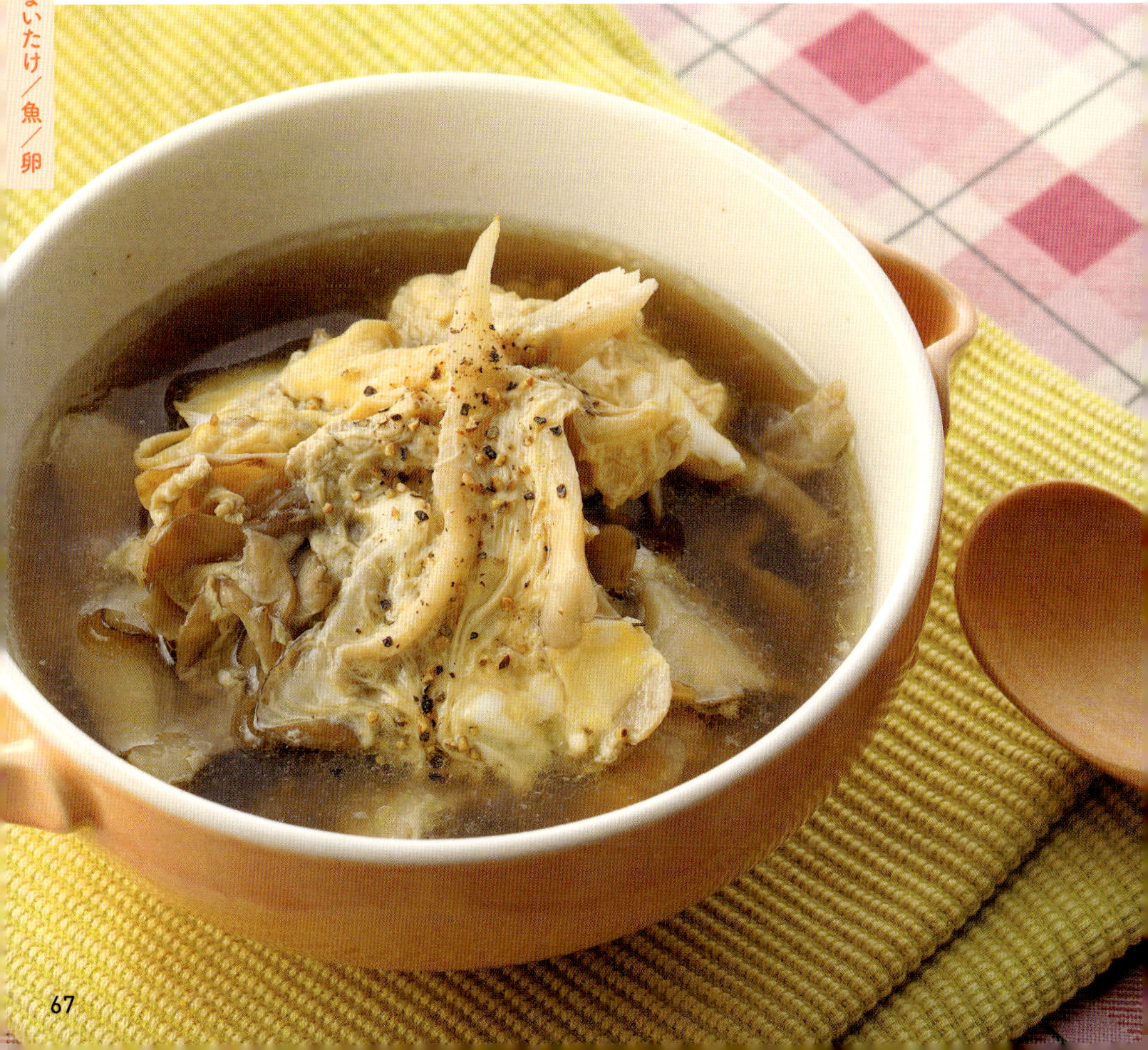

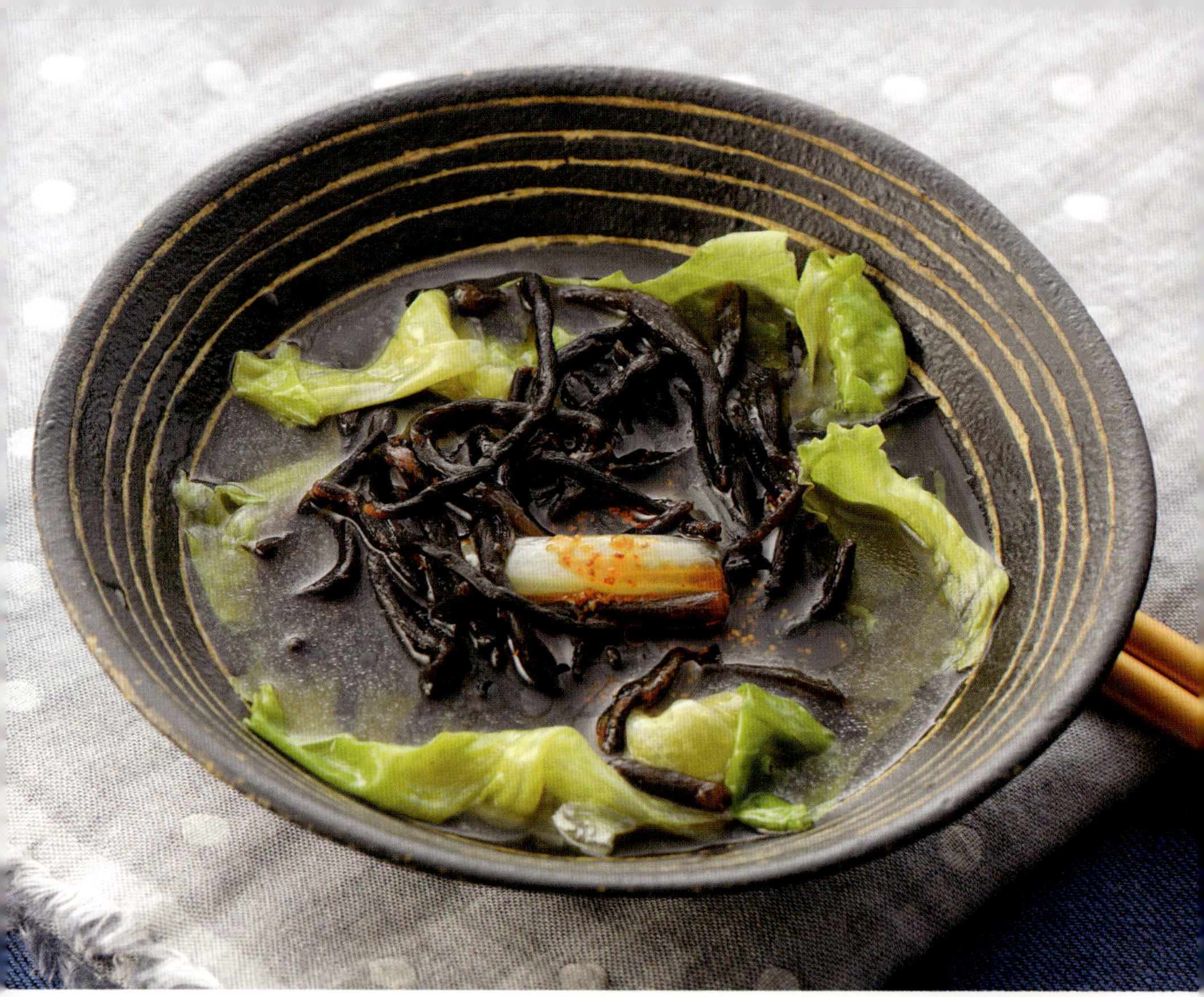

# ひじきとレタスの中華スープ

| 142 kcal | 糖質 5.0g | 塩分 1.8g |
|---|---|---|

ひじきはミネラル、食物繊維が豊富。
カルシウムは昆布の2倍も含まれる

## 材料（1〜2人分）

- ひじき（戻し）……35g
- レタス……60g
- ココナッツオイル…大さじ1
- A
  - だし……250ml
  - 酢……大さじ1
  - しょうゆ……小さじ½
  - 塩……ひとつまみ
- ラー油……適量

※ひじきは乾燥状態で3gを袋の表示通りに戻し、水けをしっかりきる。長ひじきの場合は戻してからざく切りにする。
※ココナッツオイルはオリーブオイルに代えてもよい。

## 作り方

1 鍋にココナッツオイルをひいてひじきを炒め、Aを加えて煮立て、弱火にしてふたをし、しばらく煮る。

2 レタスをちぎって加え、すぐに火を止める。器に盛ってラー油をかける。

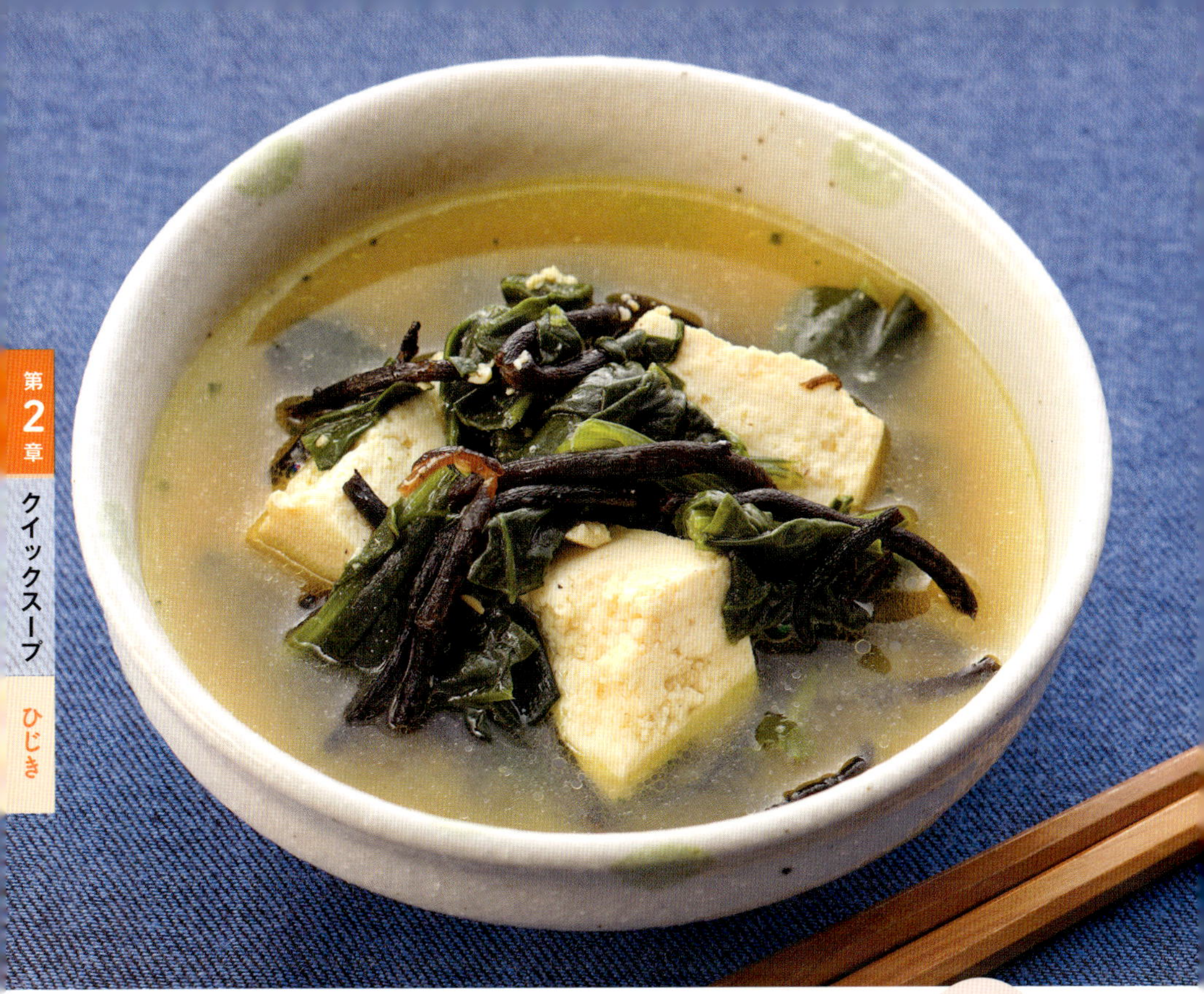

# ひじき入りけんちん汁

221 kcal | 糖質 6.4g | 塩分 1.7g

たんぱく質 5g以上（全量で）

豆腐を崩して使うと、味がしみ込みやすく、
薄味でもおいしく仕上がる

**材料（1～2人分）**

ひじき（戻し）……35g
ほうれん草（冷凍）…50g
豆腐……100g
ごま油……大さじ1
だし……250ml
みそ……大さじ½

※ひじきは乾燥状態で3gを袋の表示通りに戻し、水けをしっかりきる。長ひじきの場合は戻してからざく切りにする。

**作り方**

1 鍋にごま油をひき、豆腐を崩し入れ、ひじきを加えて中火でしっかり炒める。

2 だしを加えて煮立て、ほうれん草を凍ったまま加えて火を通し、みそを溶く。

# もずくと長ねぎのマグカップスープ

16 kcal | 糖質 2.6g | 塩分 1.9g

もずくに豊富なフコイダン、アルギン酸は食物繊維の一種で、余分なコレステロールや糖質の排出を助ける

**材料（1～2人分）**

もずく……50g
長ねぎ……20g
しょうが（薄切り）……2枚
だし……200ml
しょうゆ……小さじ½
塩……ひとつまみ

**作り方**

1 長ねぎは薄い小口切りにしてマグカップに入れる。
2 そのほかの材料をすべて加え、ラップをふんわりかけて電子レンジ(600W)で2分ほど加熱する。

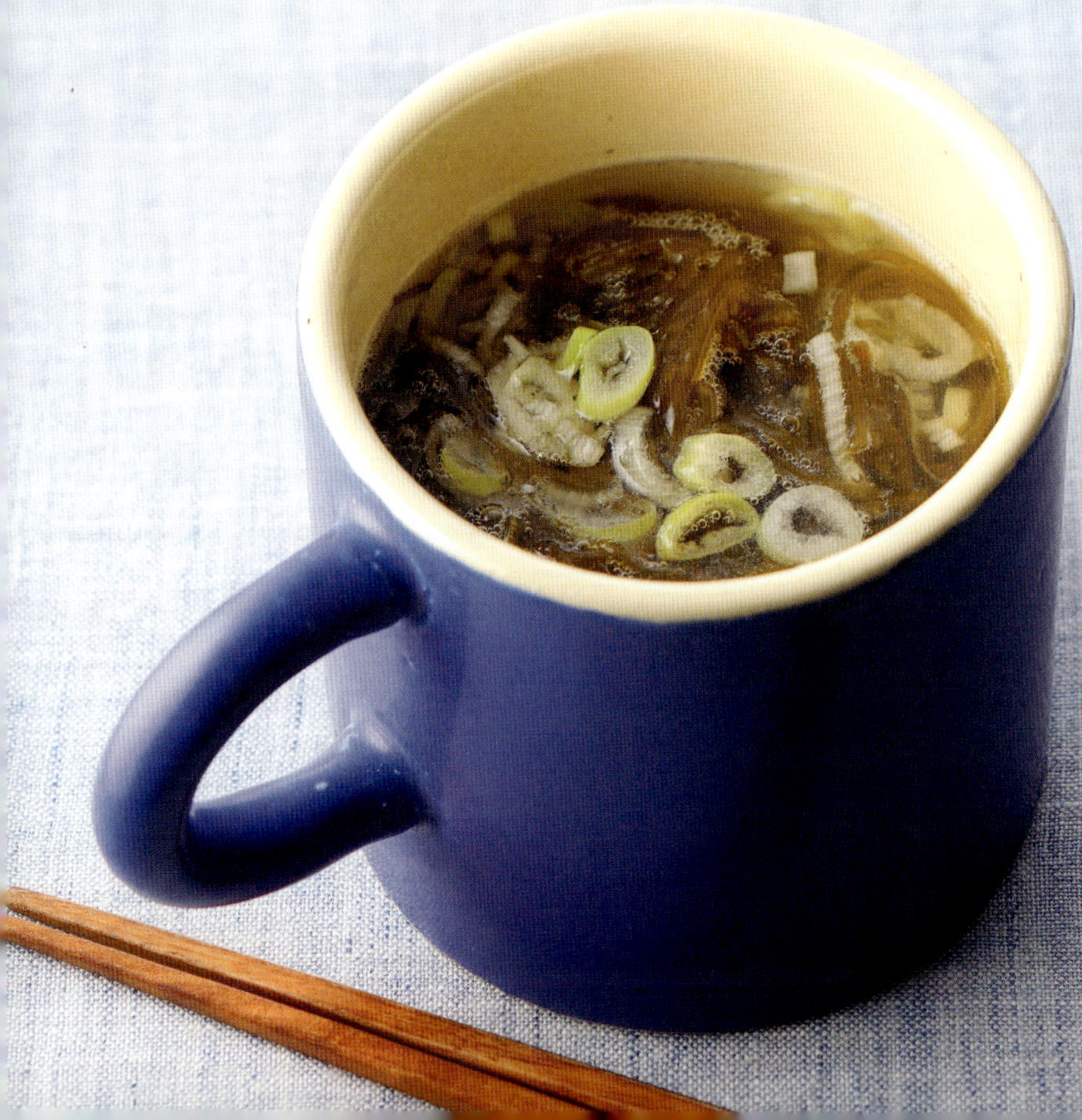

# もずくの和風サラダスープ

138 kcal　糖質 2.8g　塩分 1.4g

レモンは酸味、香りをつけて低塩レシピをおいしくする。
また香り成分、リモネンにはがん細胞の増殖を抑える働きがあるといわれる

**材料（1～2人分）**

もずく……50g
きゅうり……½本（50g）
みょうが……2個
A だし……200ml
　しょうゆ……小さじ1
　ココナッツオイル…小さじ1
　酢……大さじ1
青じそ（せん切り）……2枚分
レモン……⅛個

※ココナッツオイルはオリーブオイルに代えてもよい。

**作り方**

1 きゅうりは薄い輪切り、みょうがは薄切りにし、もずくと器に盛る。

2 Aを混ぜて1にかけ、青じそをのせ、レモンをしぼって食べる。

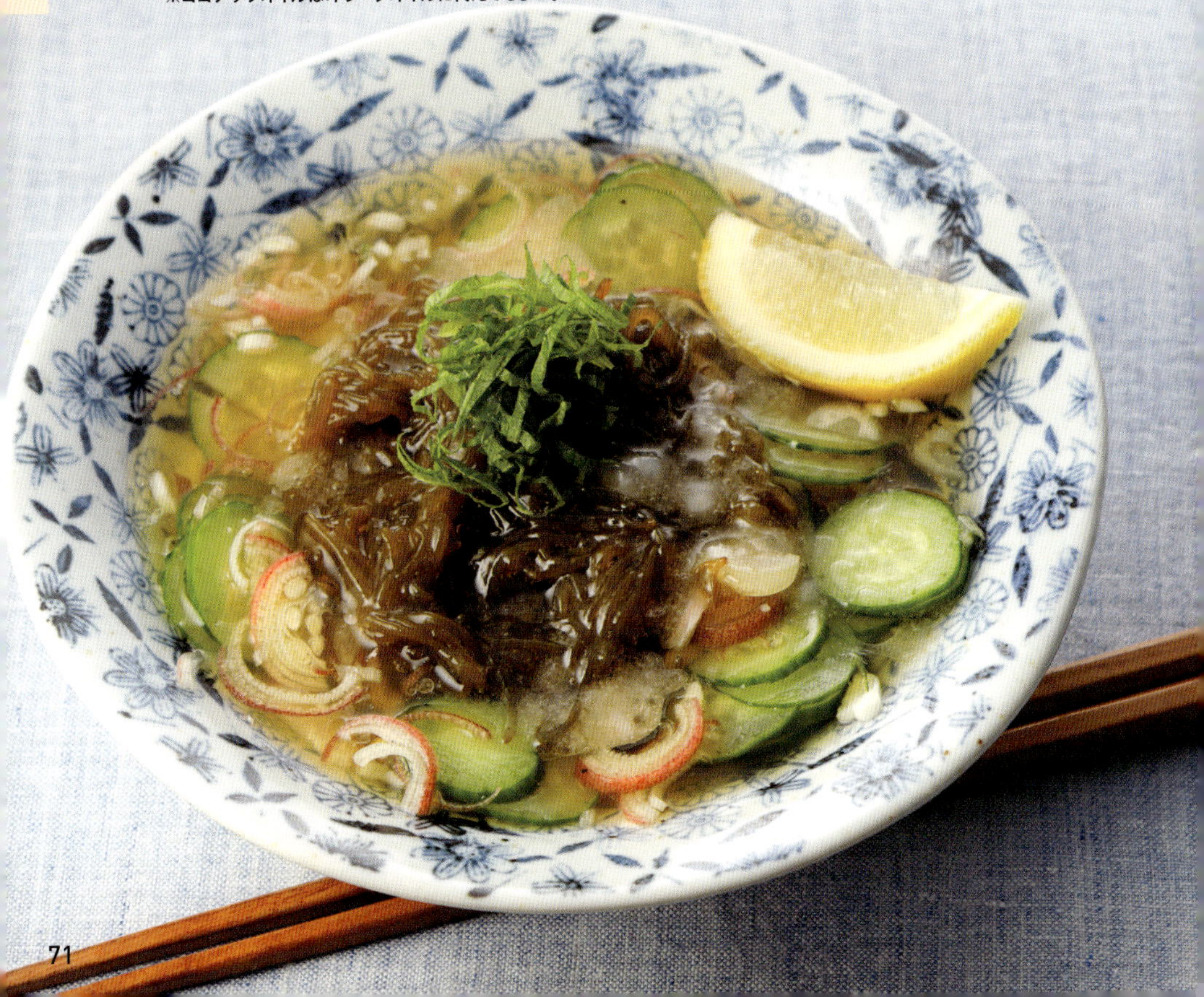

# わかめの卵スープ

129 kcal　糖質 2.4g　塩分 2.8g　たんぱく質 5g以上（全量で）

わかめのアルギン酸が酢によって溶け
吸収されやすくなる

**材料**（1〜2人分）

- わかめ（乾燥・カット） 3g
- 卵 …… 1個
- A
  - だし …… 250ml
  - ごま油 …… 小さじ1
  - しょうゆ …… 小さじ½
  - 塩 …… ひとつまみ
  - 酢 …… 大さじ½
  - しょうが（薄切り） …… 2枚
- 小ねぎ（ざく切り） …… 1本分

**作り方**

1 鍋にAを合わせて煮立て、わかめを加えて火を弱め、しばらく煮る。

2 卵を溶いて回し入れ、小ねぎを加えて好みの加減に火を通す。

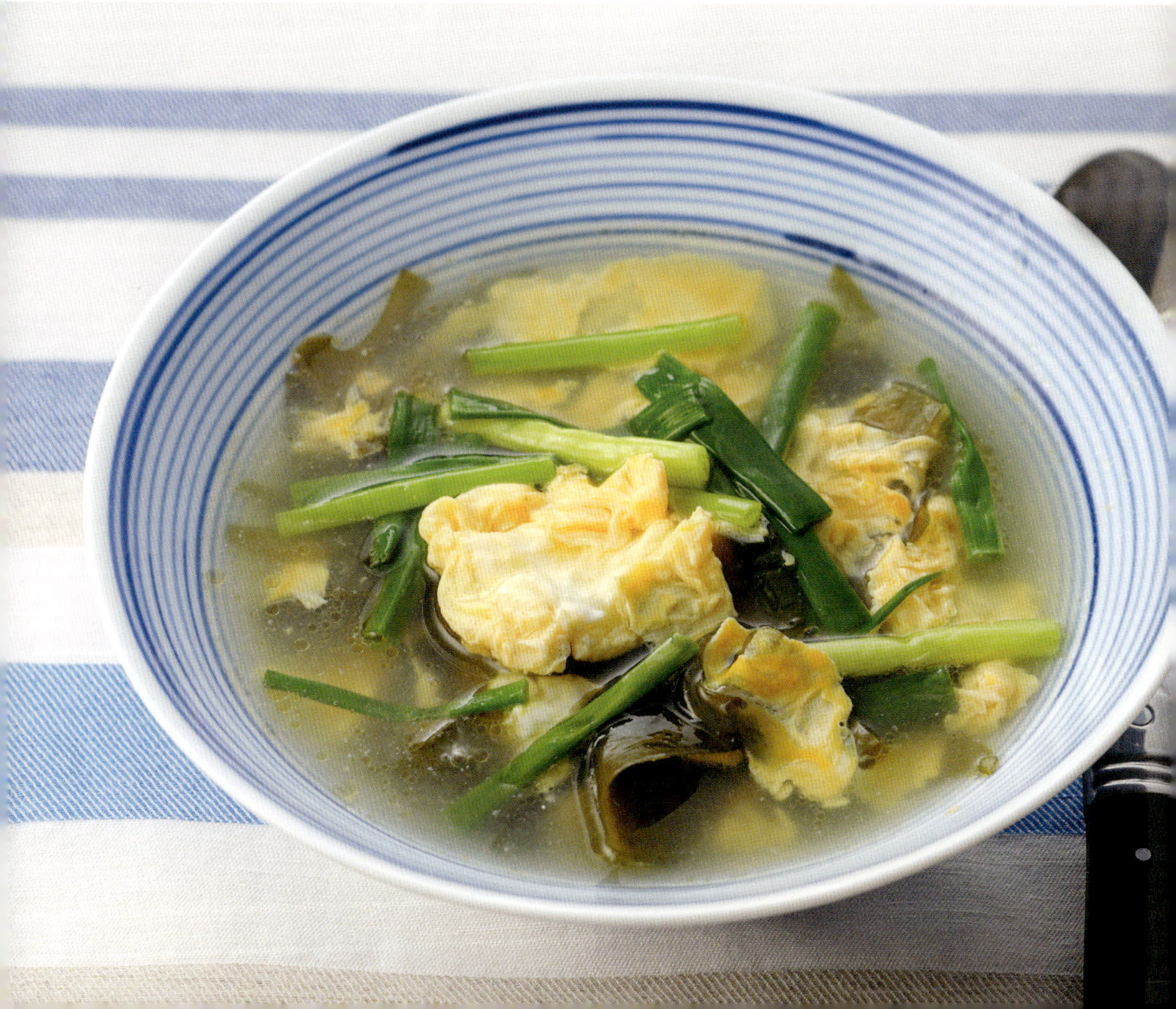

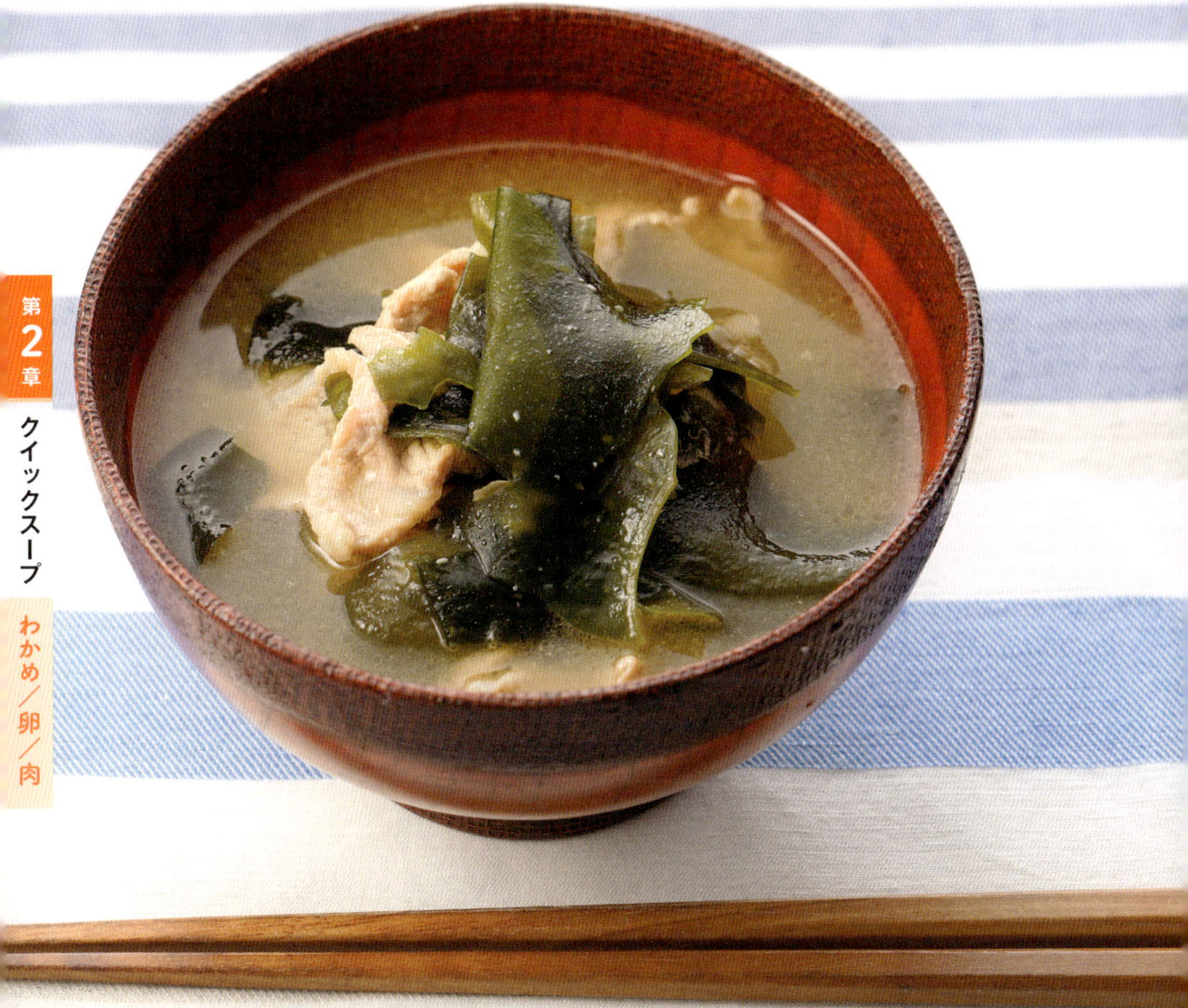

# わかめと豚肉の炒めみそ汁

376 kcal ｜ 糖質 3.1g ｜ 塩分 2.2g ｜ たんぱく質 5g以上（全量で）

わかめを油で炒めることで、うまみが出やすくなり、
低塩でもおいしく仕上がる

**材料（1～2人分）**

わかめ(乾燥・カット) 3g
豚こま切れ肉……60g
ごま油……大さじ1
だし……250ml
みそ……大さじ½

**作り方**

1 わかめは戻してしぼり、豚肉、ごま油と鍋に入れ、中火でさっと炒める。

2 だしを加えて煮立て、みそを溶く。

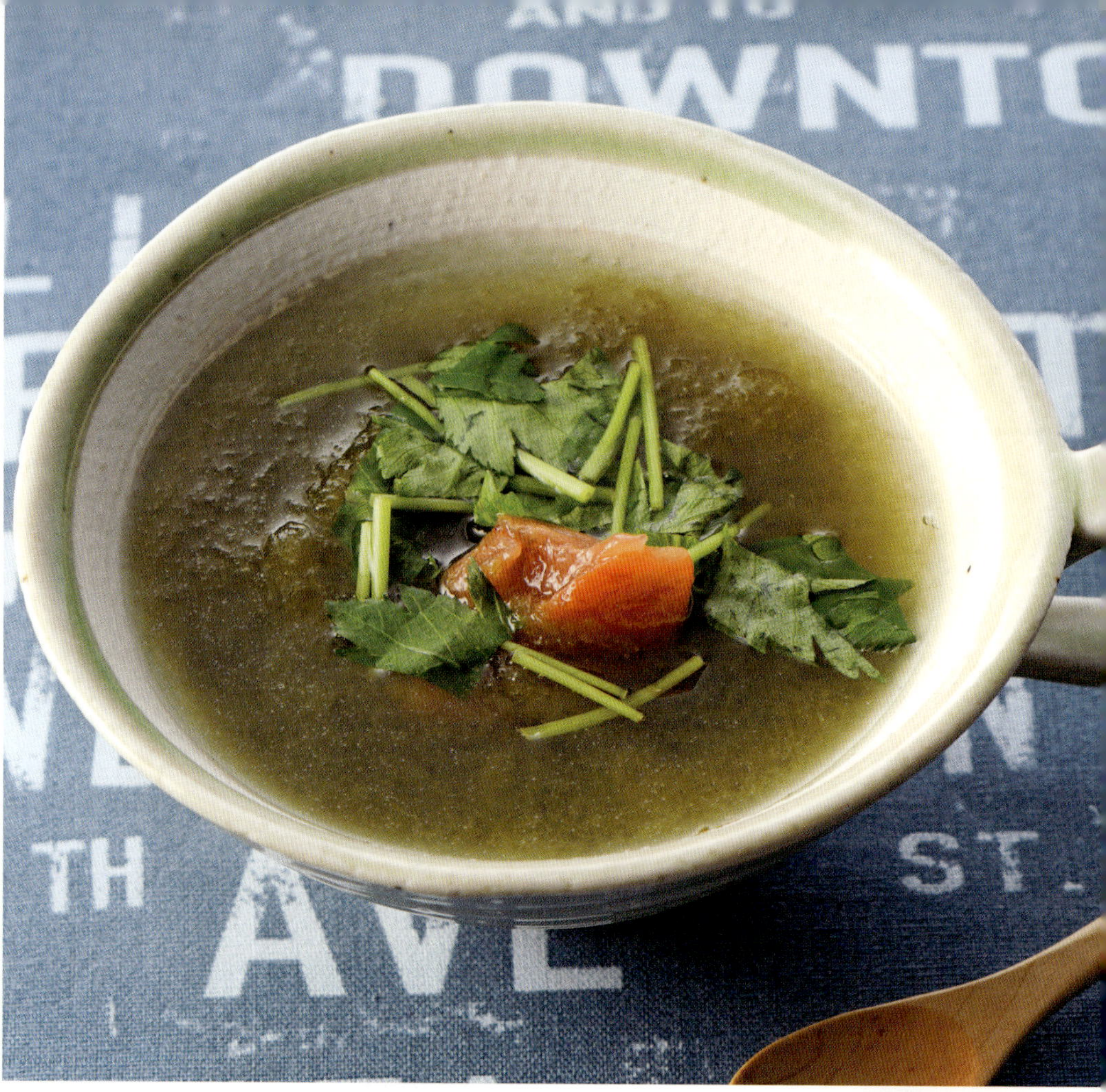

# とろろ昆布のマグカップスープ

| 10 kcal | 糖質 1.8g | 塩分 1.3g |
|---|---|---|

とろろ昆布は昆布を酢につけてやわらかくし、
さらに薄く削っているので昆布の栄養を吸収しやすくなる

**材料（1～2人分）**

- とろろ昆布……5g
- A 梅干し……1個
- A 水……250ml
- 三つ葉……3本

**作り方**

1 とろろ昆布はキッチンバサミで細かく切ってマグカップに入れる。

2 Aを加えてラップをふんわりかけ、電子レンジ(600W)で1分30秒ほど加熱する。ざく切りにした三つ葉をのせる。

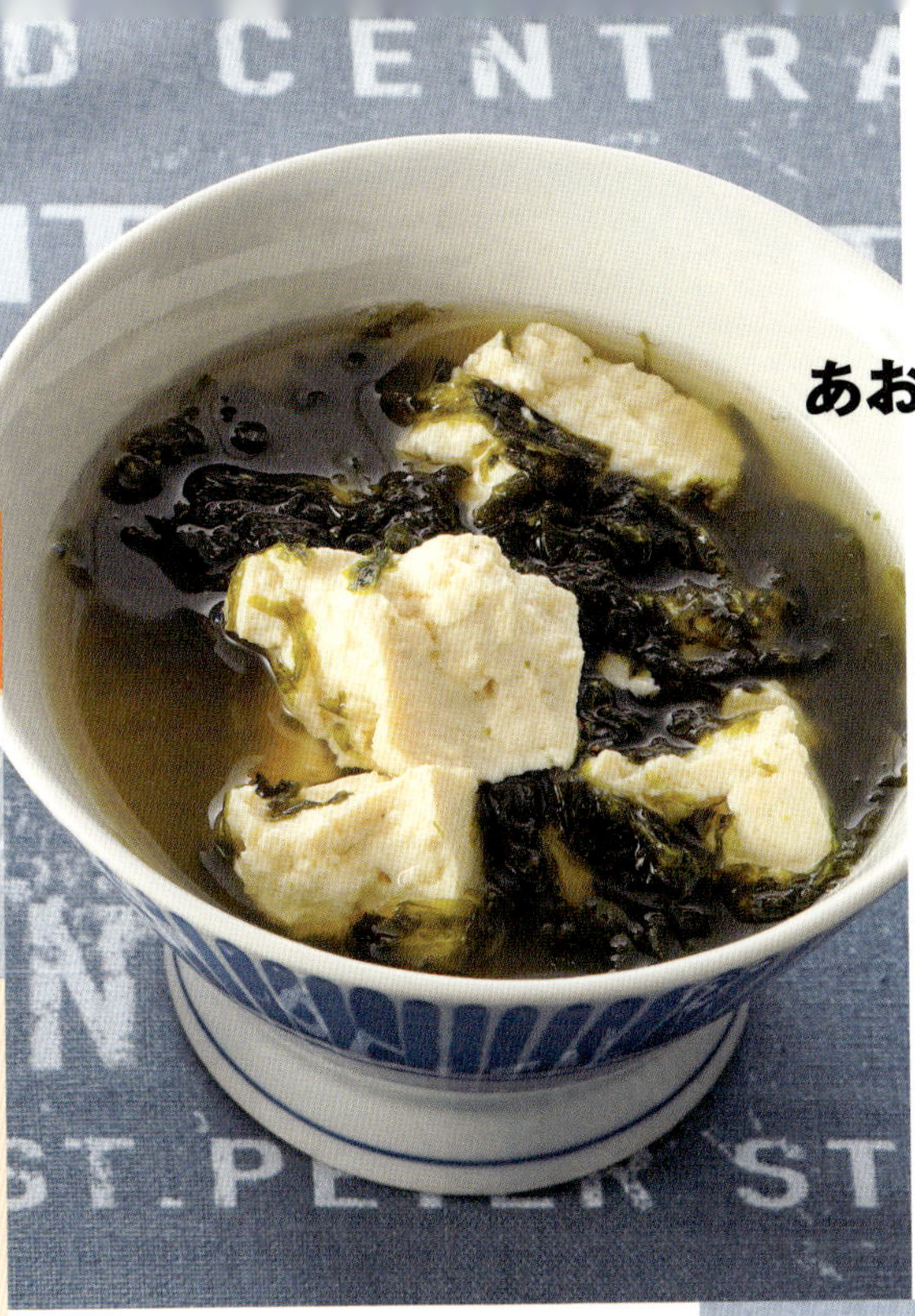

87 kcal　糖質 3.4g　塩分 2.5g　たんぱく質5g以上（全量で）

## あおさと豆腐のおすまし

あおさはβ-カロテンとミネラルが豊富

**材料（1～2人分）**

あおさ（乾燥）……5g
木綿豆腐……100g
A だし……250ml
　塩……ひとつまみ
　しょうゆ……小さじ½

**作り方**

1 鍋にAを合わせて煮立て、豆腐をちぎり入れる。
2 再び煮立ったらあおさを加えて温める。

15 kcal　糖質 1.1g　塩分 1.9g

## のりと三つ葉のおすまし

のりのポルフィランは免疫力をアップ

**材料（1～2人分）**

焼きのり……1枚
三つ葉……3本
A だし……250ml
　塩……ひとつまみ
　しょうゆ……小さじ½

**作り方**

1 鍋にAを合わせて煮立て、のりをちぎり入れる。
2 再び煮立ったらざく切りにした三つ葉を加えて火を止める。

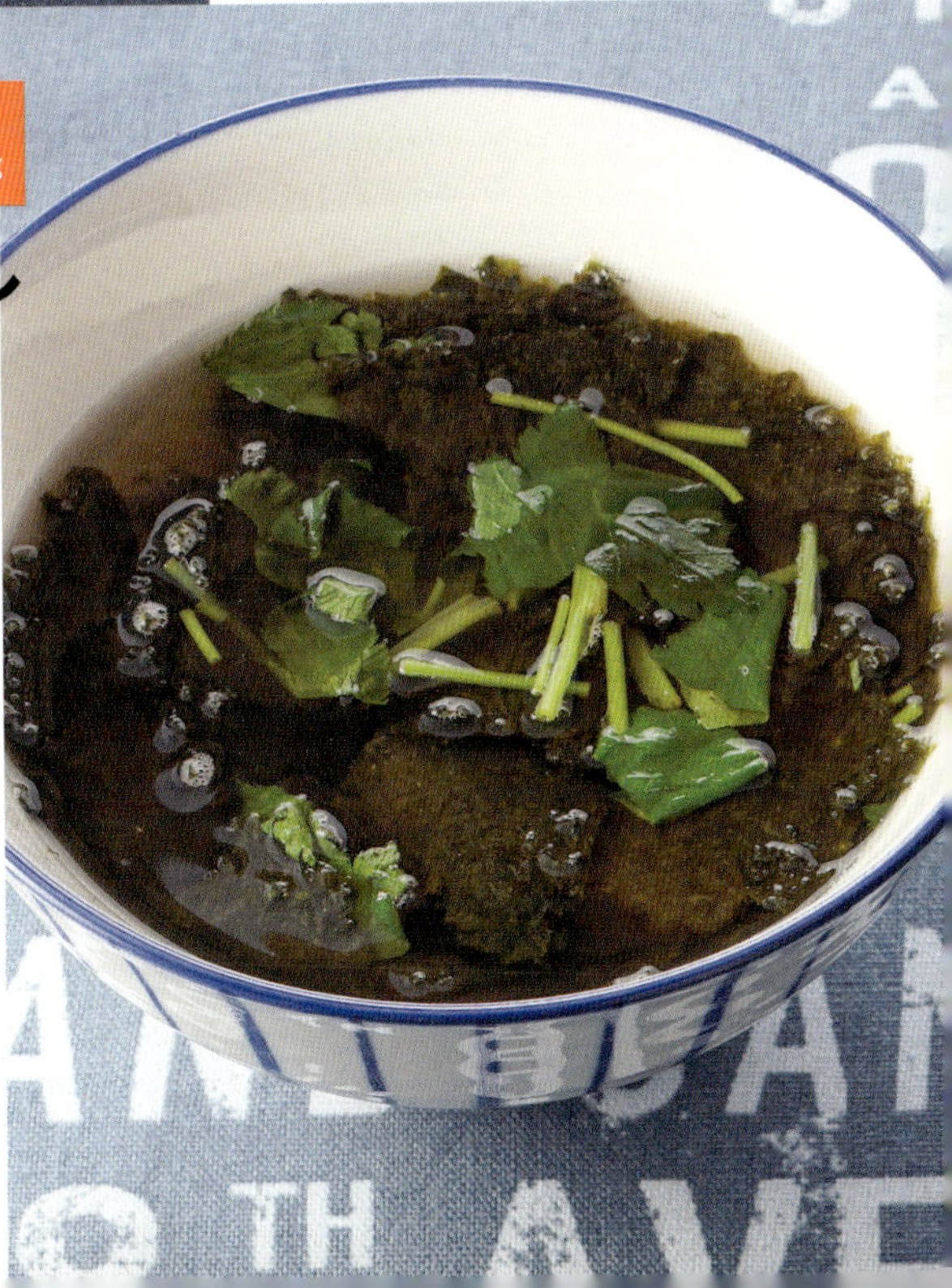

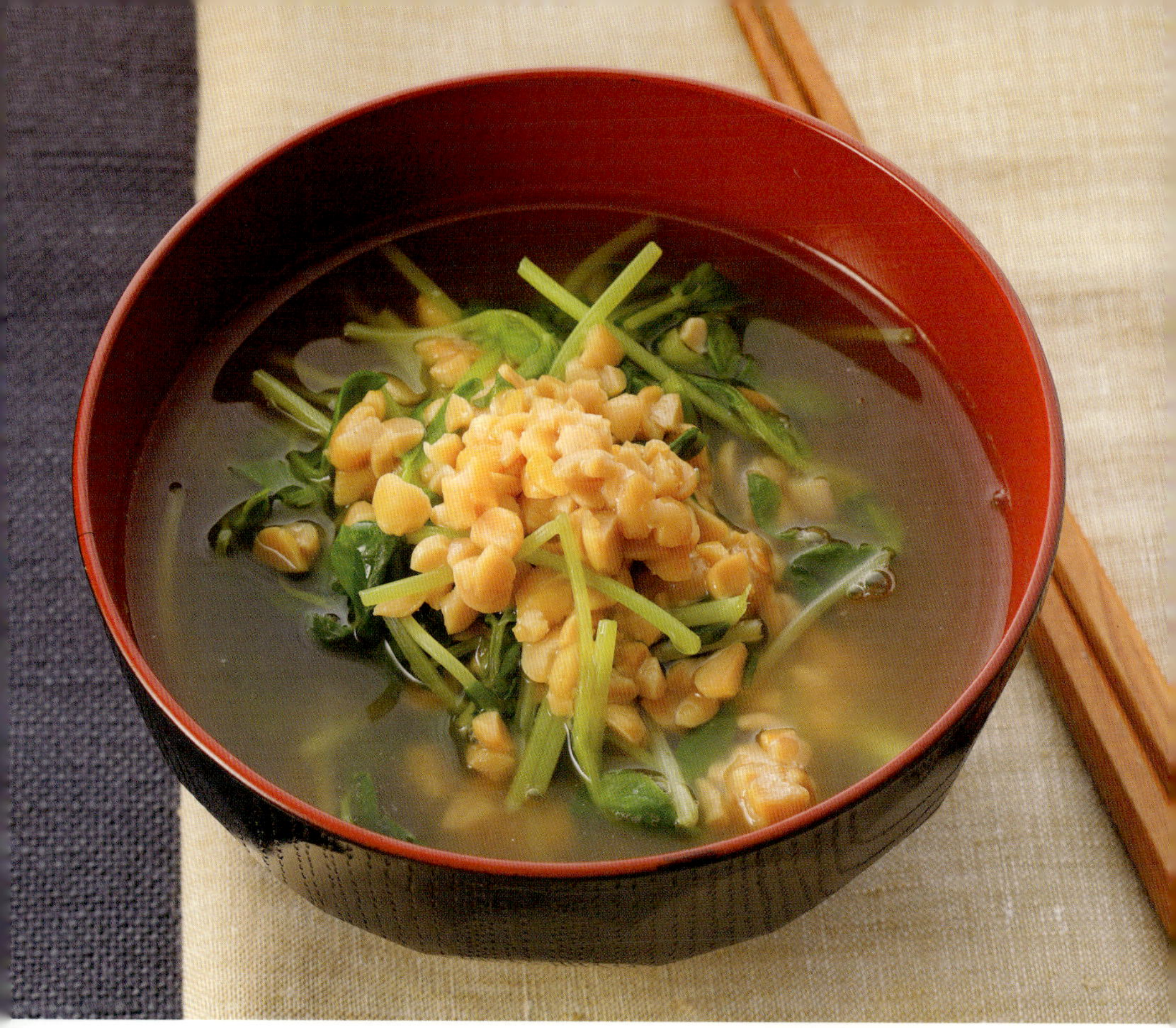

# 豆苗の納豆汁

115 kcal | 糖質 4.4g | 塩分 1.4g

たんぱく質 5g以上（全量で）

ひきわり納豆は、大豆の皮を除いて砕いてから発酵させるため、粒納豆よりビタミンKなどの成分が豊富。食べやすいので食欲がないときにもおすすめ

**材料（1～2人分）**

- 豆苗 ……………… 100g
- ひきわり納豆 ……… 40g
- A だし ……………… 250ml
- A しょうゆ ………… 小さじ1

**作り方**

1. 豆苗はざく切りにする。
2. 鍋にAを合わせて煮立て、1、納豆を加え、再び煮立ったら火を止める。

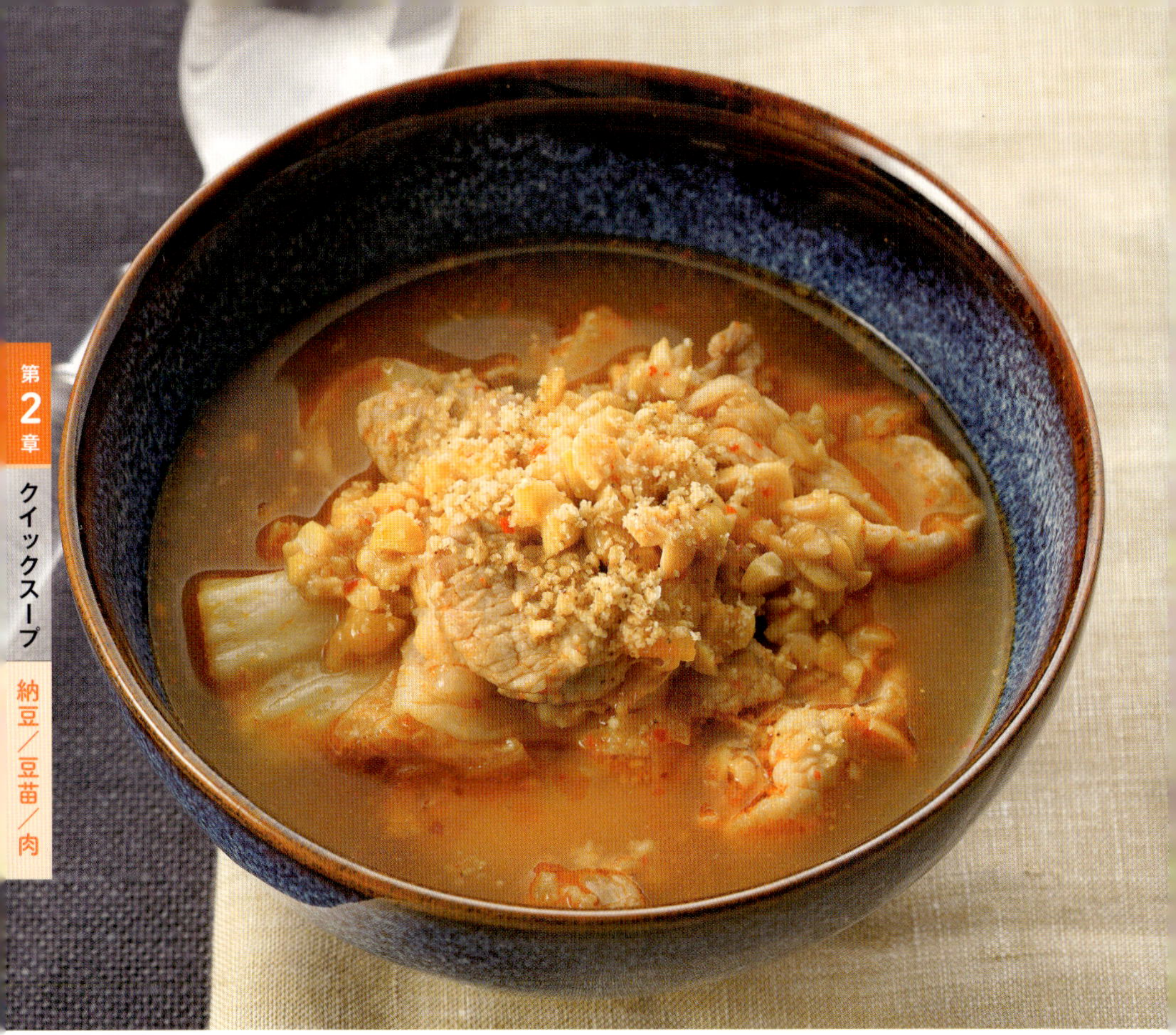



# 豚キムチの納豆汁

| 383 kcal | 糖質 8.1g | 塩分 2.4g |
|---|---|---|

たんぱく質5g以上（全量で）

キムチを選ぶときは、原材料表示をチェック。
表示の始めのほうに糖類がなく、発酵させて作られているものがよい

**材料（1～2人分）**

- 豚こま切れ肉……60g
- ひきわり納豆……40g
- キムチ……80g
- にんにく（みじん切り）…小さじ1
- ごま油……大さじ1
- だし……300ml
- すり白ごま……小さじ1

**作り方**

1. 鍋にごま油をひき、豚肉、キムチ、にんにくを中火でさっと炒める。
2. だし、納豆を加えてひと煮立ちさせ、器に盛ってすりごまをふる。

# 豆腐のエスニックスープ

| 488 kcal | 糖質 7.9g | 塩分 1.5g |
|---|---|---|

パクチーの香り成分には、胃腸の働きを助け、
食欲を活性化する働きがある

たんぱく質 5g以上（全量で）

**材料（1～2人分）**

木綿豆腐……………200g
にんにく（みじん切り）
…………………………小さじ1弱
赤唐辛子……………1本
ココナッツオイル…大さじ1
A ココナッツミルク
…………………………150ml
　水…………………150ml
　ナンプラー………小さじ1強
パクチー……………1本

※ココナッツオイルはオリーブオイルに代えてもよい。

**作り方**

1 鍋にココナッツオイル、にんにく、赤唐辛子を入れて弱火で炒め、香りが出たら豆腐をちぎって加え、さらに炒める。

2 Aを加えて煮立て、火を弱めてしばらく煮る。器に盛り、ざく切りのパクチーをのせる。

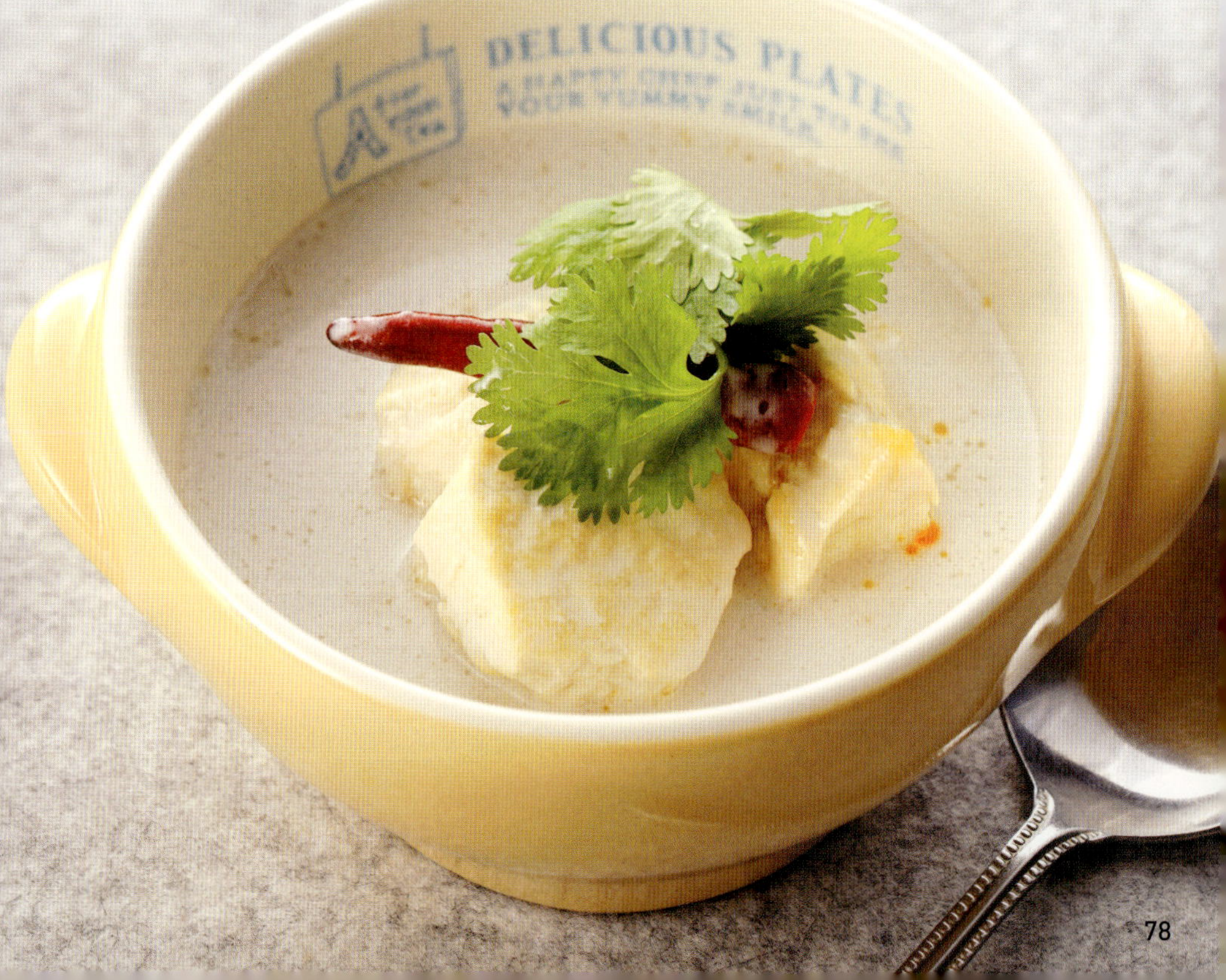

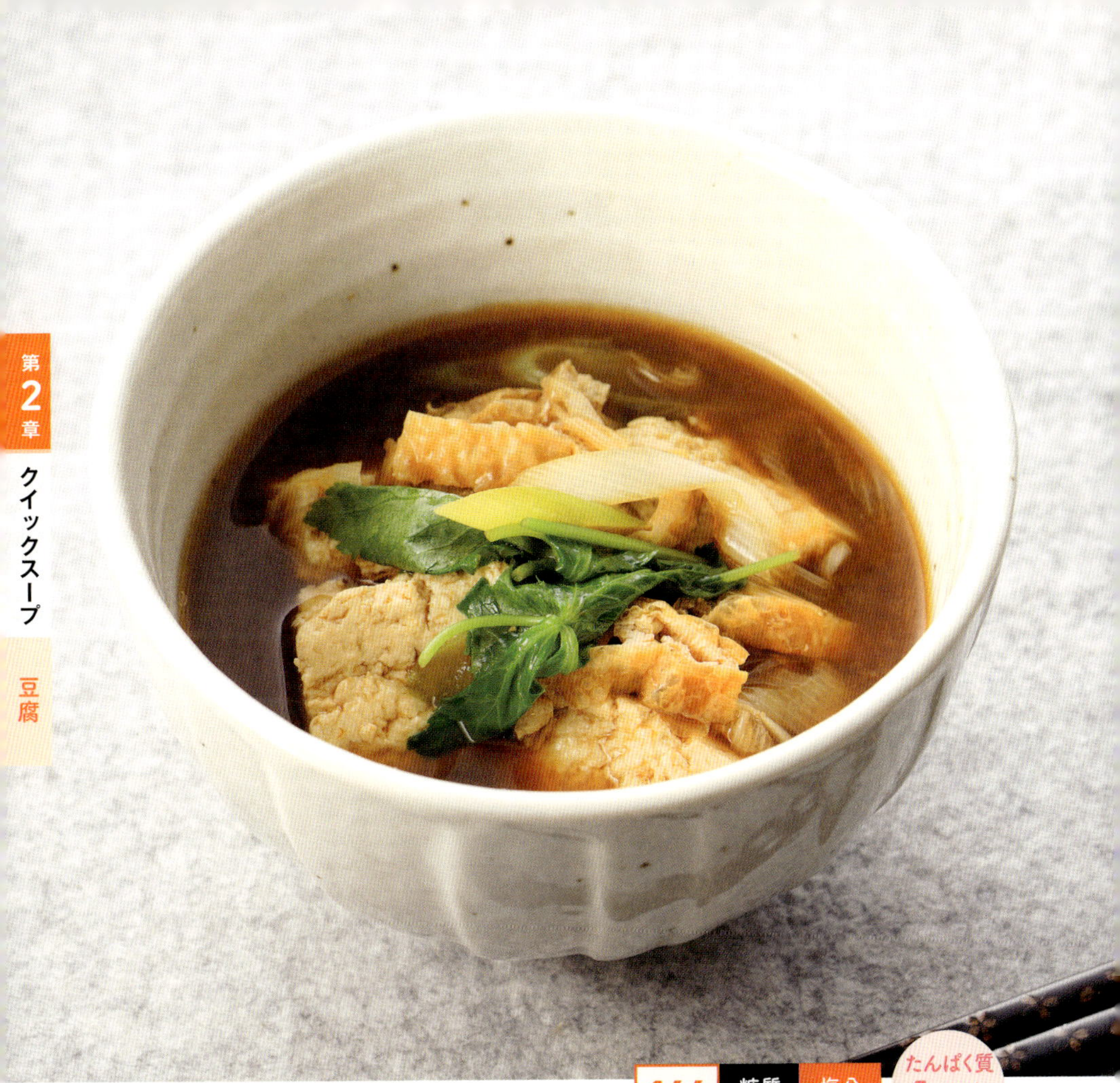

# 豆腐とお揚げの赤だし

| 144 kcal | 糖質 4.4g | 塩分 1.5g | たんぱく質 5g以上（全量で） |
|---|---|---|---|

豆みそは米麹を使っていないので糖質量は少なく、
抗酸化作用を持つ成分が豊富に含まれる

**材料（1〜2人分）**

木綿豆腐……100g
油揚げ……½枚
長ねぎ……20g
だし……250ml
豆みそ……大さじ½
三つ葉……3本

**作り方**

1 油揚げは熱湯をかけて油抜きし、細切りにする。長ねぎは斜め薄切りにする。

2 鍋にだしを煮立てて豆腐をちぎり入れ、1を加えて中火でしばらく煮て、みそを溶く。

3 ざく切りの三つ葉を加えて火を止める。

# ピリ辛親子スープ

278 kcal　糖質 2.4g　塩分 2.8g　たんぱく質 5g以上（全量で）

鶏ひき肉は、脂肪の多いもも肉よりむね肉がおすすめ。
鶏むねにはイミダゾールジペプチドという疲労回復成分が豊富に含まれる

**材料**（1～2人分）

- 鶏ひき肉（むね）……80g
- 卵……1個
- 豆板醤……小さじ1
- ごま油……小さじ1
- だし……250ml
- しょうゆ……小さじ1
- 小ねぎ（小口切り）1本分

**作り方**

1 鍋にひき肉、豆板醤、しょうゆ、ごま油を入れて混ぜ、弱めの中火にかけて肉の色が変わるまで炒める。

2 だしを加えて煮立て、火が通ったら卵を溶きほぐして回し入れ、好みの加減に火を通す。

3 器に盛って小ねぎをちらす。

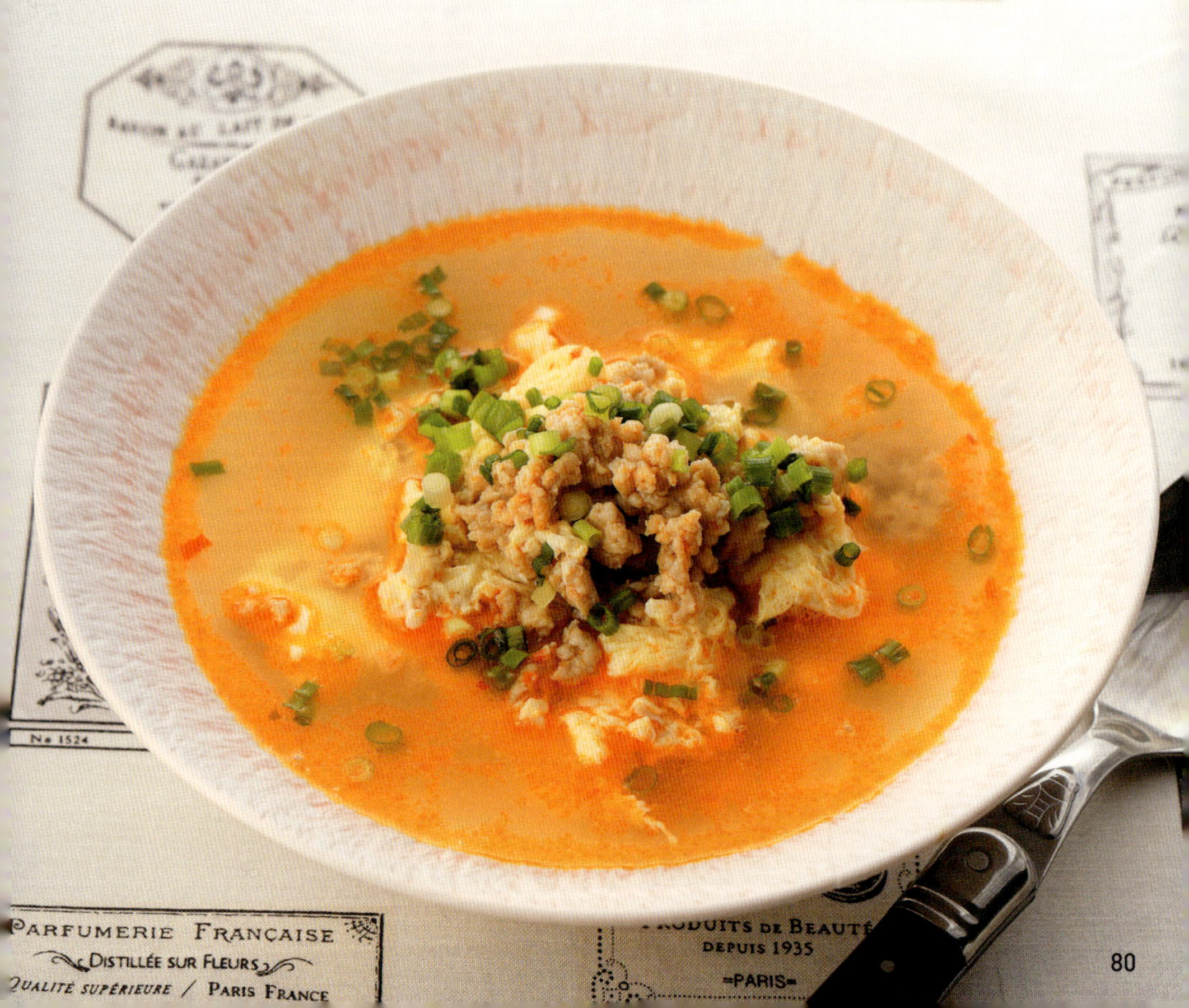

# トマトの卵炒めスープ

182 kcal｜糖質 7.4g｜塩分 2.8g｜たんぱく質 5g以上（全量で）

トマトは糖質高めの野菜だが、リコピンという色素成分に高い抗酸化作用があるので、量に気をつけて食べるとよい

**材料（1〜2人分）**

| | |
|---|---|
| トマト | 150g |
| 卵 | 大1個 |
| ごま油 | 大さじ1強 |
| だし | 300ml |
| 塩 | ふたつまみ |
| こしょう | 少々 |

**作り方**

1. トマトは乱切りにし、ごま油を熱したフライパンでさっと炒め、溶き卵を加えてふんわり炒め合わせる。
2. だしを加えて煮立たせ、塩、こしょうを加える。
3. 器に盛り、あればパクチーのざく切りをちらす。

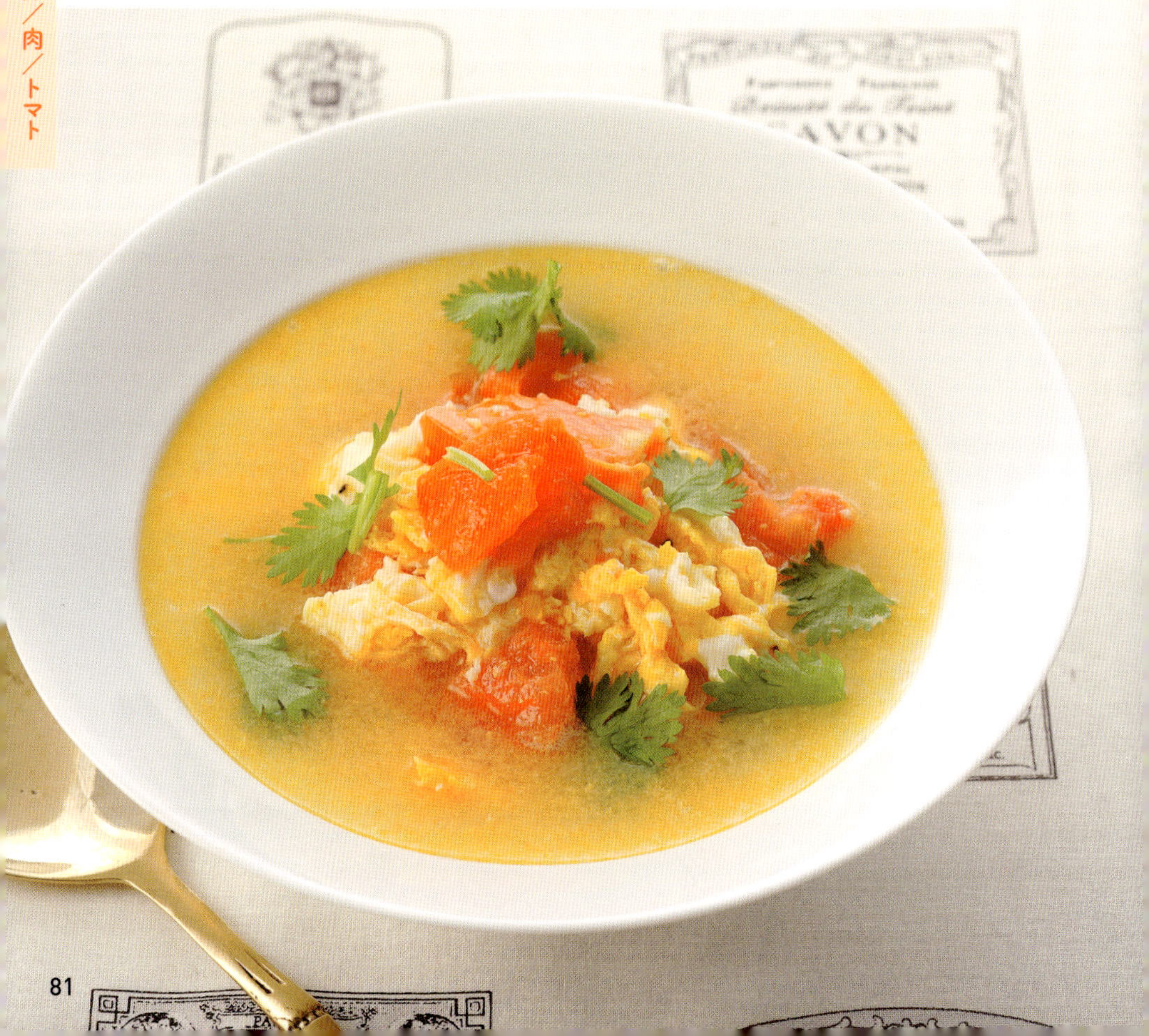

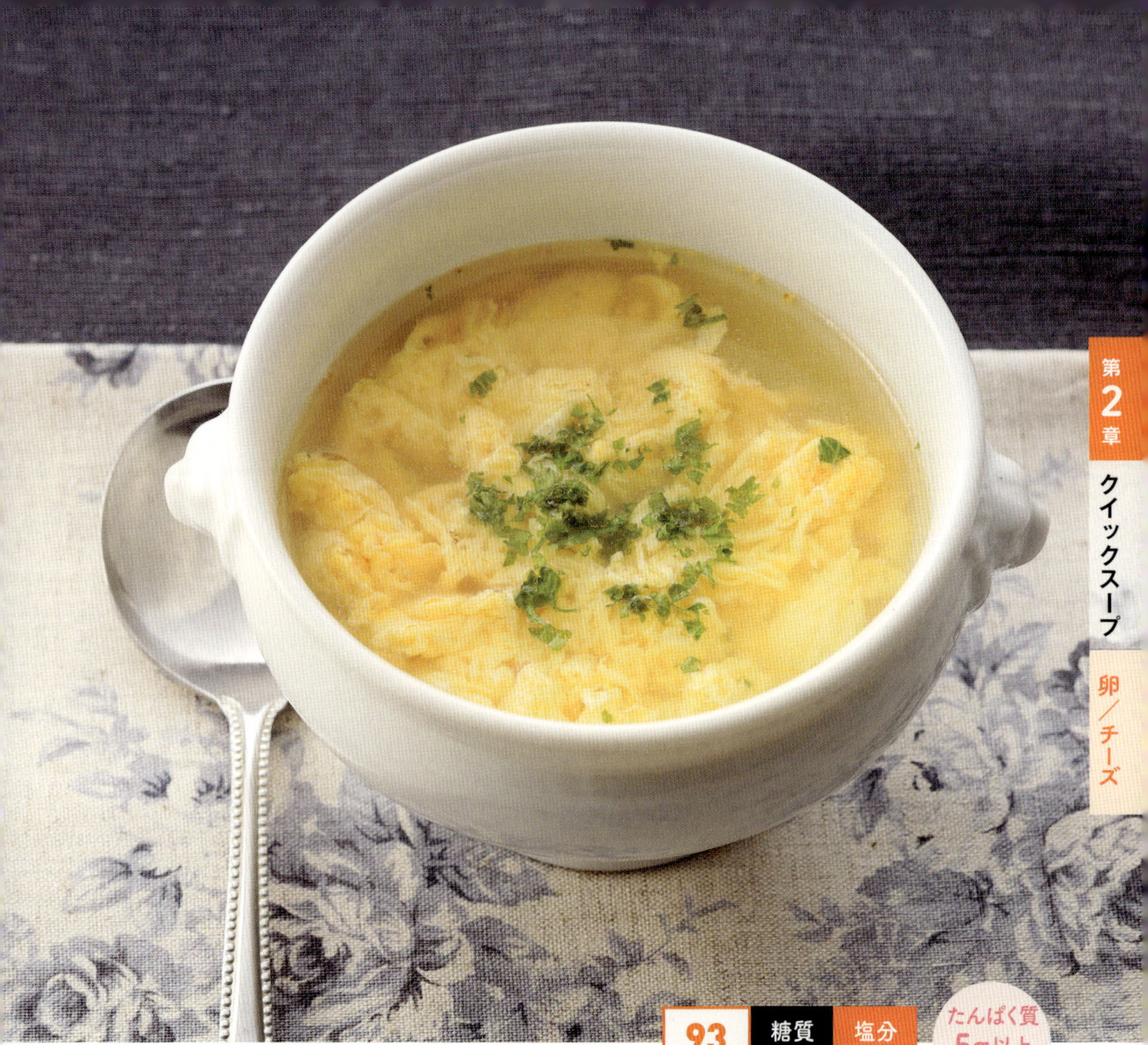

93 kcal | 糖質 0.5g | 塩分 1.9g | たんぱく質 5g以上 (全量で)

# イタリア風チーズ卵スープ

シナモンは、毛細血管を活性化させて
体を温める作用がある

**材料**（1～2人分）

卵 …………………… 1個
粉チーズ …………… 3g
シナモン …………… 少々
A 顆粒コンソメ …… ひとつまみ
　水 ………………… 250ml
パセリ（粗みじん切り）
　………………………… 少々

**作り方**

1 卵は溶きほぐし、粉チーズ、シナモンをよく混ぜる。
2 鍋にAを合わせて煮立て、1を細く流し入れながら火を通す。
3 器に盛ってパセリをちらす。

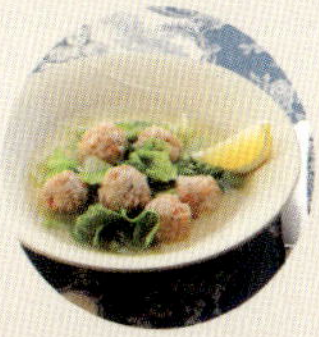

# 第3章

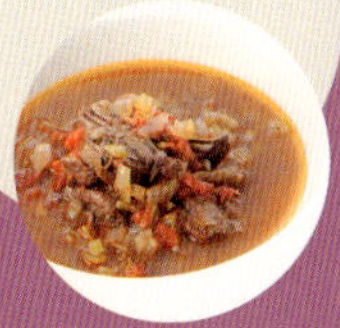

# 最強のごちそうスープ

1品でおなかも見た目も満足する、ごちそうスープのレシピです。ファイトケミカルが豊富な野菜をベースに、たんぱく質や良質な脂質が摂れる肉や魚、貝類を組み合わせたメニューは、夜ごはんにもおすすめ。

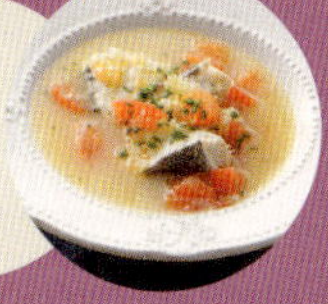

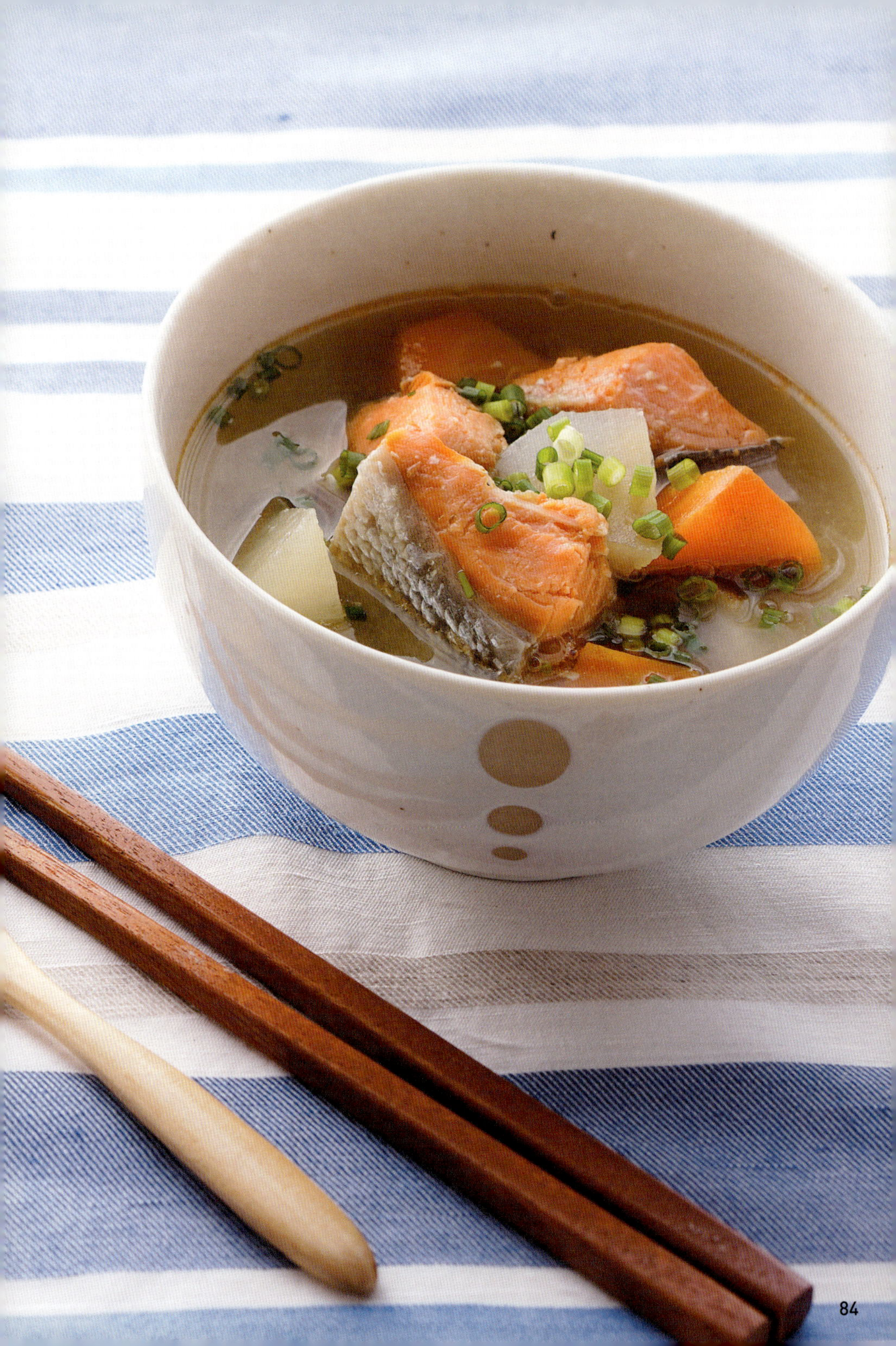

222 kcal | 糖質 14.5g | 塩分 3.3g | たんぱく質 5g以上（全量で）

# 甘塩鮭の三平汁

高糖質のじゃがいもではなく、
ファイトケミカル豊富な根菜をたっぷり使う。
甘み、うまみが汁をおいしくしてくれる

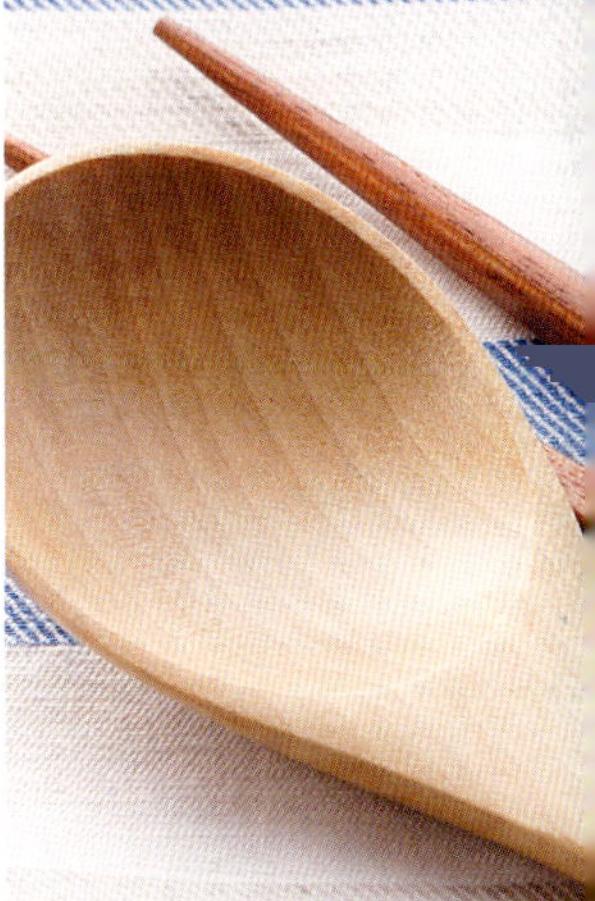

**材料（1～2人分）**

甘塩鮭 ……………………… 1切れ（80g）
大根 ………………………… 80g
にんじん …………………… 50g
ごぼう ……………………… 50g
小ねぎ（小口切り） ……… 1本分
だし ………………………… 400ml
みそ ………………………… 大さじ½

**作り方**

1 大根、にんじん、ごぼうは大きさをそろえて乱切りにし、鍋にだしと入れ、いったん煮立ててみそを溶き、弱火にし、ふたをして野菜がやわらかくなるまでじっくり煮る。

2 甘塩鮭は熱湯をかけて洗い、水けをきって3つに切る。1に加え、中火でしばらく煮て火を通す。

3 小ねぎを加えて火を止める。

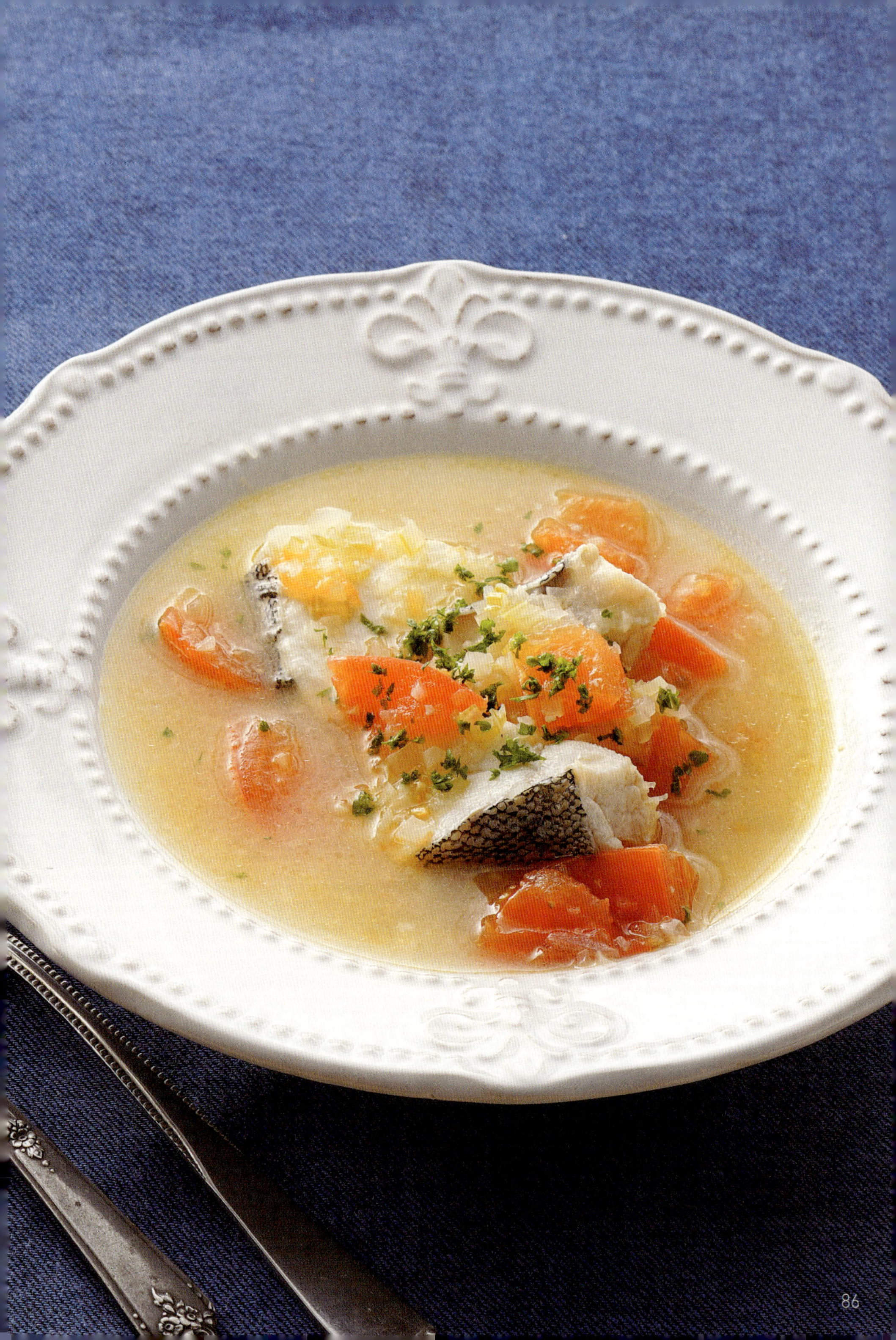

304 kcal　糖質 8.6g　塩分 2.2g　たんぱく質5g以上（全量で）

# 生たらの南欧風スープ

セロリの香り成分、アピインは
精神安定やストレス解消を助ける

**材料（1～2人分）**

| | |
|---|---|
| 生たら | 1切れ（80g） |
| A 玉ねぎ | ⅛個 |
| A にんにく | ½片 |
| A セロリ | ½本（30g） |
| パセリ | 1枝 |
| トマト | ½個（80g） |
| 白ワイン | 100ml |
| 水 | 150ml |
| 塩 | ふたつまみ |
| こしょう | 少々 |
| オリーブオイル | 大さじ1強 |

**作り方**

1 Aの野菜はみじん切りにし（セロリの葉は取り分ける）、トマトはざく切りにする。パセリは軸と葉に分け、葉は粗みじん切りにする。

2 鍋にオリーブオイルをひいてAの野菜を中火でじっくり炒め、トマトを加えてさっと炒め合わせる。

3 たら、ワイン、水、パセリの軸、セロリの葉、塩、こしょうを加えて煮立て、火を弱めてたらに火を通す。

4 パセリの軸、セロリの葉を取り除き、器に盛ってパセリの葉をちらす。

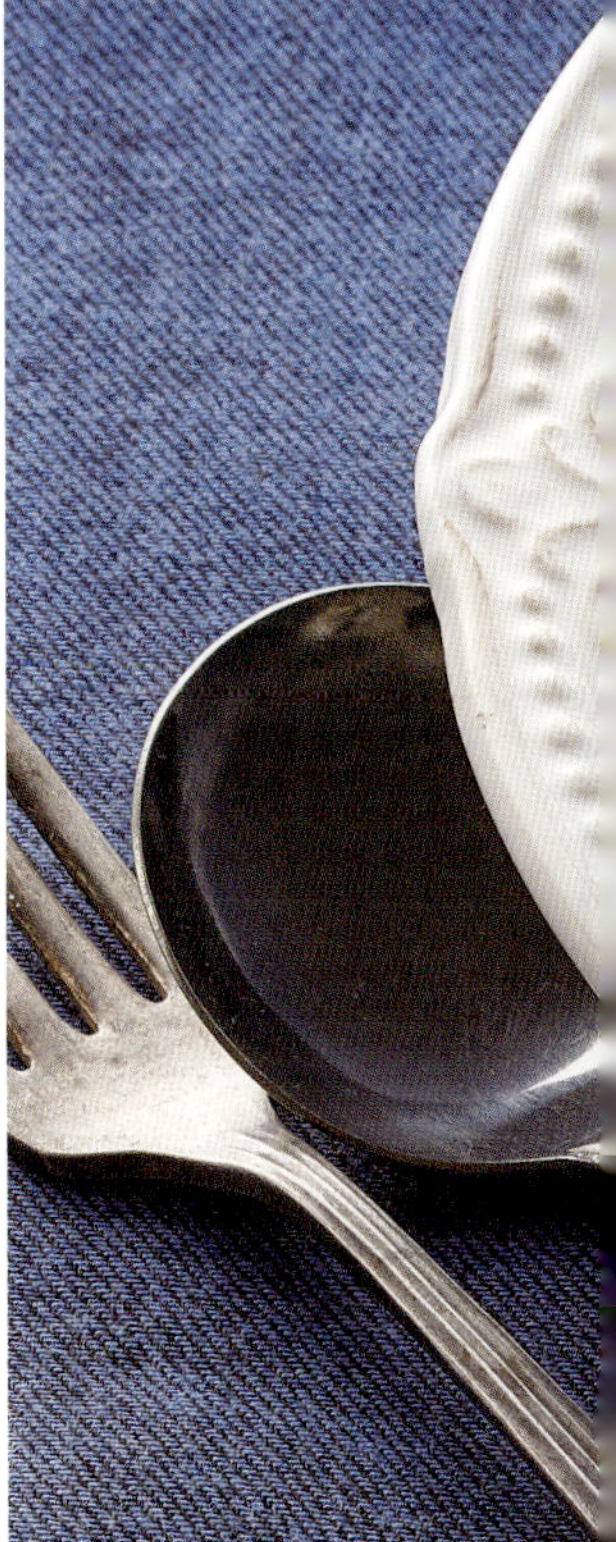

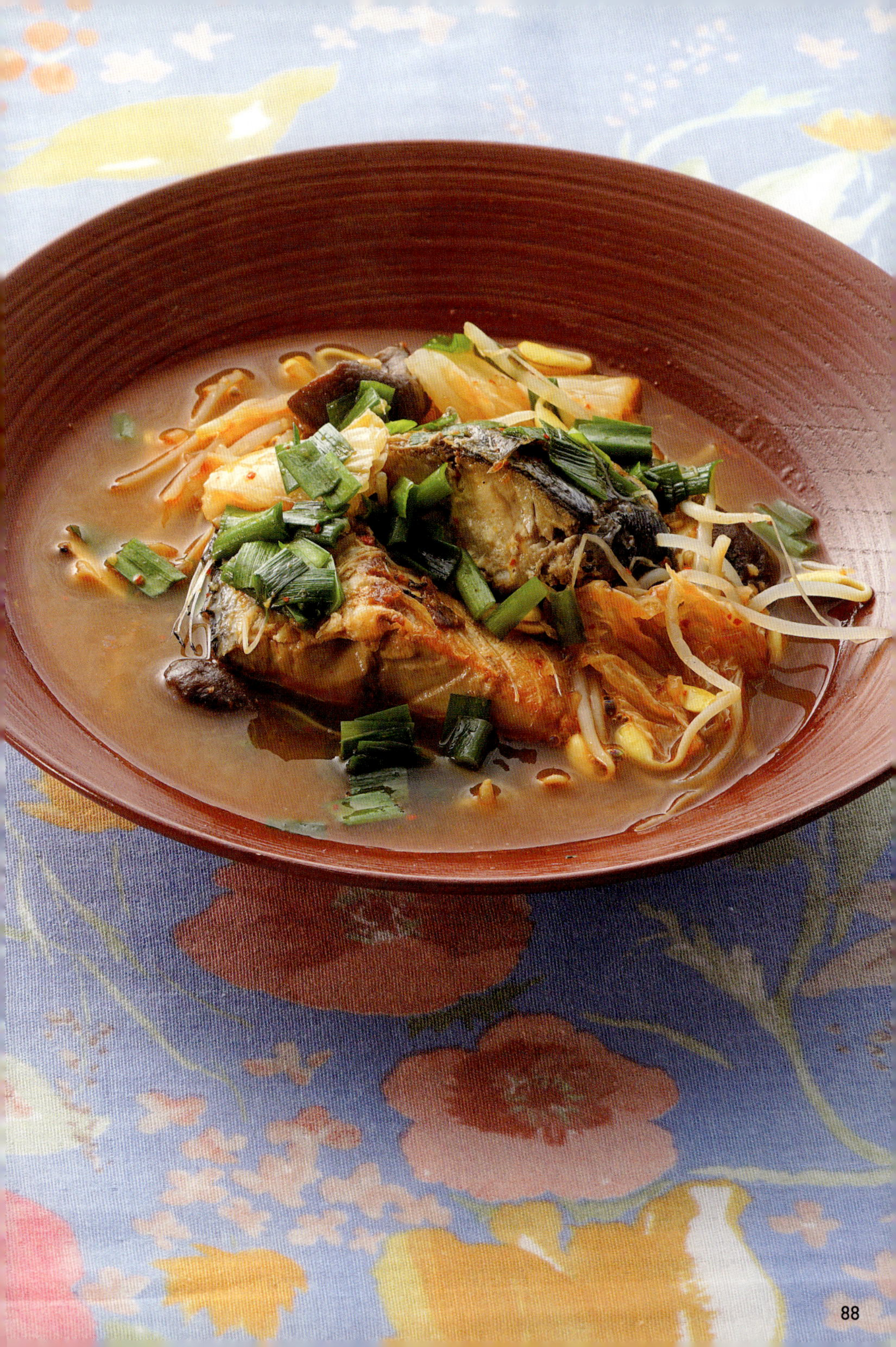

577 kcal | 糖質 6.6g | 塩分 2.6g | たんぱく質 5g以上（全量で）

# さばのキムチチゲ

豆もやしは普通のもやしより低糖質（ほぼ0g）。汁にうまみをプラスするので、スープに適した食材

## 材料（1〜2人分）

さば（切り身）……1枚（150gほど）
キムチ……60g
豆もやし……70g
しいたけ……3枚
しょうが（すりおろし）……大さじ½
ごま油……大さじ1
にら……15g
だし……300ml

## 作り方

1 さばは骨を抜き、2～3つに切り、塩（材料外）を薄くふってしばらくおき、熱湯をかけて水けをきる。

2 しいたけはかさと軸に分け、かさは半分に切り、軸は薄切りにする。

3 鍋にごま油をひいて1を中火で両面焼き、2、キムチ、もやし、だし、しょうがを加えて煮立てる。

4 1cm幅に切ったにらを加えて火を止める。

242 kcal | 糖質 4.2g | 塩分 2.2g

たんぱく質 5g以上（全量で）

# えび団子とレタスの中華スープ

低カロリーなえびはココナッツオイルを加えてエネルギーを確保するとよい。レタスのファイトケミカルは免疫力をアップする

## 材料（1～2人分）

むきえび …………………… 大10尾（100g）
豚ひき肉 …………………… 40g
レタス …………………… 大3枚（80g）
A しょうが（すりおろし）… 小さじ1
　塩、こしょう ………… 各少々
　ココナッツオイル…… 小さじ1
だし …………………… 300ml
ナンプラー ……………… 小さじ1
レモン …………………… ⅛個

※ココナッツオイルはオリーブオイルに代えてもよい。

## 作り方

1 えびは背わたを取ってたたいて粗いすり身にし、ボウルに入れてひき肉、Aを加え、しっかり練り混ぜる。

2 鍋にだし、ナンプラーを合わせて煮立て、1を6～8等分の団子に丸めて入れ、浮かんでくるまで中火で煮る。

3 レタスを大きめにちぎって加え、さっと煮て火を止める。レモンを添え、しぼって食べる。

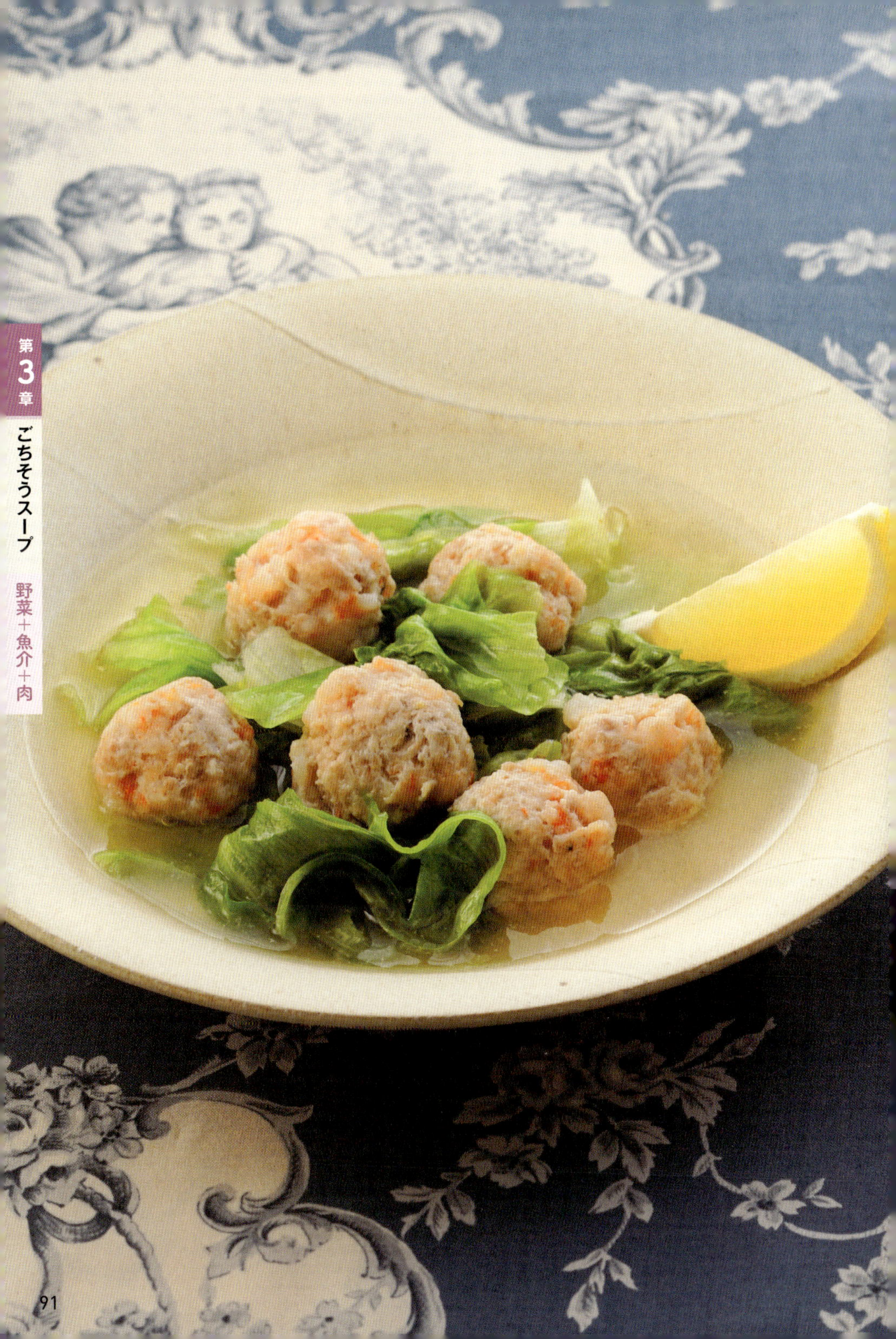

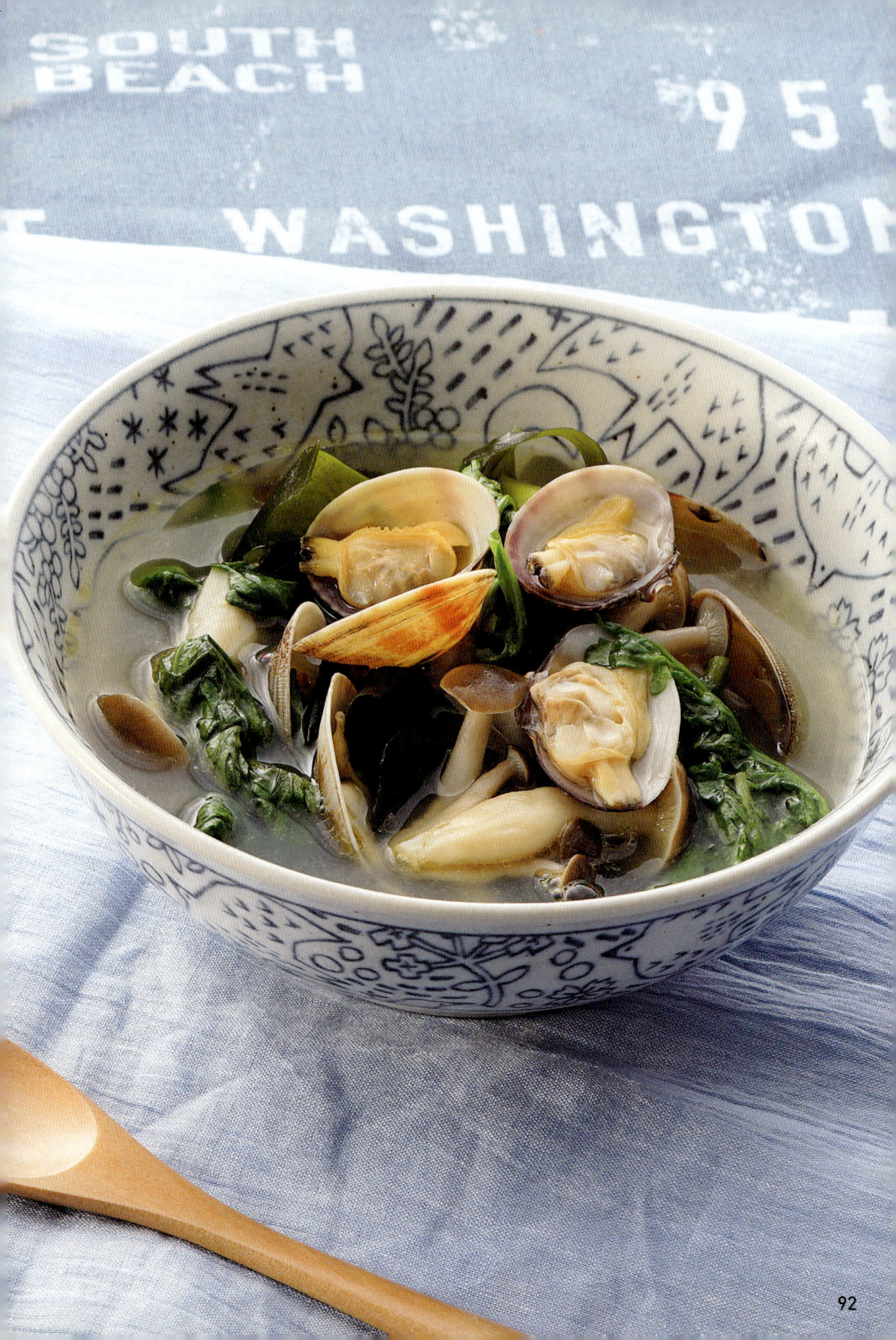
SOUTH
BEACH

| 186 kcal | 糖質 3.2g | 塩分 3.0g | たんぱく質 5g以上（全量で） |
|---|---|---|---|

# あさりの具だくさんスープ

あさりにはビタミン $B_{12}$ が豊富だが塩分が高いので調味料は使わない。もし味が足りなければ、しょうゆを少々加えて

**材料（1～2人分）**

あさり……15個
わかめ（乾燥・カット）…3g
しめじ……40g
春菊……50g
ごま油……大さじ1
だし……300ml

**作り方**

1 あさりは砂抜きし、殻をこすり合わせて洗い、ざるに上げる。

2 わかめは戻して水けをしぼる。しめじはほぐし、春菊は葉と茎に分けて、茎は斜め切りにする。

3 鍋にごま油をひいて春菊の葉以外の2を炒め、だしを加えて煮立てる。1を加え、口が開くまで煮る。

4 春菊の葉を加えて火を止める。

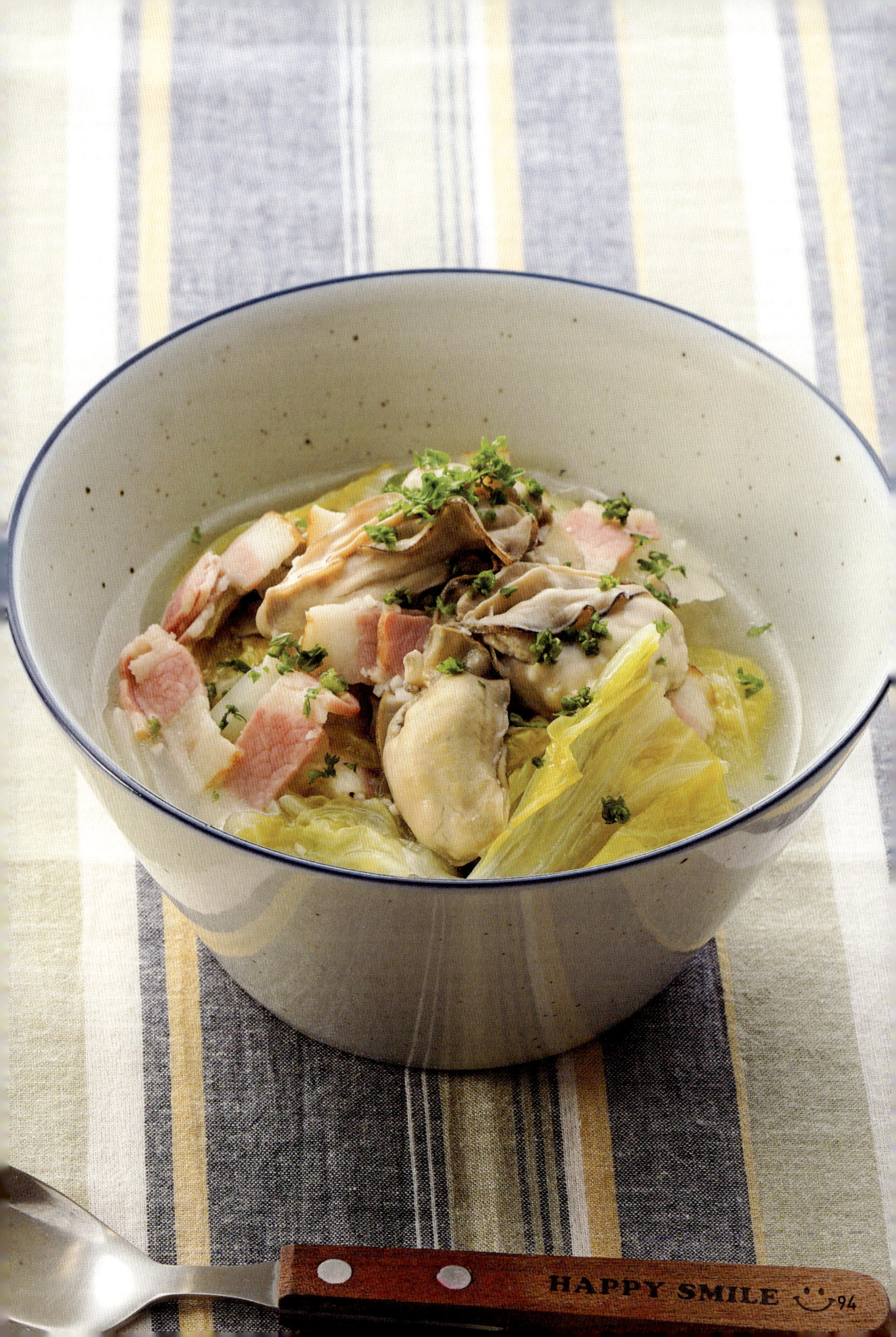
HAPPY SMILE

328 kcal | 糖質 8.3g | 塩分 1.5g | たんぱく質5g以上（全量で）

# かきと白菜のにんにくスープ

かきは亜鉛などのミネラルがとても豊富だが、たんぱく質が少なめなのでベーコンで補強する

**材料（1～2人分）**

かき（むき身） ………… 150g
白菜 ………………………… 大1枚（100g）
にんにく（みじん切り） … 小さじ1
ベーコン …………………… 1枚
ココナッツオイル ……… 大さじ1
A 白ワイン ……………… 大さじ3
　水 ………………………… 250ml
パセリ（みじん切り） … 少々

※ココナッツオイルはオリーブオイルに代えてもよい。

**作り方**

1 かきは薄い塩水（材料外）でふり洗いし、キッチンペーパーに包んで水けをとる。白菜はそぎ切り、ベーコンは短冊切りにする。

2 鍋にココナッツオイル、にんにく、ベーコンを入れて弱火で炒め、白菜を加えて中火でじっくり炒め合わせる。

3 Aを加えて煮立て、弱火にしてかきを加え、ふたをしてしばらく蒸し煮にする。器に盛ってパセリをちらす。

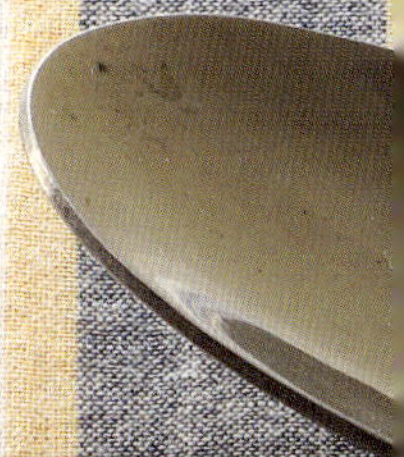

443 kcal | 糖質 5.2g | 塩分 1.7g | たんぱく質 5g以上（全量で）

# 鶏肉とブロッコリーのチーズスープ

材料を小さく刻むと消化吸収しやすくなる。
スープをさらに焼くことで熱々になり、
寒いときでも冷めないで食べられる

材料（1～2人分）

| | |
|---|---|
| 鶏もも肉 | 100g |
| ブロッコリー | 100g |
| 玉ねぎ | ⅛個 |
| まいたけ | 50g |
| 粉チーズ | 大さじ1 |
| A 白ワイン | 100ml |
| 　水 | 150ml |
| 　塩 | ひとつまみ |
| オリーブオイル | 大さじ1 |
| 粗びき黒こしょう | 少々 |

作り方

1 鶏もも肉は小さめの角切り、ブロッコリー、まいたけは鶏肉の大きさに合わせて切り、玉ねぎはみじん切りにする。

2 鍋にオリーブオイル、1を入れて中火にかけ、材料に火が通るまでじっくり炒め、Aを加え、いったん煮立てて弱火にし、ふたをしてしばらく蒸し煮にする。

3 耐熱皿に移して粉チーズをかけ、オーブントースターでこんがりするまで焼き、こしょうをふる。

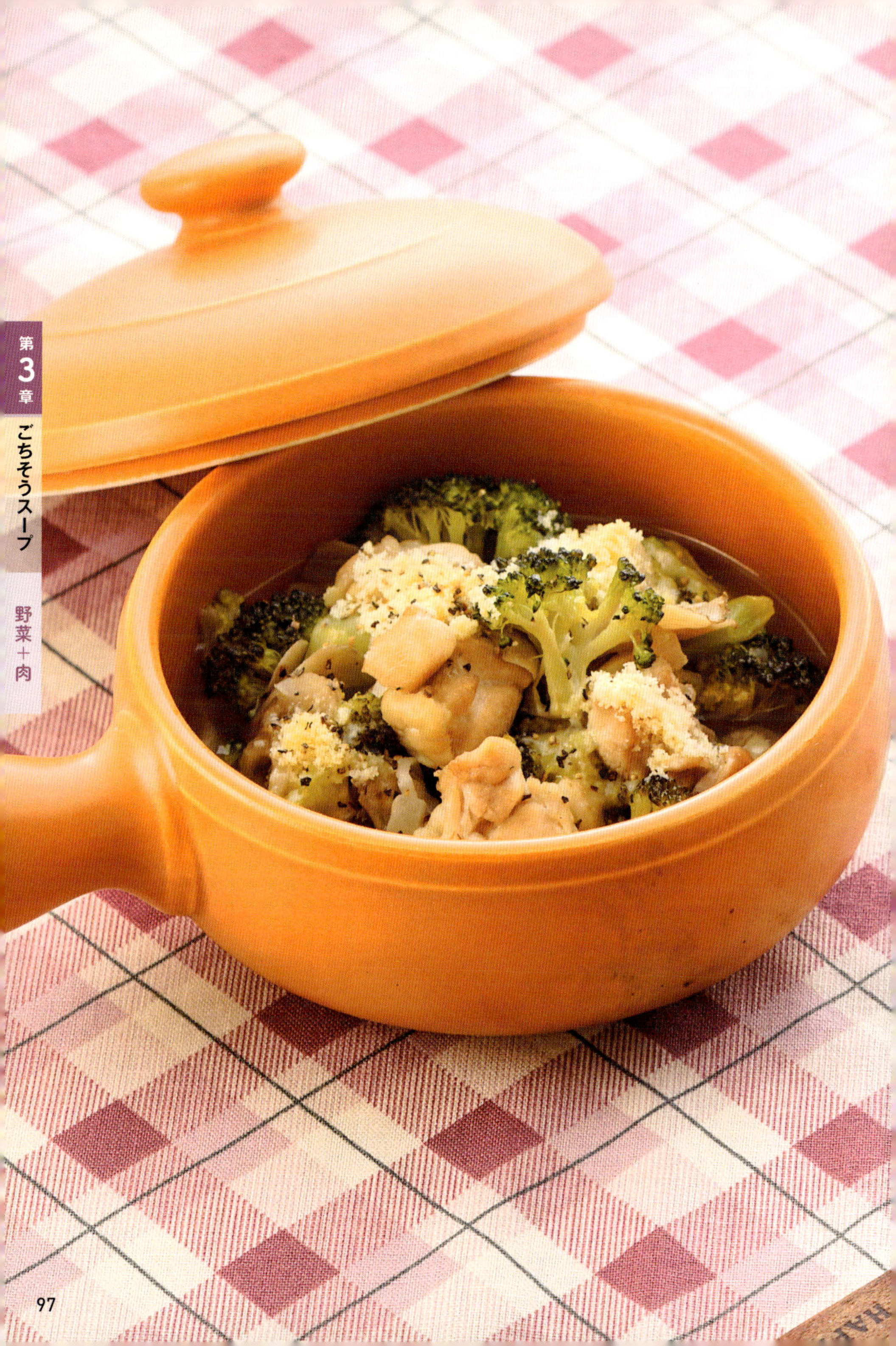

616 kcal | 糖質 7.6g | 塩分 2.6g | たんぱく質 5g以上（全量で）

# 鶏手羽中とかぶの和風ポトフ

鶏のコラーゲンはかぶのビタミンCによって吸収がアップするので理にかなったよきコンビ

**材料（1～2人分）**

- 鶏手羽中 …… 10個
- かぶ …… 2個
- A しょうが（薄切り） …… 2枚
  - 日本酒 …… 50ml
  - 塩 …… ふたつまみ
- すりごま …… 大さじ½

**作り方**

1 手羽中は熱湯を回しかけ、水けをきって鍋にAと入れ、いったん煮立ててごく弱火にし、ふたをして10分ほど蒸し煮にする。

2 かぶは根と葉に分け、根は2～4つに切り、葉はざく切りにする。

3 1に2の根を加え、水（材料外）をかぶるくらい加え、いったん煮立てて弱火にし、ふたをずらしてのせ、弱火でかぶがやわらかくなるまで煮る。

4 かぶの葉を加えて火を通し、器に盛ってすりごまをちらす。

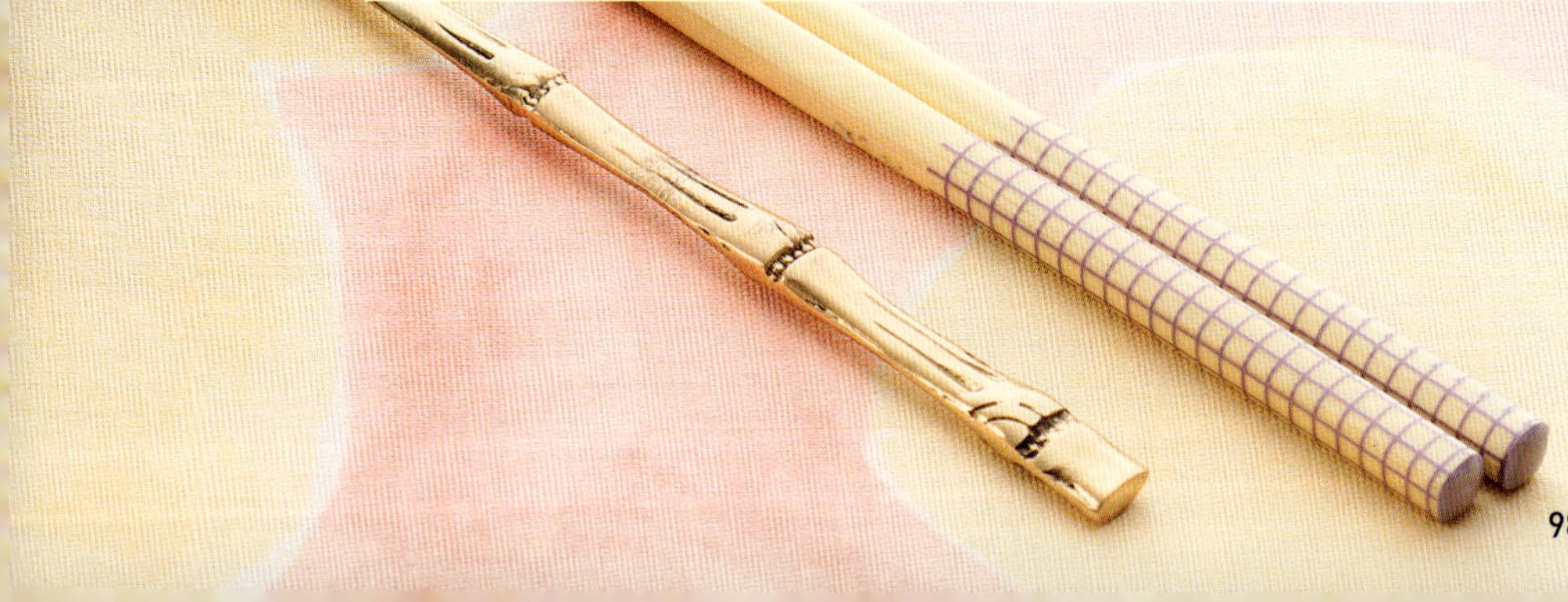

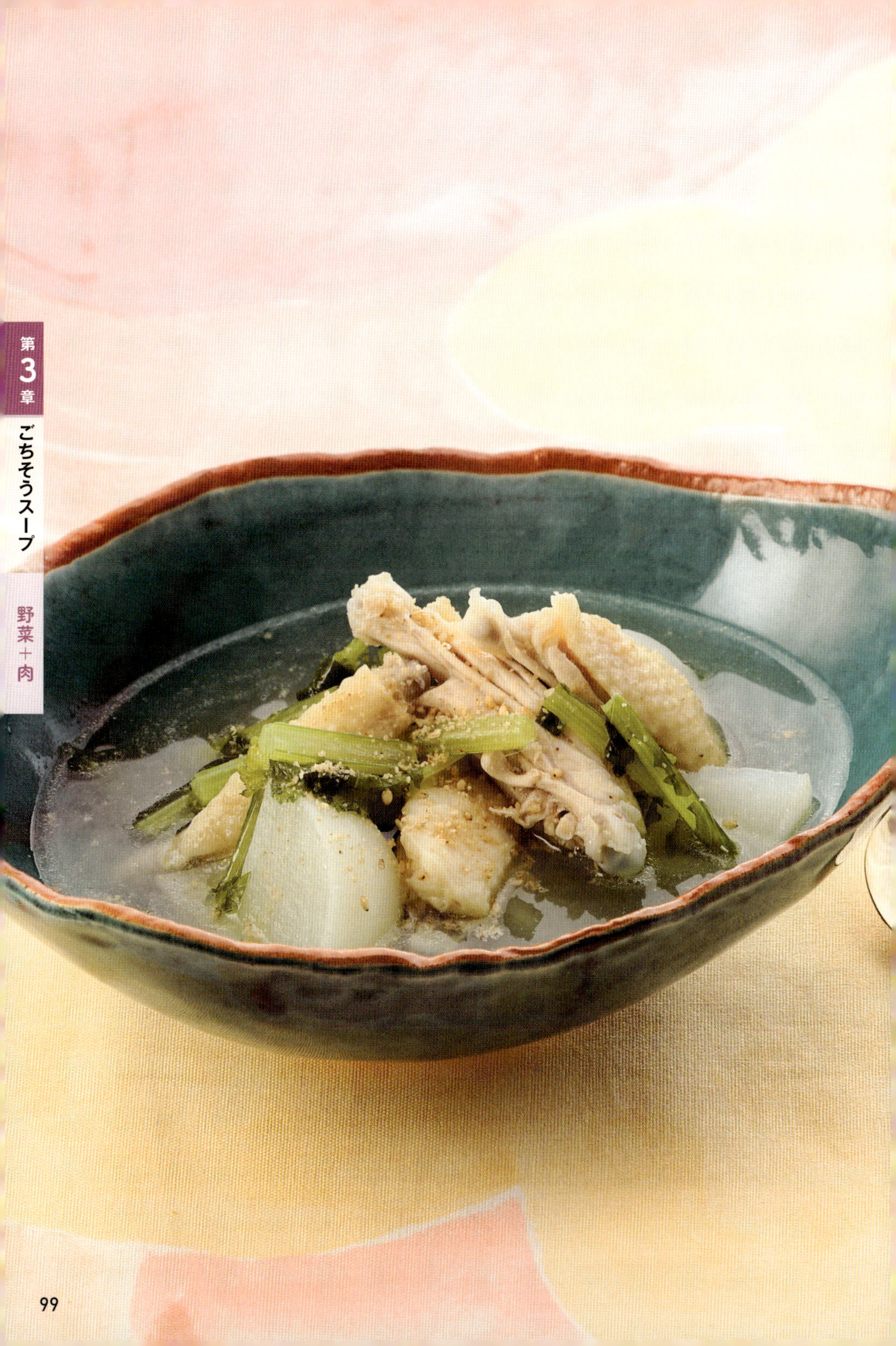

611 kcal | 糖質 9.2g | 塩分 2.7g | たんぱく質 5g以上（全量で）

# スペアリブとキャベツの粒マスタードスープ

豚肉に豊富なビタミン $B_1$ は、にんにくのアリシンと結びつくことで吸収と働きがアップする

材料（1～2人分）

| | | | |
|---|---|---|---|
| スペアリブ | 4個（200g） | 塩 | ふたつまみ |
| キャベツ | ⅙個（150g） | オリーブオイル | 大さじ½ |
| にんにく | 小1片 | 粒マスタード | 大さじ1 |

作り方

1 フライパンにオリーブオイルをひいてスペアリブを入れ、表面に軽く焼き色をつけ、ざるに入れて熱湯をかける。にんにくはたたきつぶす。

2 鍋に1を入れ、水（材料外）をかぶるくらい加えて煮立て、アクを取って弱火にし、ふたをしないで30分ほど煮込む。そのまま冷まし、汁の表面にラップを貼りつけ、ひと晩冷蔵庫で冷やす。

3 2のラップをそっとはがしてかたまった脂肪を取り除き、ふたをして煮立てる。

4 キャベツは根元をつけたまま半分に切って3に加え、ふたをずらしてのせ、やわらかくなるまで煮たら塩、粒マスタードを加えて火を止める。

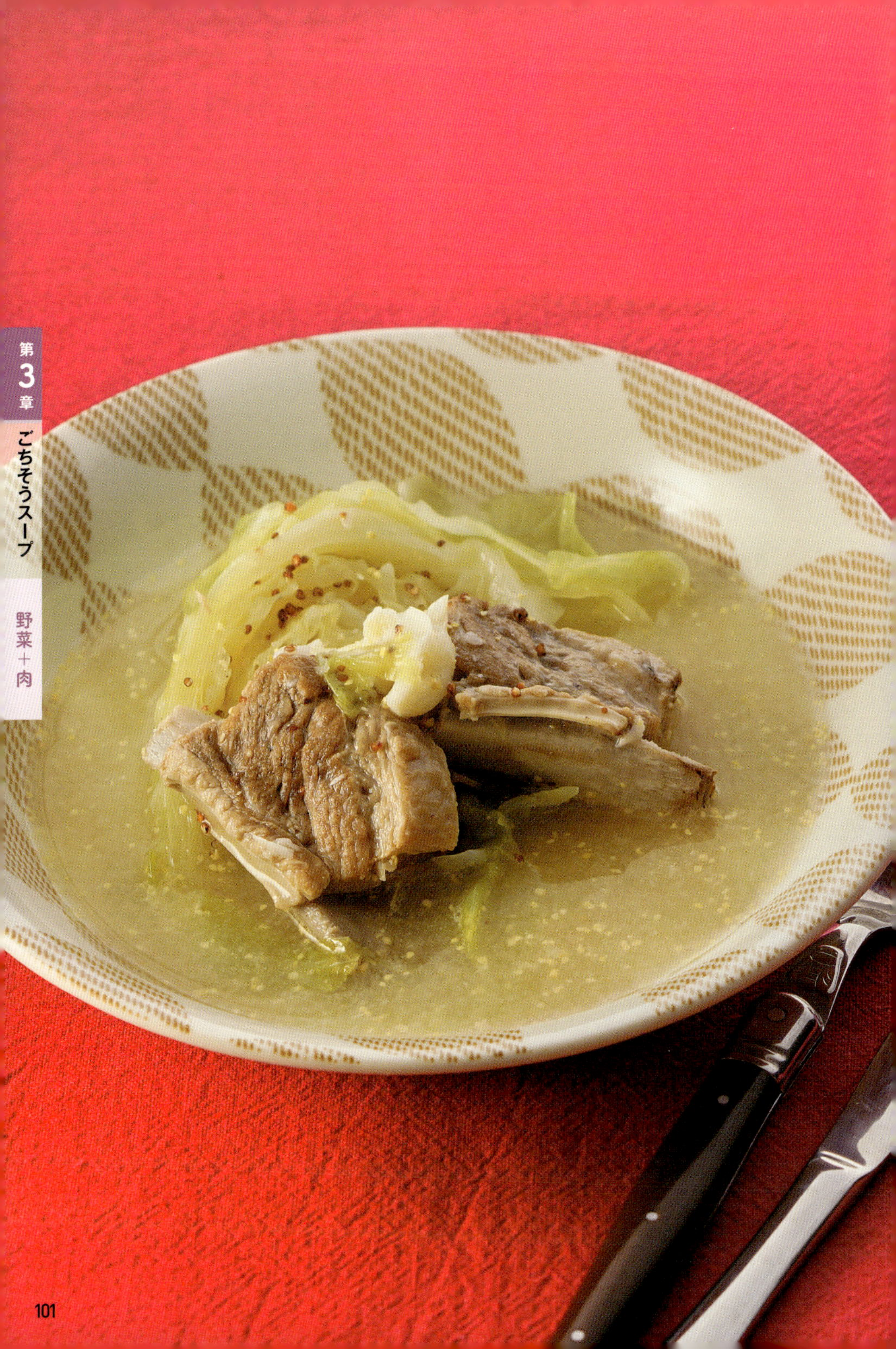

232 kcal | 糖質 7.6g | 塩分 2.0g | たんぱく質 5g以上（全量で）

# 豚しゃぶの具だくさんみそ汁

しらたきは糖質量ほぼゼロで、
食物繊維が豊富なので
腸内環境を整えてくれる

**材料（1～2人分）**

豚肉しゃぶしゃぶ用……80g
大根……40g
にんじん……30g
まいたけ……50g
しらたき……50g
春菊（葉）……10g
だし……400ml
みそ……大さじ½

**作り方**

1 大根、にんじんは半月切りにし、まいたけはほぐす。しらたきはざく切りにして熱湯をかけて水けをきる。

2 鍋にだし、大根、にんじんを入れて煮立て、弱火にしてにんじんがやわらかくなるまで煮る。

3 豚肉を1枚ずつ加えて火を通し、まいたけ、しらたきも加え、いったん煮立てて弱火にし、しばらく煮る。

4 みそを溶き、春菊を加えて火を止める。

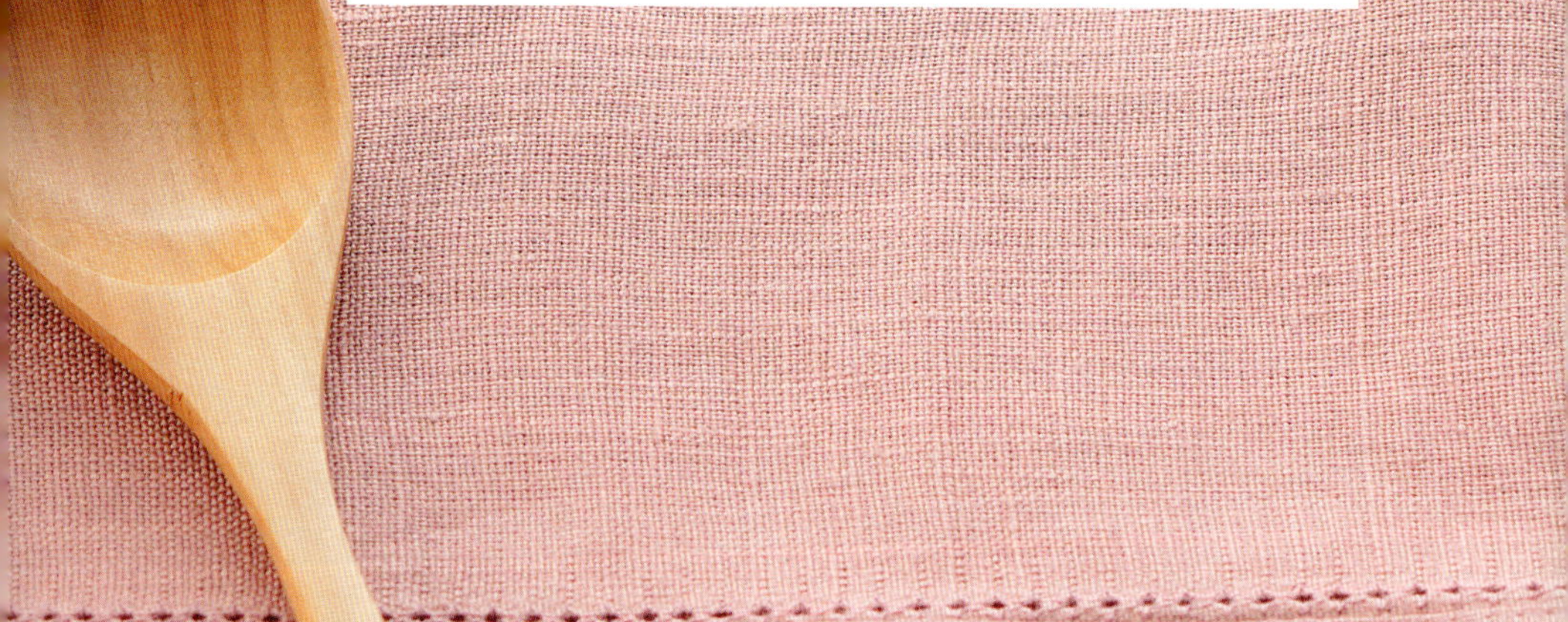

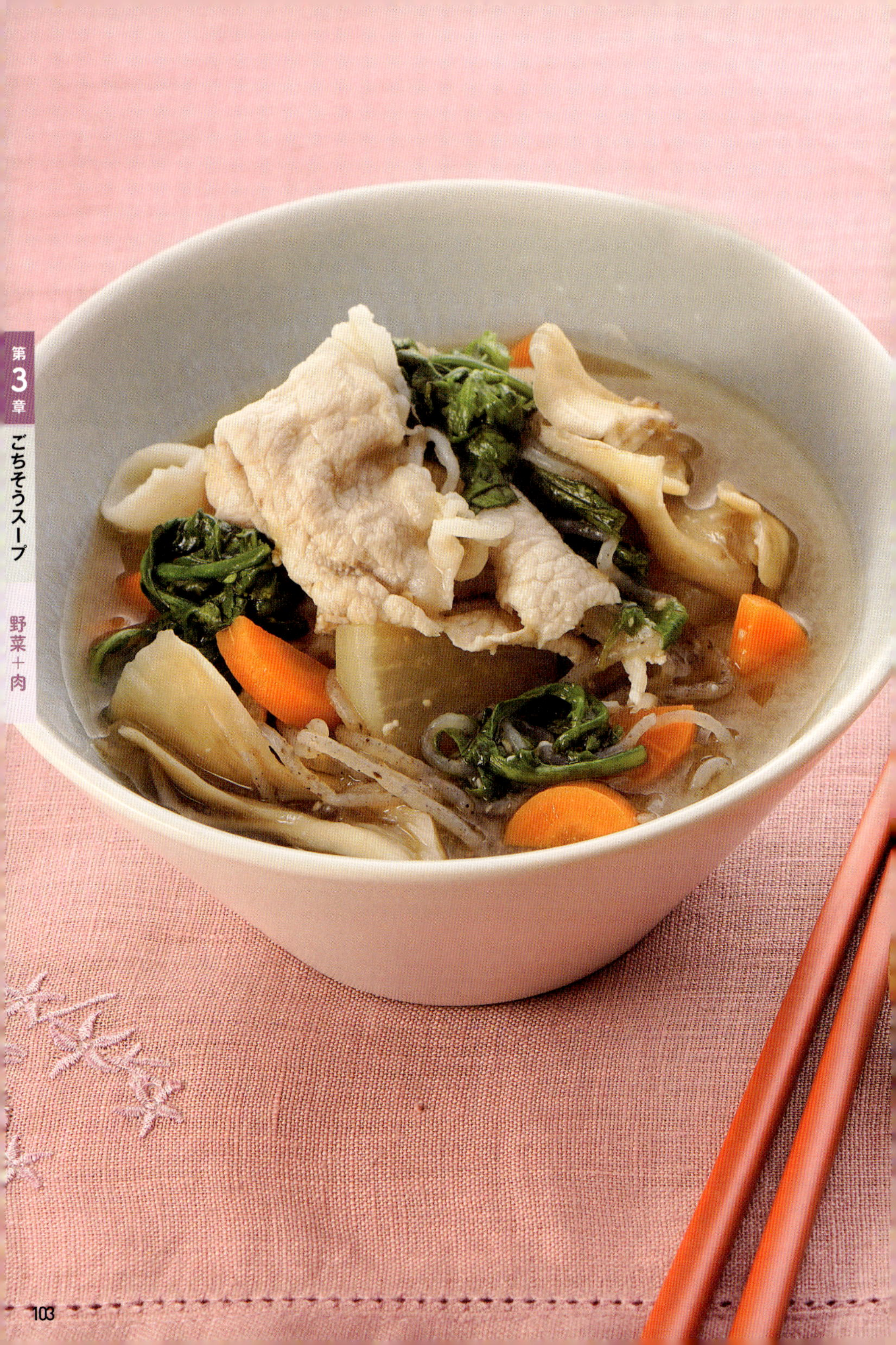

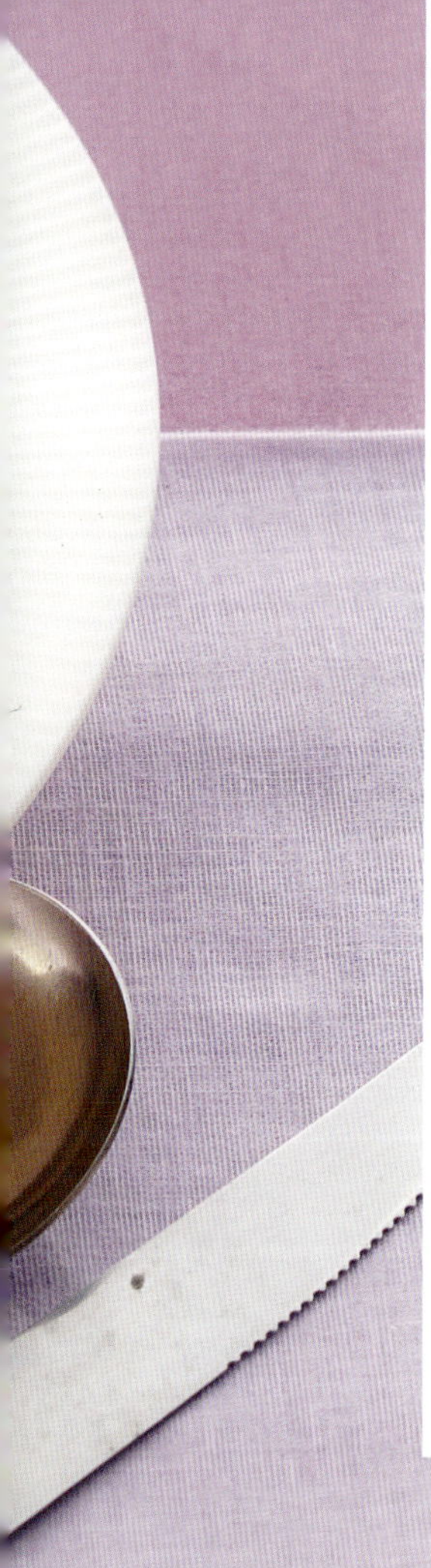

455 kcal | 糖質 12.8g | 塩分 2.2g | たんぱく質 5g以上（全量で）

# 牛すねのトマト煮込みスープ

牛肉はたんぱく質が豊富なうえ、亜鉛や鉄などのミネラル、ビタミン$B_6$の補給源としても優秀

## 材料（1～2人分）

| | | | |
|---|---|---|---|
| 牛すね肉 | 50g | トマト缶（ホール） | 1個 |
| にんにく | ½片 | 赤ワイン | 50ml |
| 玉ねぎ | ⅙個 | 塩 | ふたつまみ弱 |
| 玉ねぎの皮 | 1個分 | こしょう | 少々 |
| セロリ | 50g | オリーブオイル | 大さじ1 |

## 作り方

1 牛すね肉を鍋に入れ、かぶるくらいの水（材料外）を加えて煮立て、ざるに上げてさっと洗い、水けをきってきれいにした鍋に入れる。

2 にんにくはたたきつぶし、玉ねぎの皮と1に入れ、かぶるくらいの水（材料外）を加えて煮立て、アクを取って弱火にし、ふたをずらしてのせ、2時間ほど煮込む。ボウルに移し、表面にラップを貼りつけ、ひと晩冷蔵庫で冷やす。

3 2のラップをそっとはがしてかたまった脂肪を取り除き、玉ねぎの皮も取り除く。

4 玉ねぎ、セロリは粗みじん切りにし、オリーブオイルをひいた鍋に入れ、弱中火でじっくり炒め、3の肉と汁、トマト（にぎりつぶす）、赤ワイン、塩、こしょうを加え、いったん煮立てて弱火にし、ふたをして30分ほど煮込む。

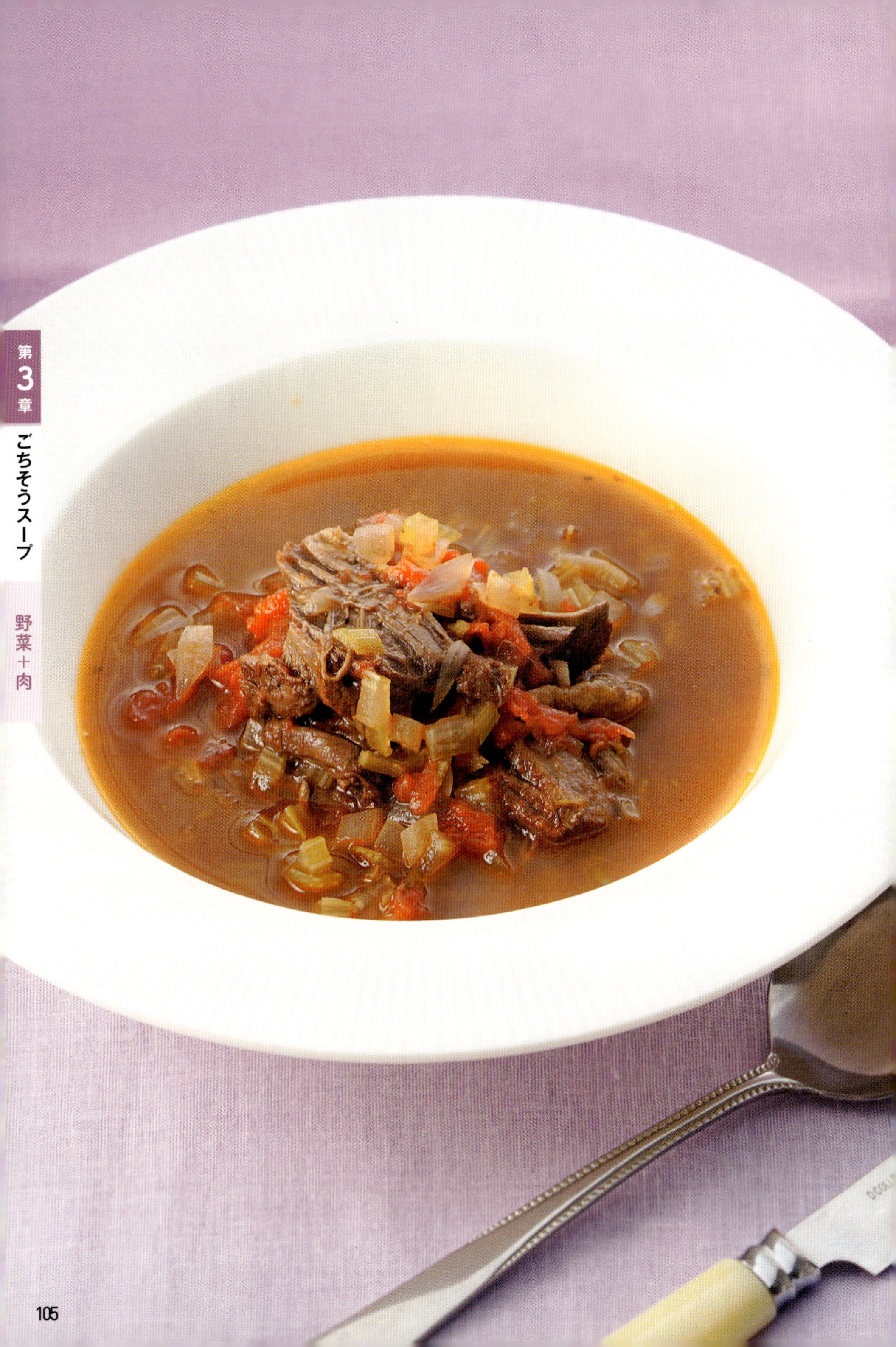

# たいのお刺身
# 冷や汁風

373 kcal　糖質 5.4g　塩分 1.9g　たんぱく質 5g以上（全量で）

刺身は消化がよい。冷たいスープなので、
暑くて食欲がないときにおすすめ

**材料（1～2人分）**

| | |
|---|---|
| たい（刺身用さく） | 100g |
| 豆腐 | 100g |
| きゅうり | 1本 |
| 青じそ | 4枚 |
| A だし | 250ml |
| 　すりごま | 大さじ3 |
| 　みそ | 大さじ½ |
| 　酢 | 大さじ1 |
| 　オリーブオイル | 大さじ1 |

**作り方**

1 豆腐はしっかり水きりして泡立て器ですりつぶし、Aを加えてよく混ぜ、冷蔵庫で冷やす。

2 たいはそぎ切りにする。きゅうりは薄い輪切りにして塩少々（材料外）を混ぜてもんでしぼり、青じそはせん切りにする。

3 器にたいときゅうりを盛り合わせ、1を注ぎ入れて青じそをのせる。



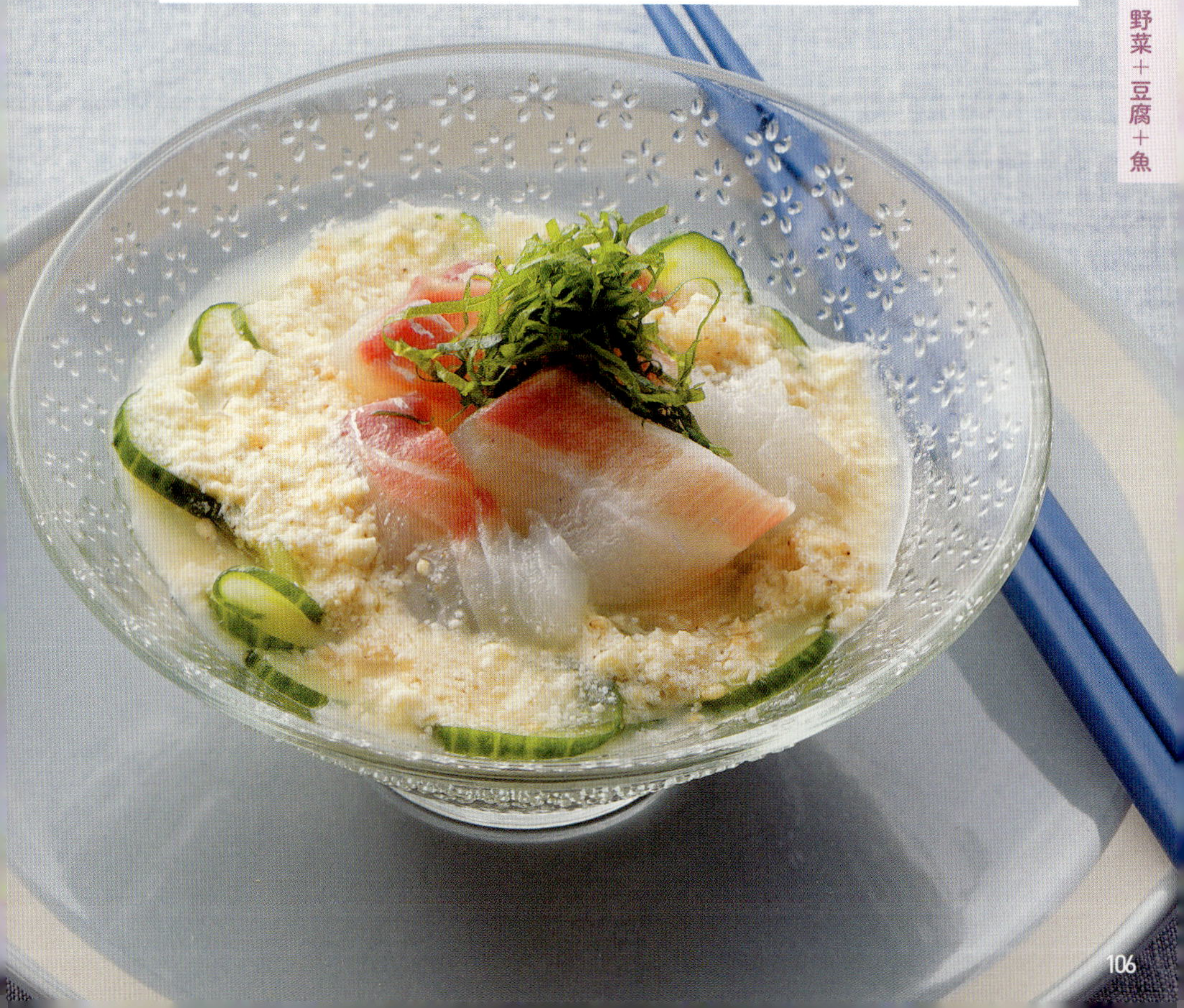

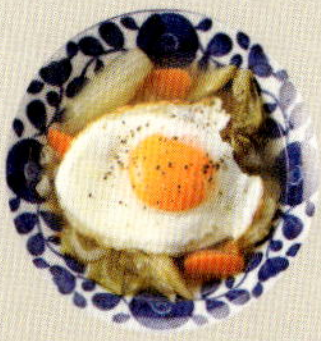

# 第4章

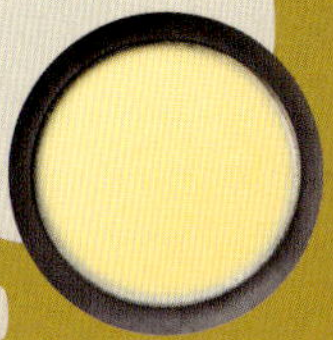

# 最強の作り置きできるスープ

基本の「スープストック」さえ作り置いておけば、時間がなくてもおいしいスープがすぐにできます。最強のスープを習慣化するためにも、週末の時間のあるときや、夕食の支度のついでにスープストックを作っておくことをおすすめします。

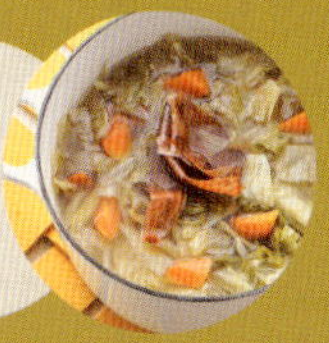

# スープストックさえ作っておけば いつでも最強のスープが簡単に

## STEP 1
## 週末や料理のついでに スープストックを作っておきましょう

週末や料理のついでにスープストックを作り置きしましょう。多めに作っておけば、ひとつのストックから、さまざまなバリエーションのスープができます。じっくり煮出すスープストックは、ファイトケミカルがしっかりと溶け出して、最強のスープ作りに最適です。スープ単品でも飲めて応用のきく、洋風と和風の２種類のスープストックをご紹介しましょう。

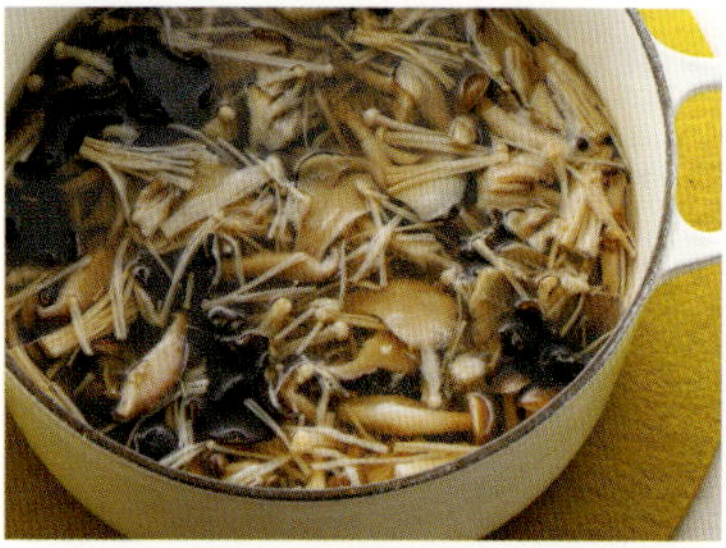

きのこメインの
和風スープストック

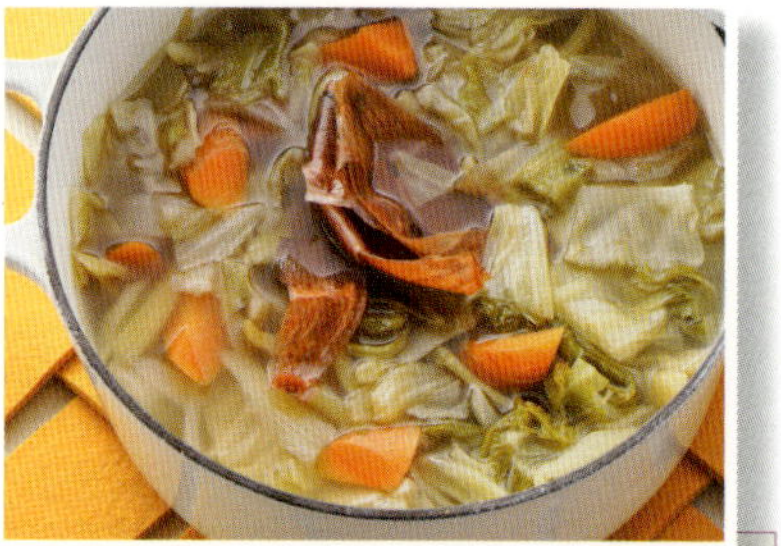

キャベツメインの
洋風スープストック

## STEP 2
## 忙しい朝、疲れた夜に スープストックに具材を加えて、温めます

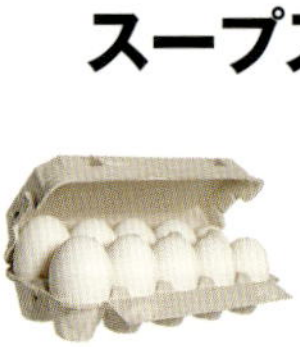

あらかじめ作り置きしておいたスープストックに、食材を加えるだけの手軽さ。手早く調理できるので、最強のスープが無理なく継続できます。野菜や肉を冷凍ストックしておけば、さらに調理の手間が省けます。ツナ缶やサバ缶など、常温で保存できる市販品も常備して活用しましょう。

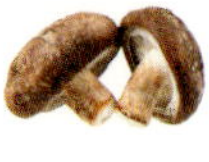

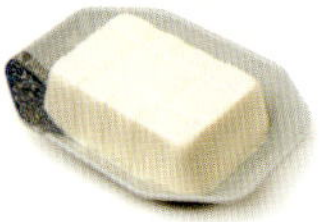

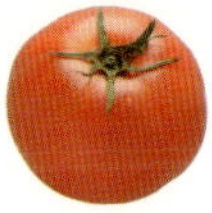

最強のスープを毎日の習慣にするためには、
応用のきく「スープストック」を作り置きしておくことをおすすめします。
一から調理する手間が省け、忙しい朝や疲れた夜でもすばやく作れます。

## 冷凍ストック

具に使う食材を冷凍ストックしておけば、そのままスープストックに加えられるので、とっても便利。野菜は冷凍することによって繊維が壊れ、火が通りやすくなるので、調理時間を短縮できるメリットがあります。

### 小松菜

下ゆでせずに洗って根元を落とし、3～4cm長さに切って、保存袋に入れて冷凍しましょう。

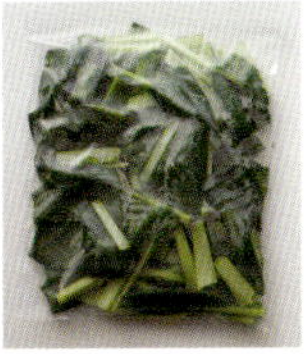

### ほうれん草

固めにゆで冷水にとって水けをよくしぼり、1回分の大きさにカットしてラップに包んで冷凍庫へ。市販品の利用もおすすめ。

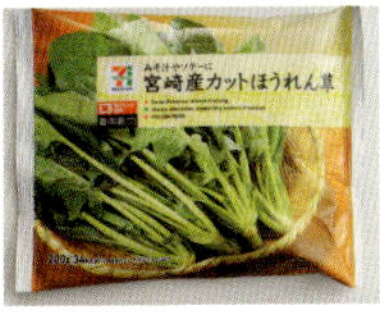


### 薄切り肉

食べやすい大きさに切ってから、1回に使う量に小分けしてラップで包み保存袋に入れて冷凍しましょう。牛肉、鶏肉も同様に。

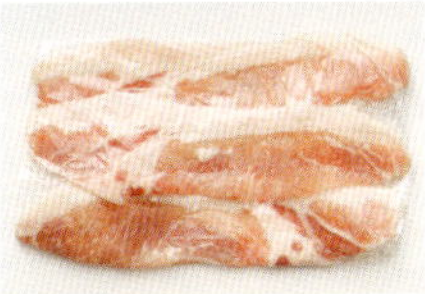

### まいたけ

石づきを切り落とし小房に分けて保存袋に入れ、冷凍しましょう。濡らさないよう注意して。

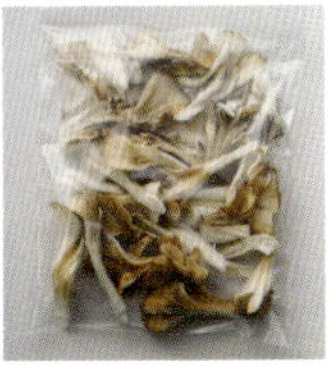

**冷凍ストックのコツ**

❶ 平らにし空気を抜いてから密封する
❷ 水分を残さない
❸ 2週間以内で食べきれる量を目安に

最近では市販の冷凍食品も充実しているので、自分でストックしにくいものは市販品で代用するのも手です。

## 常温ストック

缶詰や乾物など、常温で保存可能な市販品もいろいろな種類をまとめてストックしておくと便利です。メニューに困ったときの救世主に。

## STEP3 展開メニューが充実 さまざまな最強スープができました!

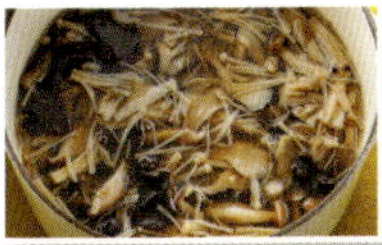

和風スープストック

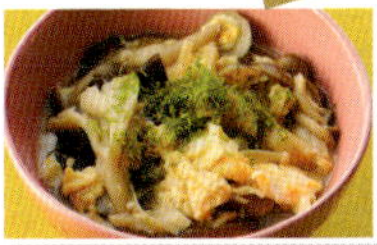

きのこのかき玉汁

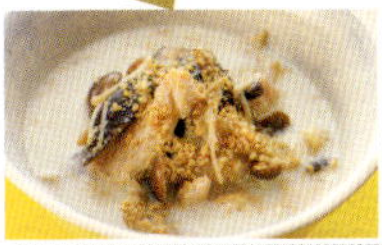

きのこと鶏肉の豆乳ごま汁

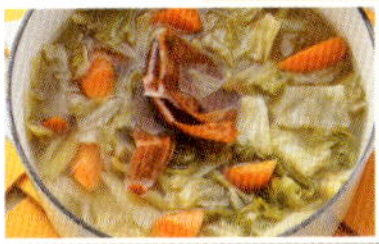

洋風スープストック

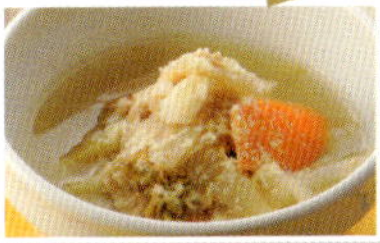

ツナのチーズスープ

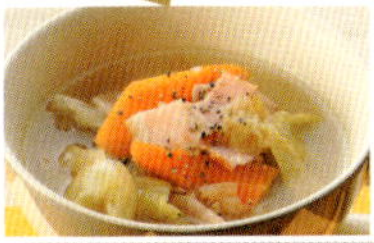

トマトベーコンスープ

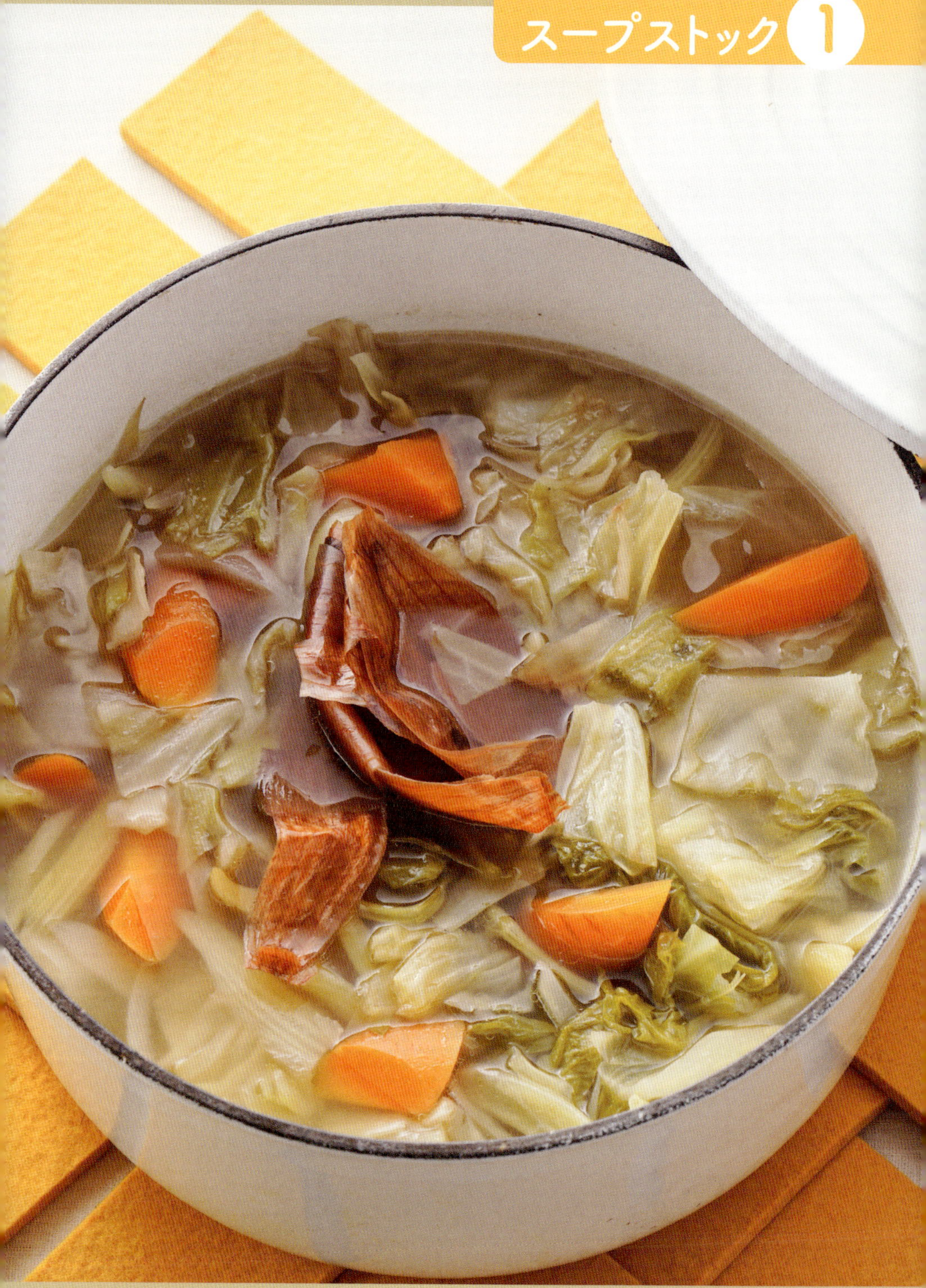

※1/10量

| 45 kcal | 糖質 3.6g | 塩分 0.5g |
|---|---|---|

# キャベツメインの洋風スープストック

煮返すと味が濃くなるので、
ごく薄味にするのがコツ
そのままスープとしても飲めます

**材料（作りやすい分量）**

| | |
|---|---|
| キャベツ | 400g |
| 玉ねぎ | ½個 |
| 玉ねぎの皮 | 1個分 |
| にんじん | 150g |
| セロリ | 150g |
| にんにく | 1片 |
| オリーブオイル | 大さじ2 |
| 水 | 1400ml |
| 塩 | 小さじ¾ |

**作り方**

1 キャベツはざく切り、玉ねぎはくし形切り、にんじんは皮つきのまま乱切り、セロリは乱切り、にんにくはたたきつぶす。

2 鍋にオリーブオイル、1の野菜の半分を入れて弱中火でじっくり炒め、かさが減ってきたら残りを加え、さらに炒める。

3 玉ねぎの皮、水、塩を加えて煮立て、弱火にしてふたをし、30分ほど煮る。玉ねぎの皮は捨てる。

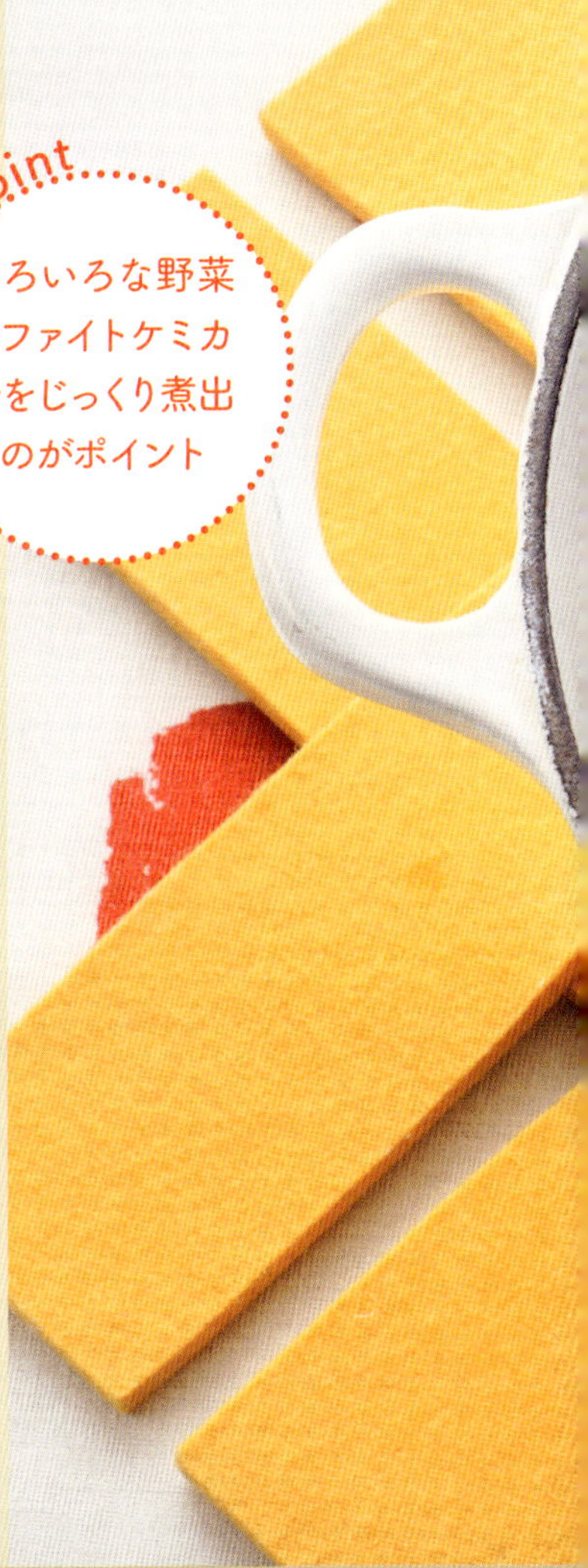

Point
いろいろな野菜のファイトケミカルをじっくり煮出すのがポイント

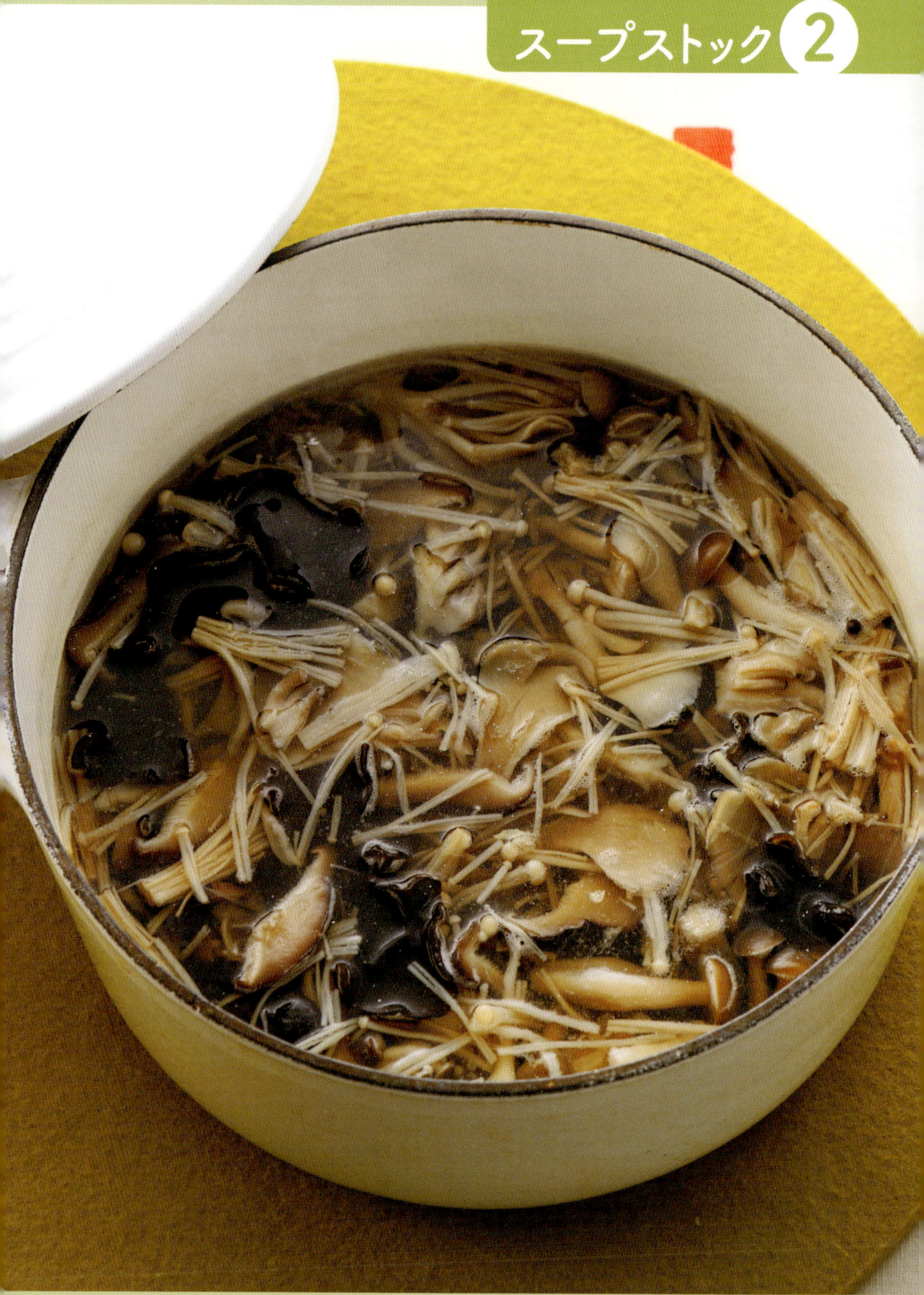

# きのこメインの和風スープストック

※1/10量

| 14 kcal | 糖質 3.6g | 塩分 0.5g |
|---|---|---|

きのこのうまみ、食感が重なって
おいしく仕上がります
そのままスープとしても飲めます

**材料**（作りやすい分量）

しめじ……150g
まいたけ……150g
えのきだけ……150g
干ししいたけ……5〜6枚
きくらげ……5g
A 水……1400ml
　昆布……20g
　煮干し……10g
塩……小さじ½
しょうゆ……小さじ1

**Point**
きのこのファイトケミカルは免疫力アップ、腸内環境をよくする

**作り方**

1 大鍋にAを入れ、さっと洗った干ししいたけを加える。ひと晩おいてしいたけが戻ったら、軸は切り捨ててかさを薄切りにして鍋に戻す。

2 きくらげはぬるま湯につけてやわらかく戻し、食べやすくちぎる。しめじとまいたけはほぐし、えのきは半分に切る。

3 1の鍋を中火にかけ、煮立ってきたら昆布と煮干しを取り除き、2を加えて煮立てる。弱火にしてふたをし、20分ほど煮て塩、しょうゆを加える。

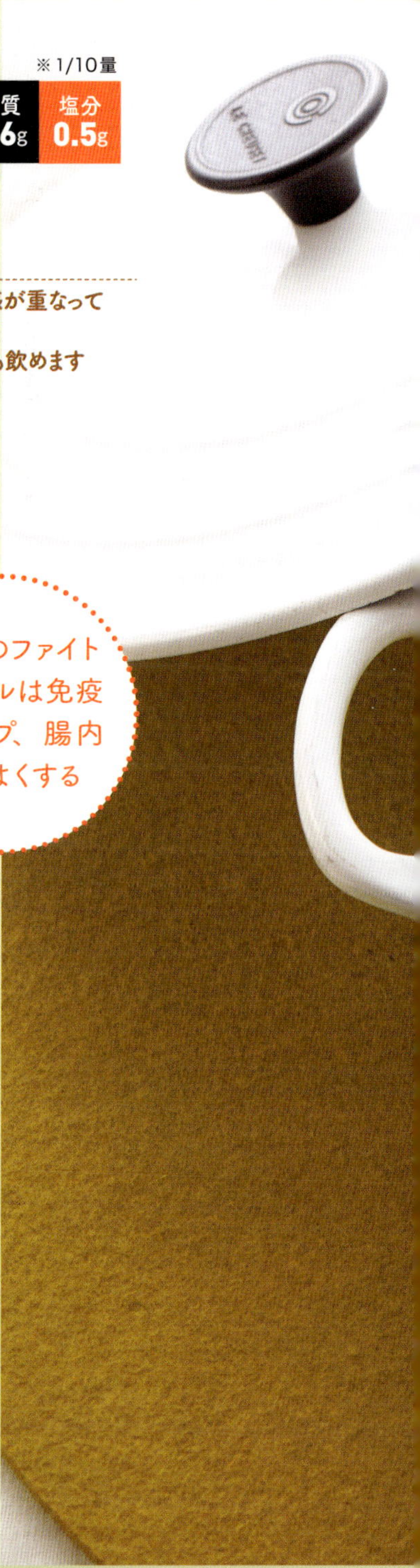

レシピ1

# トマトベーコンスープ

136 kcal　糖質 7.7g　塩分 0.9g

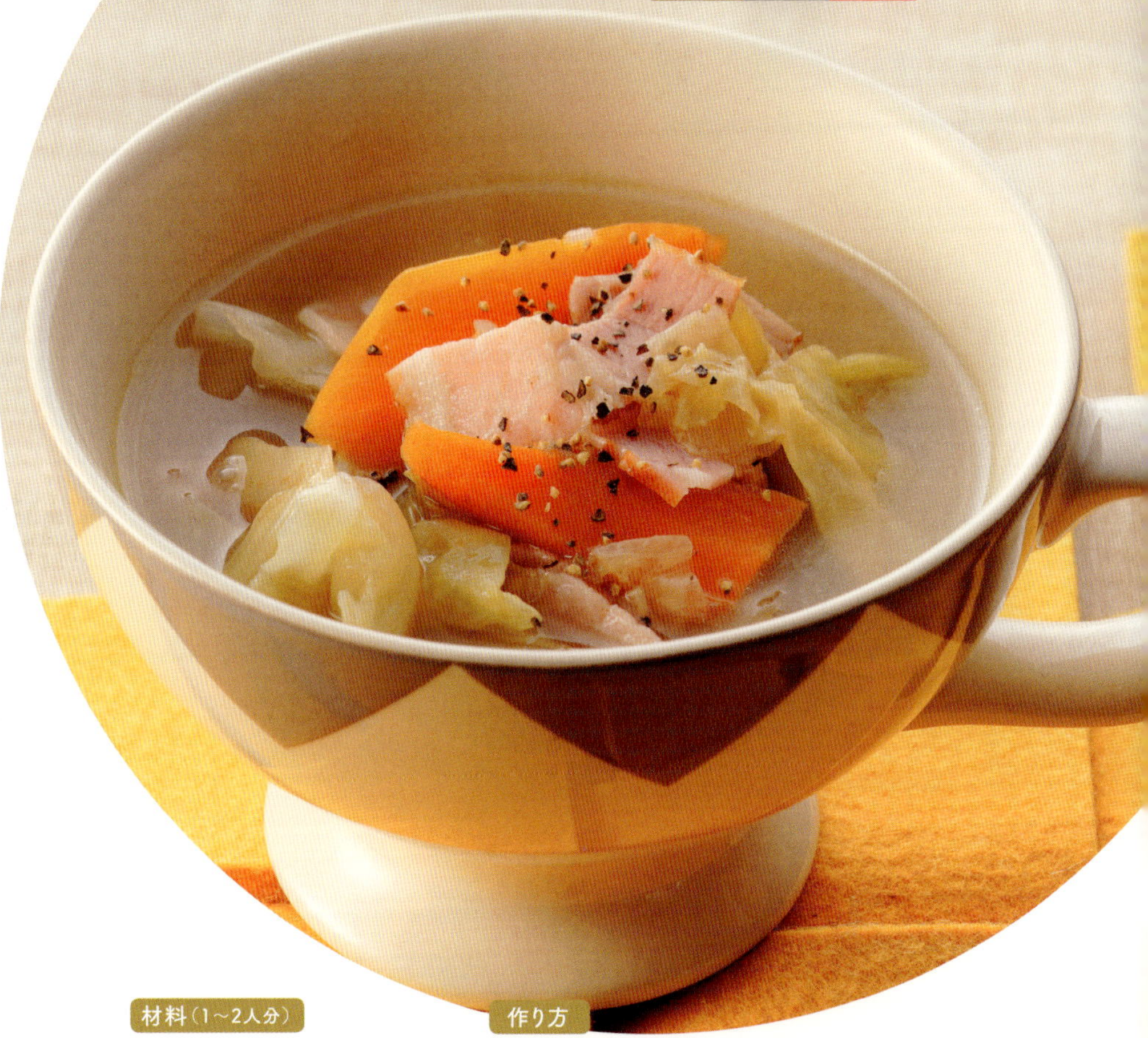

**材料（1～2人分）**

洋風スープストック…300ml
トマト……………………½個
ベーコン ……………1枚
粗びき黒こしょう …少々

**作り方**

1 トマトは角切り、ベーコンは短冊切りにする。

2 鍋にスープストックを入れて煮立て、1を加えて再び煮立ったら器に盛り、こしょうをふる。

**材料（1～2人分）**

洋風スープストック…300ml
あさり ……………………8個
カレー粉 ………………小さじ1

**作り方**

1 あさりは砂抜きして殻をこすり洗いし、水けをきる。

2 鍋にスープストック、1、カレー粉を入れ、ふたをして煮立て、貝が開いたら弱火にしてしばらく煮る。

レシピ2

# あさりのカレースープ

| 83 kcal | 糖質 5.7g | 塩分 1.3g |
| --- | --- | --- |

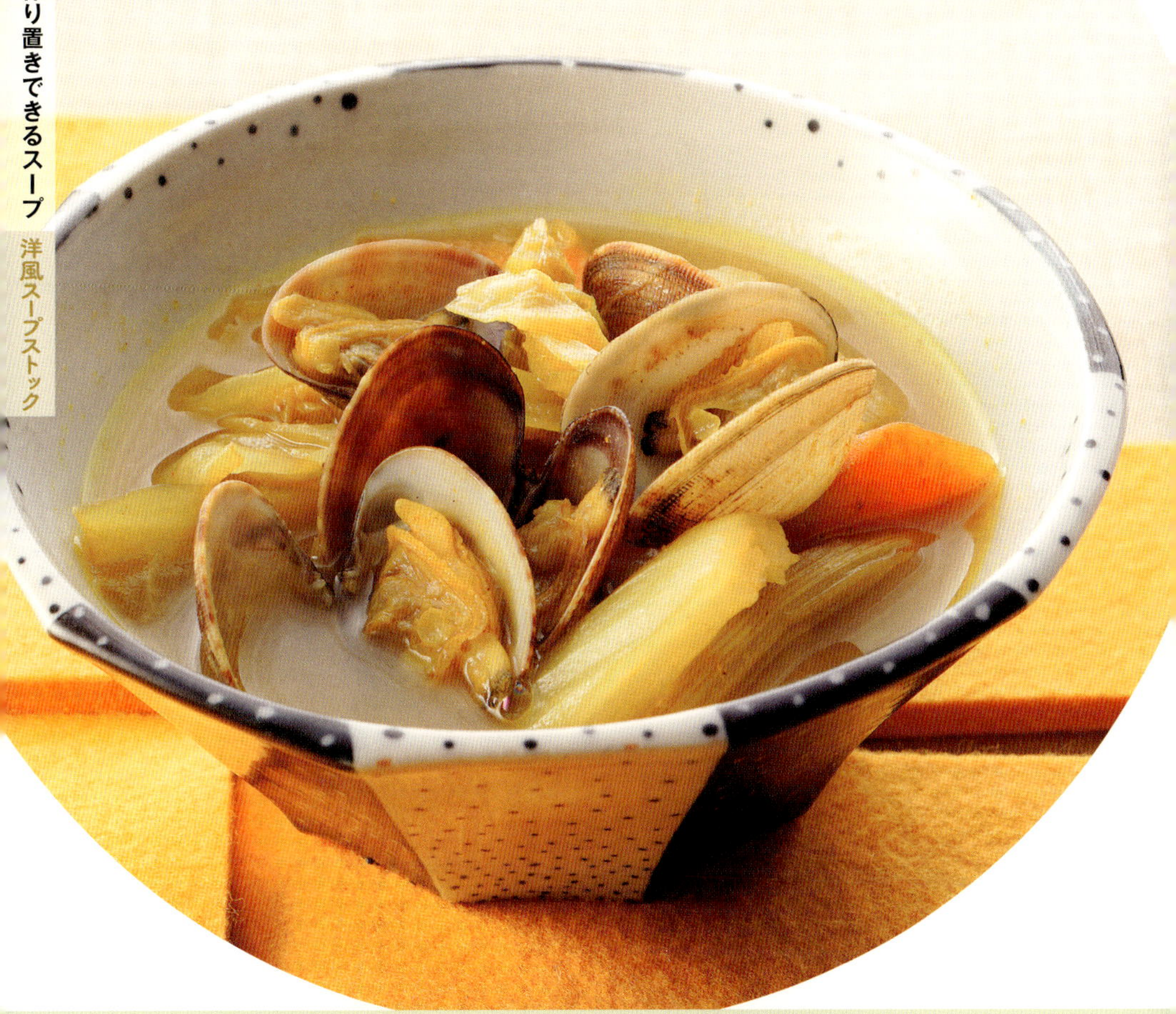

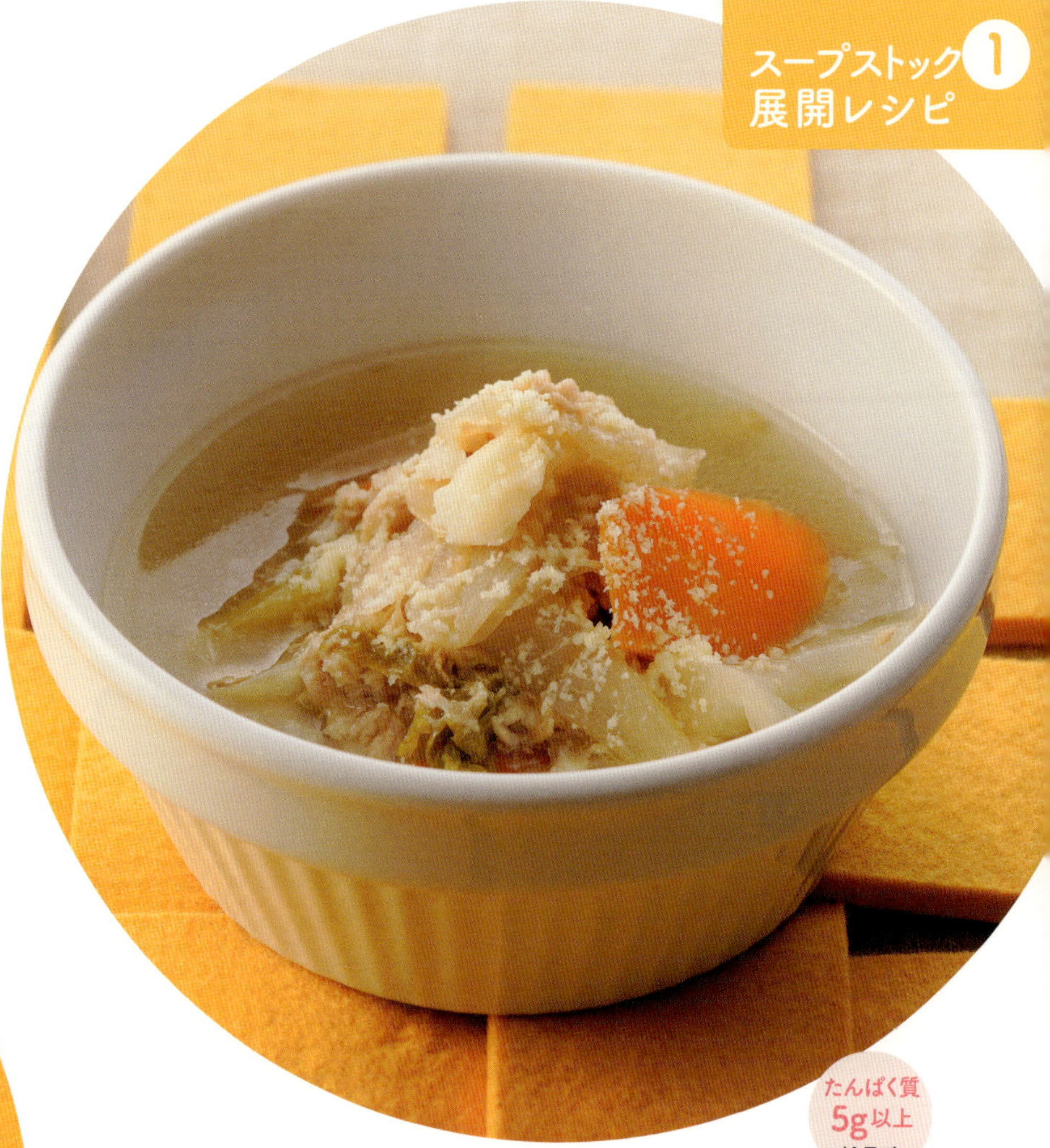

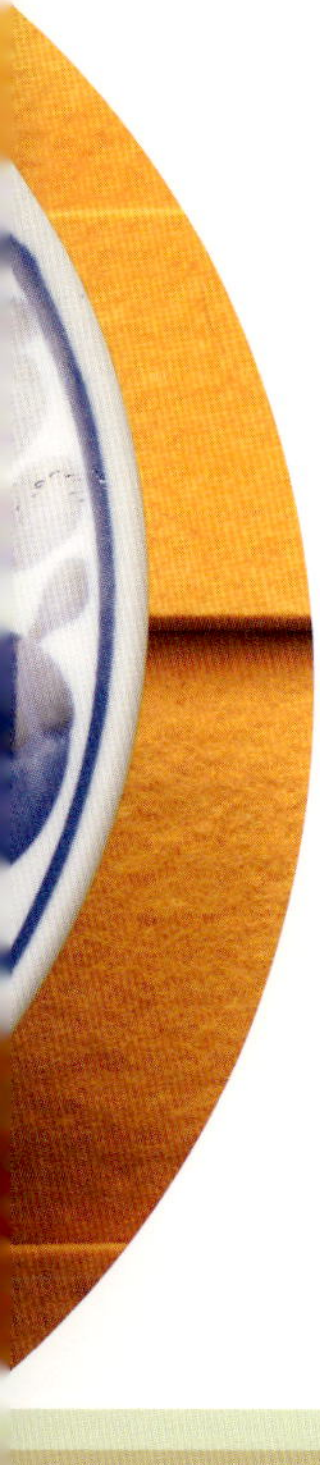

たんぱく質
5g以上
(全量で)

レシピ 3

# ツナのチーズスープ

| 242 kcal | 糖質 4.3g | 塩分 1.5g |
|---|---|---|

材料（1～2人分）

洋風スープストック…250ml
ツナ缶（油漬け）……小1缶（70g）
粉チーズ ……………小さじ1

作り方

1 鍋にスープストック、ツナ（缶汁ごと）を入れて煮立て、器に盛る。

2 粉チーズをかける。

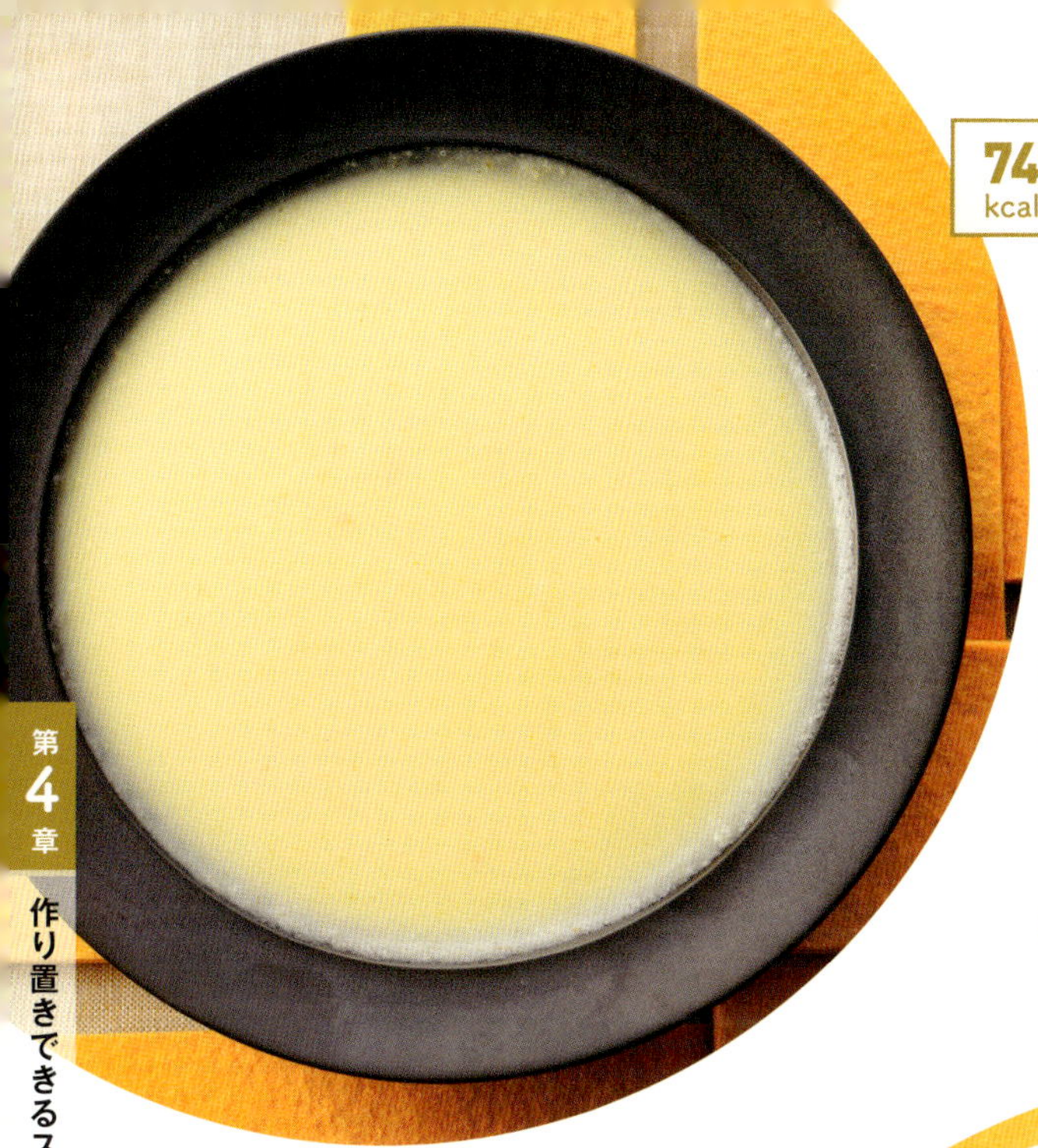

74 kcal | 糖質 5.6g | 塩分 0.8g

レシピ 4

## 野菜ポタージュ

**材料（1～2人分）**

洋風スープストック…200ml
A 牛乳……………………50ml
　塩、こしょう……各少々

**作り方**

1 スープストックはミキサーにかけてなめらかにし、鍋に移す。

2 Aを加えて温める。

レシピ 5

## 目玉焼きスープ

239 kcal | 糖質 4.3g | 塩分 1.0g

たんぱく質 5g以上（全量で）

**材料（1～2人分）**

洋風スープストック…250ml
卵……………………1個（1人分）
オリーブオイル……大さじ1
塩、粗びき黒こしょう…各少々

**作り方**

1 フライパンにオリーブオイルを熱して卵を割り入れ、強火のままふたをして半熟に焼き上げる。

2 スープストックを温めて器に盛り、1をのせて塩、こしょうをふる。

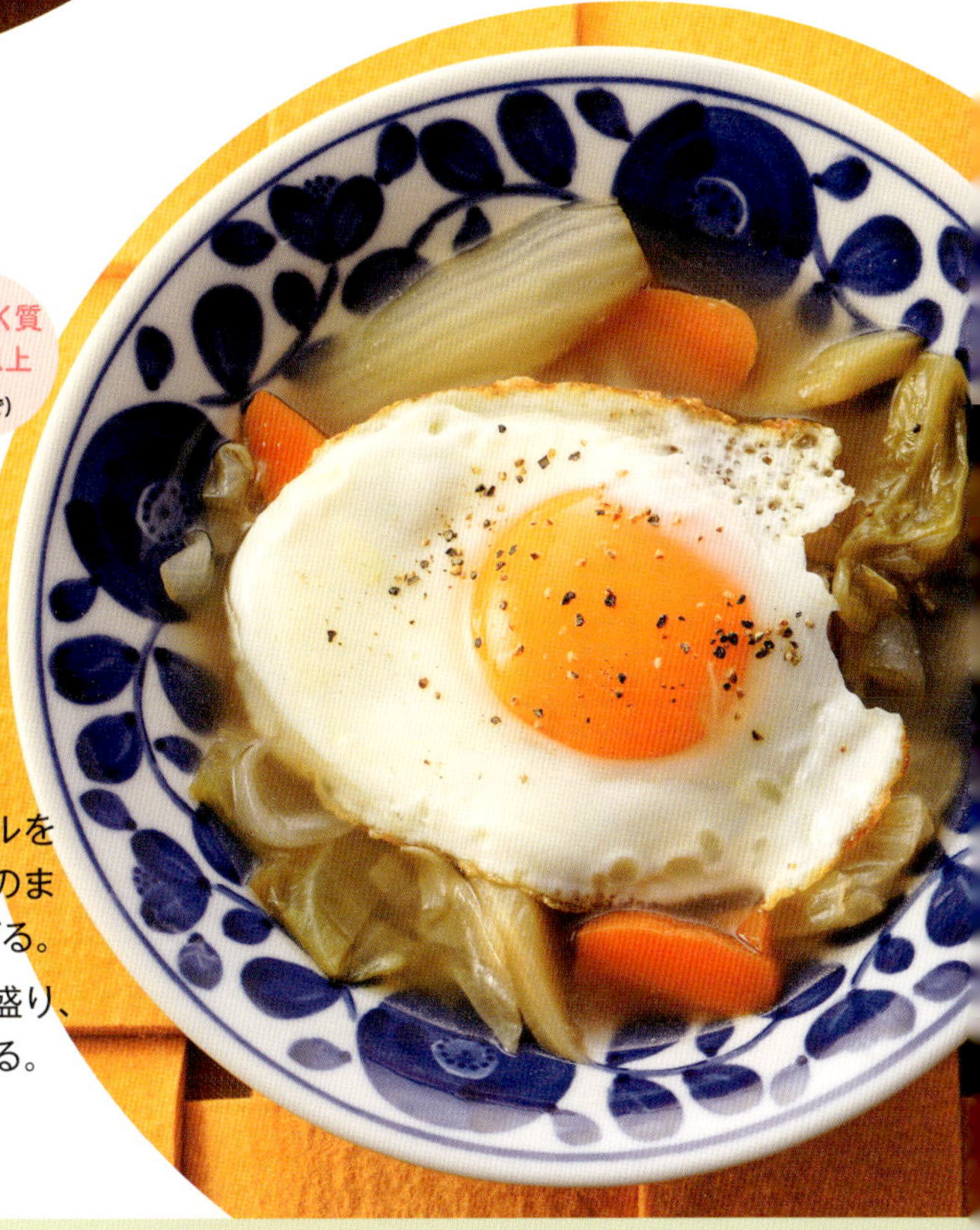

材料（1～2人分）

- 和風スープストック…250ml
- 木綿豆腐……………100g
- なめこ………………50g
- ごま油………………大さじ1
- 酢……………………小さじ2
- 粗びき黒こしょう…少々

作り方

1. 鍋にごま油をひいて、豆腐をちぎり入れて中火で炒め、スープストックを加えて煮立てる。
2. なめこを加えてひと煮し、器に盛って酢、こしょうをかける。あればパクチーをのせる。

レシピ1

# きのこと豆腐の酸辣湯《サンラータン》風

208 kcal　糖質 4.1g　塩分 0.4g　たんぱく質5g以上（全量で）

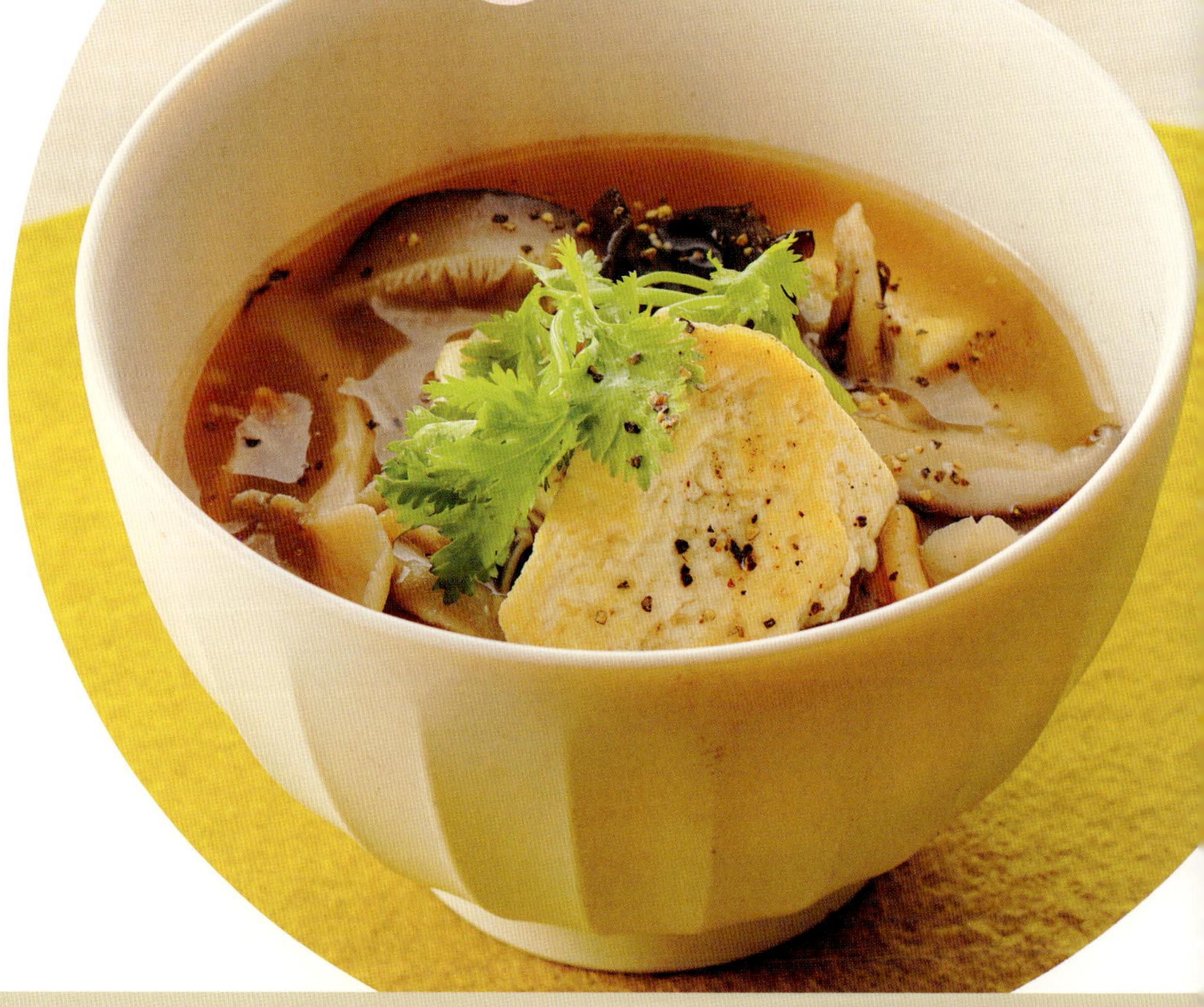

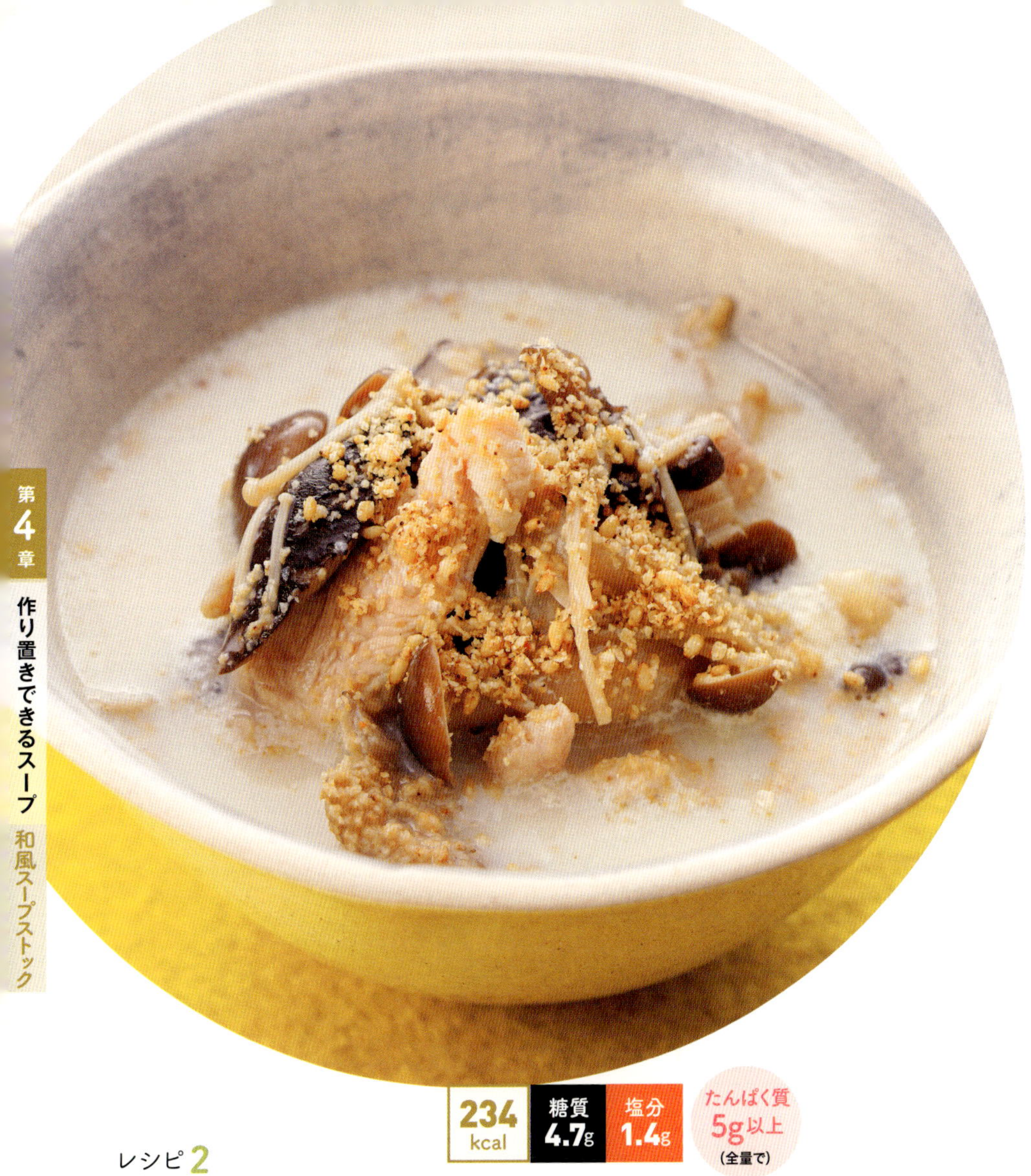

234 kcal　糖質 4.7g　塩分 1.4g　たんぱく質5g以上（全量で）

レシピ 2

# きのこと鶏肉の豆乳ごま汁

**材料（1～2人分）**

| | |
|---|---|
| 和風スープストック | 200ml |
| 鶏もも肉 | 60g |
| すり白ごま | 大さじ1強 |
| A 豆乳 | 50ml |
| 　 塩 | ひとつまみ |

**作り方**

1 鶏肉は細かく切り、鍋にスープストックと入れて煮立てる。

2 Aを加えて温め、器に盛ってすりごまをふる。

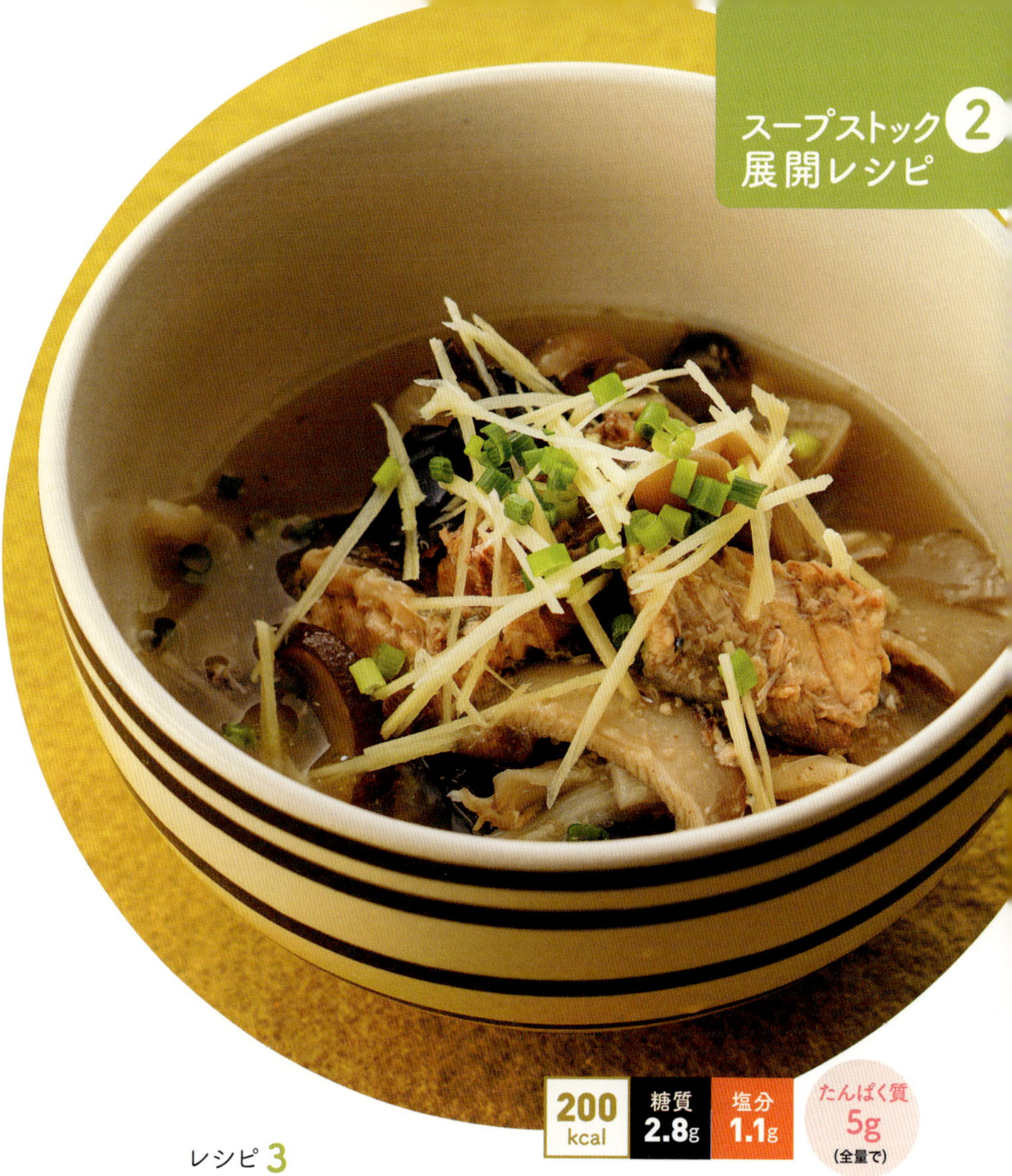

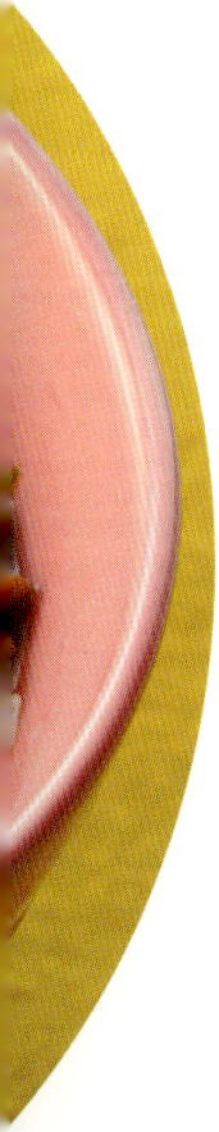

| 200 kcal | 糖質 2.8g | 塩分 1.1g | たんぱく質 5g (全量で) |
|---|---|---|---|

レシピ 3

# きのことさば缶のしょうが汁

材料（1～2人分）

和風スープストック…450ml
さば水煮缶 …………1缶（190g）
しょうが ……………20g
小ねぎ（小口切り）…1本分

作り方

1 しょうがは半分はすりおろし、残りはせん切りにする。

2 鍋にスープストック、さば（缶汁ごと）、1のすりおろしを合わせて温め、器に盛ってせん切りのしょうが、小ねぎをのせる。

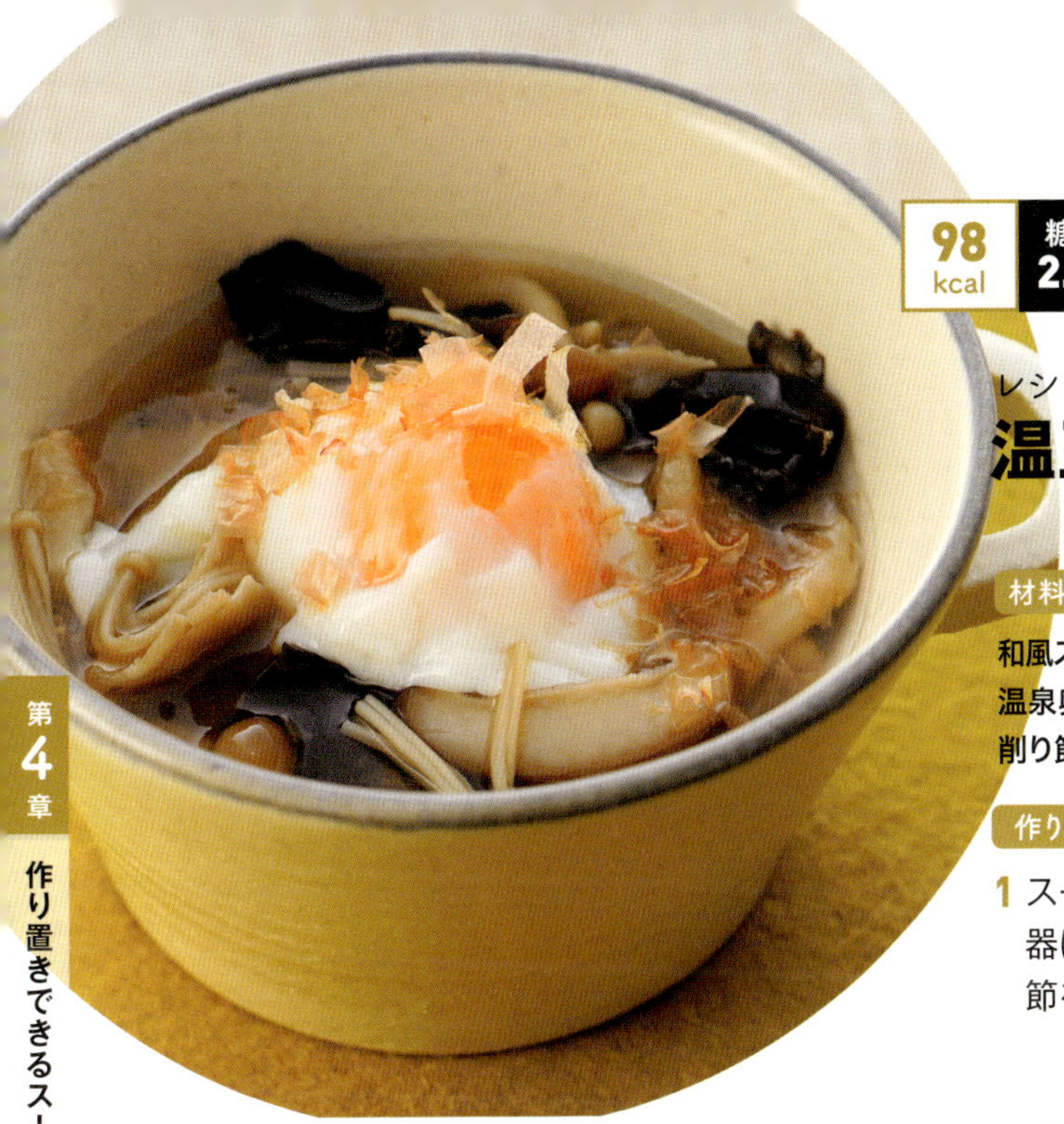

98 kcal　糖質 2.5g　塩分 0.5g　たんぱく質 5g（全量で）

レシピ 4

# 温玉きのこ汁

材料（1〜2人分）

和風スープストック…250ml
温泉卵……1個（1人分）
削り節……ひとつまみ

作り方

1 スープストックを温めて器に盛り、温泉卵、削り節をのせる。

97 kcal　糖質 2.7g　塩分 0.7g

レシピ 5

# きのこのかき玉汁

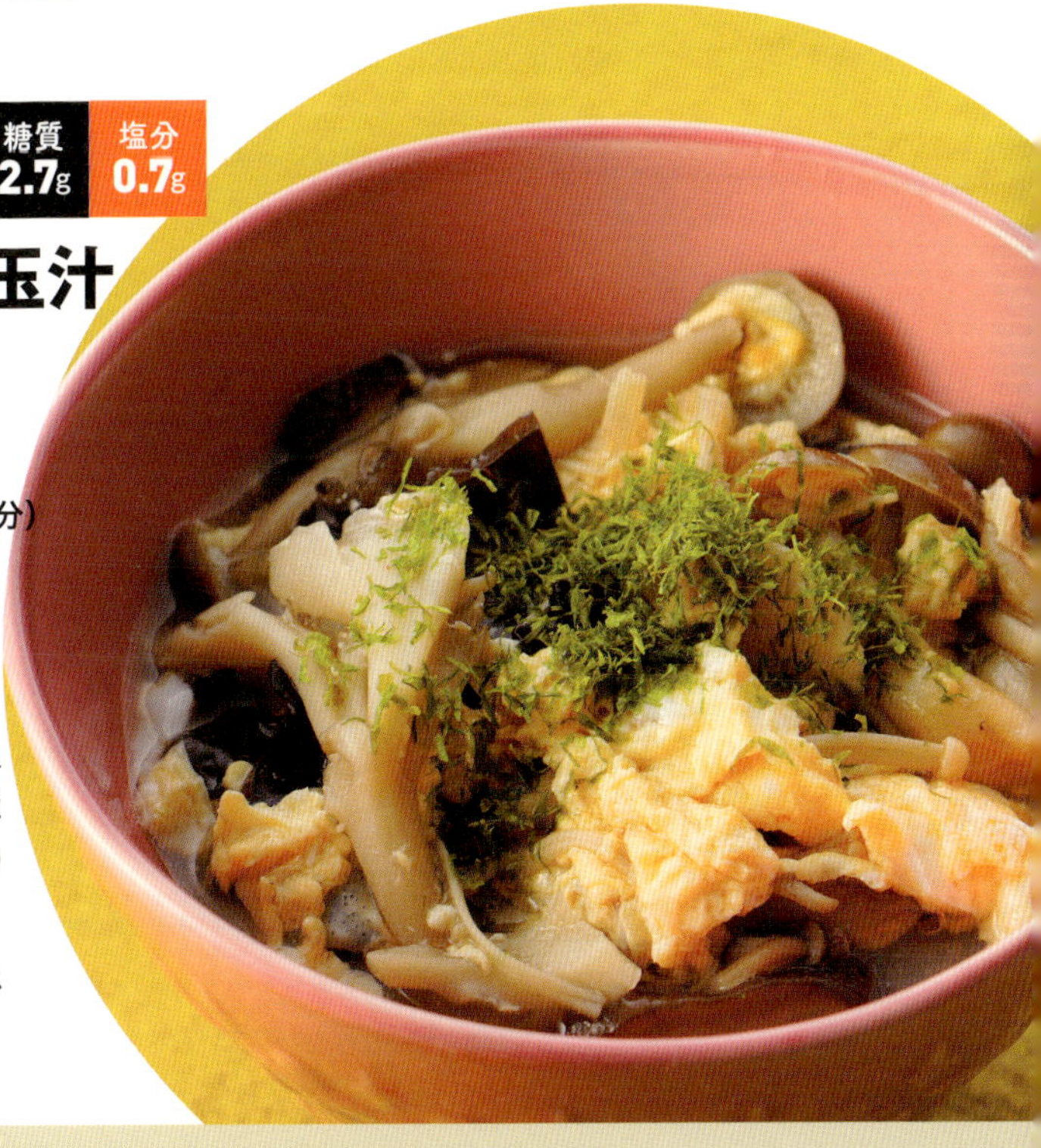

材料（1〜2人分）

和風スープストック…250ml
卵……1個（1人分）
しょうゆ……少々
青のり……小さじ1

作り方

1 鍋にスープストックを入れて煮立て、卵を溶きほぐして回し入れ、好みの加減に火を通す。

2 器に盛り、しょうゆをふって青のりをかける。

# だしは「浸けるだけでOK」!

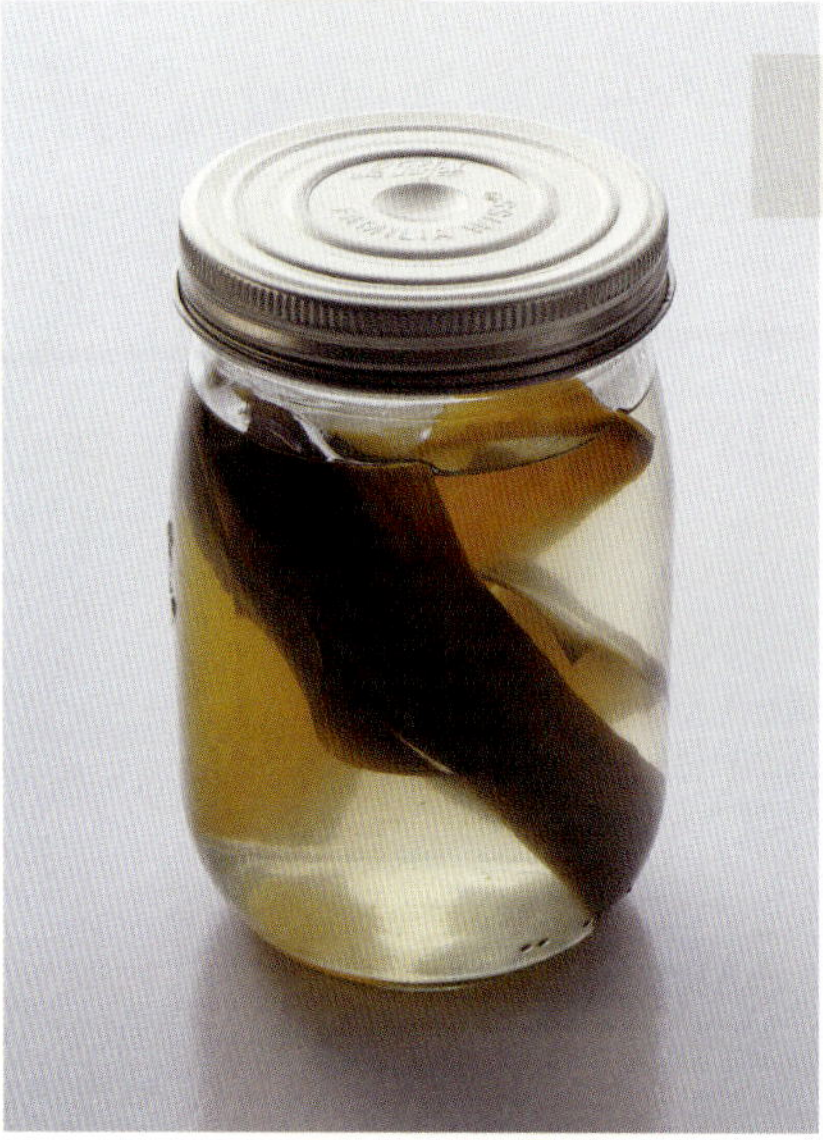

## 昆布だし

すっきりと澄んだうまみのだしになります。
肉、魚介を使うスープに向いています。

**材料(作りやすい分量)**

だし昆布 ……………10g
水 ……………………1000ml

**作り方**

だし昆布は表面をさっとふき、分量の水に浸け、冷蔵庫でひと晩おく。昆布を取り出す。

## 煮干しだし

うまみの濃い、コクのあるだしになります。
野菜や海藻のスープに使うのがおすすめ。

**材料(作りやすい分量)**

煮干し ………………20g
水 ……………………1000ml

**作り方**

煮干しを分量の水に浸け、冷蔵庫でひと晩おく。煮干しを取り出す。

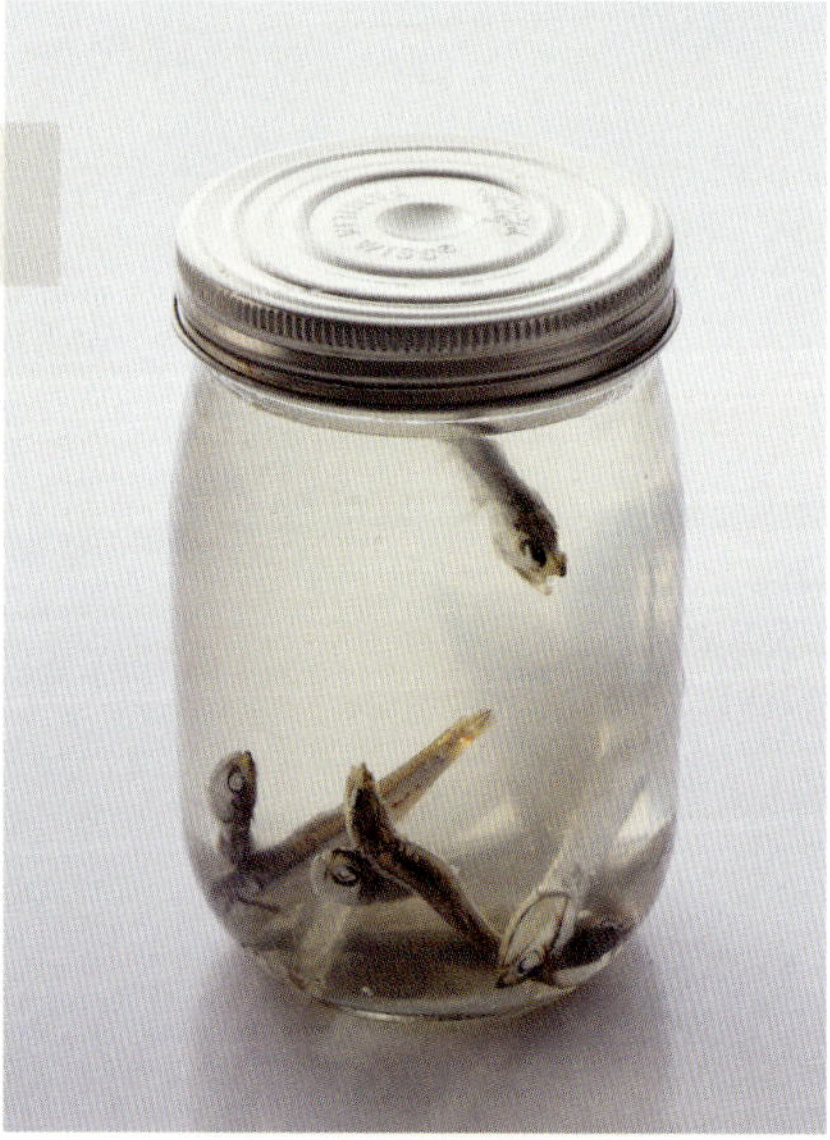

**共通の注意点**

1. どちらのだしも傷みやすいので冷蔵庫で保存し、2～3日で食べきる。
2. 昆布、煮干しを半々にミックスして浸けるとうまみが濃くなる。

糖質控えめ

# 外食時のポイント

## メニューの選び方次第で外でも最強のスープは可能

忙しくて外食が多くても大丈夫。スープメニューを厳選すれば最強スープは可能です

外食時はセットのごはんやパンを抜いてもらう、スープだけ頼むなど、注文の仕方で糖質量を減らすのがコツです。

定食屋やファミリーレストランでスープだけを注文するのも糖質を減らす簡単な方法です。

夜の時間帯なら居酒屋は魚介類に野菜にと低糖質のメニューも豊富。イタリアンやフレンチも糖質量が少ないメニューが多く、おすすめです。

### 外食時・メニュー選びのポイント

外食メニューは炭水化物が中心と考え、
以下のポイントを心がけましょう。

#### ポイント1 フレンチ・イタリアンがおすすめ！

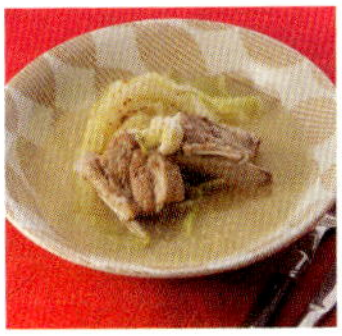

フレンチやイタリアンのスープなら砂糖を使ったものがほとんどないうえに、たんぱく質と脂肪がしっかり摂れるので最強のスープに向いています。つけ合わせのいも類とパンは省くのがコツです。

#### ポイント2 居酒屋も活用できる

魚介類や野菜をたっぷり摂れるうえ、最近はアボカドを使ったメニューを出す店も多い居酒屋は最強のスープ向き。野菜とたんぱく質を同時に摂れる鍋物もおすすめです。ただし、お酒の選び方と量には注意して。

#### ポイント3 スープの種類にも注意して

セットについてくるスープも注意が必要です。コーンポタージュは糖質量が多く、控えたいメニュー。理想的なのはわかめのコンソメスープです。

糖質控えめ

# 食べ方・調理法

## 最強のスープを効果的に進めるなら スープ以外の食べ方や調理法にも気をつけて

**糖質オフの食生活を習慣にするルールをご紹介します**

糖質を控えめにするのに効果的な食べ方、調理法を具体的に説明します。

まず、ごはんやパン、麺といった主食は「抜く・減らす」が基本です。一方、脂肪はたくさん食べても問題ありません。ココナッツオイルやMCTオイル、オリーブオイルをかけて食べるのもよい方法です。調理法では「焼くより蒸す・ゆでる」を心がけましょう。

### 食べ方・調理法の基本ルール

**食事のとき、この３つのルールを守ると最強のスープがスムーズに進みます。**

#### ルール1 主食は「抜く・減らす」

糖質が多いごはん、パン、麺は食べないようにするか量を減らす。「主食は１日１回」と決めるとよい。その場合は１日の活動が始まる朝がおすすめ。

#### ルール2 低温で蒸す・ゆでる

肉や魚を高温で加熱すると、焦げに含まれる発がん性物質のみならず、脂肪が酸化されてがんのリスクを高める過酸化脂質が産生されるので避けて。

#### ルール3 調味料の糖質と塩分に要注意

調味料に含まれる糖分だけでなく、塩分の摂りすぎも生活習慣病の原因に。ココナッツオイルやオリーブオイルの風味で食べるのもおすすめ。

## 同じ食材でも調理法次第で糖質量が変わります

**最強スープ食におすすめの食品を使っても、**
**調理法が変われば効果は激減します。**
**メニューの組み立てにも注意しましょう**

### おすすめなのは地中海料理

オリーブオイル、魚介、豆などをたっぷり摂れるイタリア料理を含む地中海料理。低糖質なだけでなく動脈硬化を予防する効果もあるのでぜひ取り入れて。

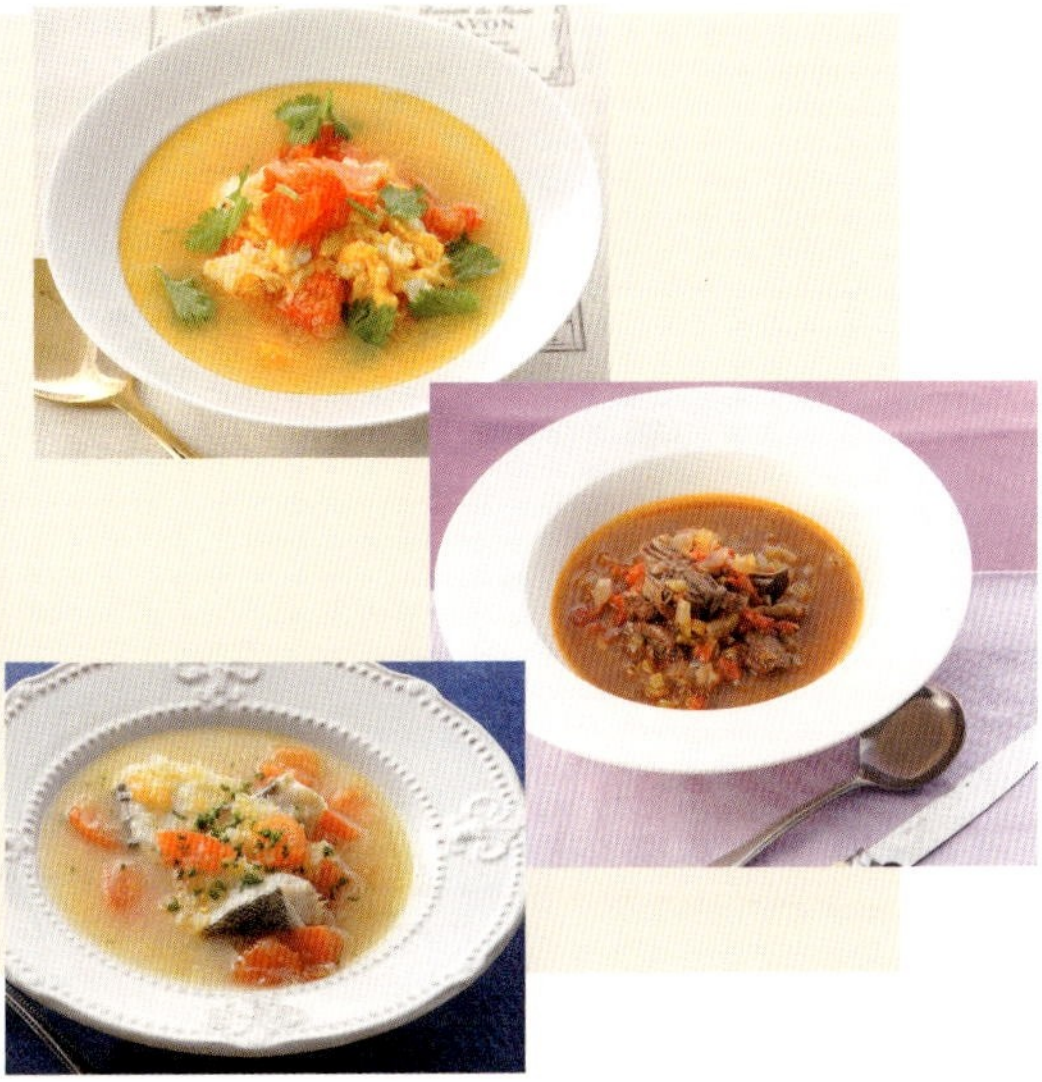

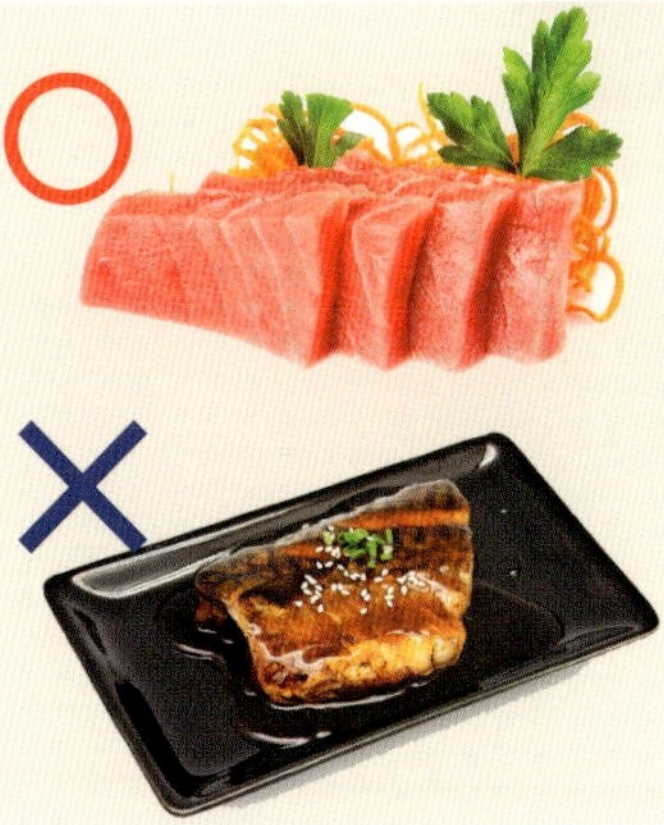

### 和食は糖質量に注意

ヘルシーな印象ですが、みりんや砂糖を使った味つけが多く、さらに漬け物などの塩分量も多い和食は注意が必要です。

# 「カロリーゼロ」でも糖質に注意！お酒は種類をチェックして

「糖質ゼロ」飲料をうまく味方にしましょう

生きていくために必要な水分に糖質は必要ありません。基本的には水やお茶、コーヒーなどを飲むようにしましょう。糖質の多いジュース、人工甘味料の入った飲み物は避けましょう。

お酒は蒸留酒（焼酎、ジン、ウォッカ、ウイスキー、ブランデー）や辛口ワインは糖質が少なくおすすめです。対して醸造酒（日本酒、ビール、紹興酒）は糖質が多いので控えましょう。

また、甘いカクテルや酎ハイ、梅酒も糖質が多いので控えましょう。

## イチオシ食品　水、茶、コーヒー

糖質・カロリーともにゼロ。ただし茶（紅茶も含む）、コーヒーはカフェインが多いため飲みすぎに注意して。

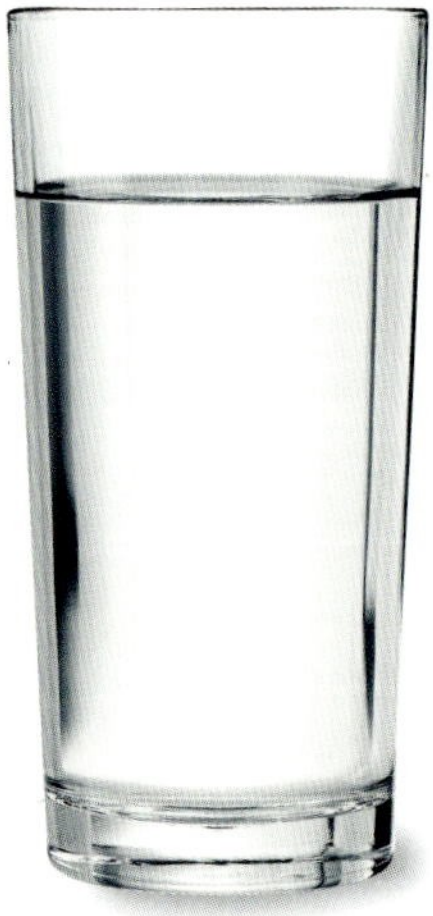

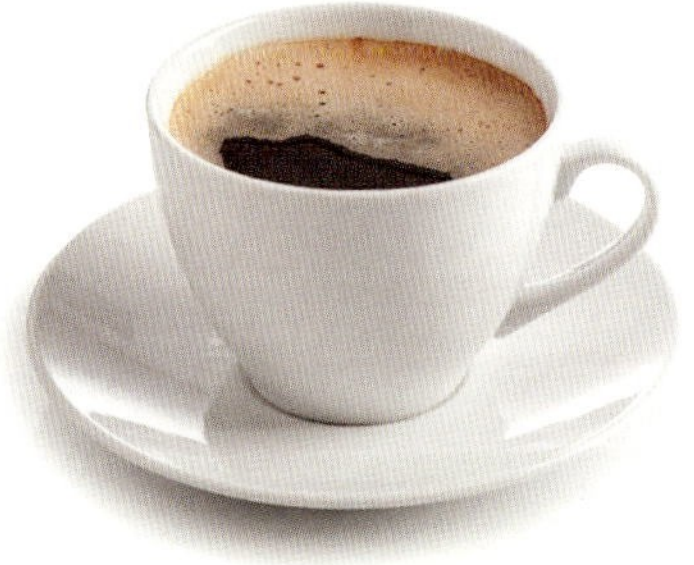

**ポイント**

- 水、お茶、コーヒーを飲む
- お酒は蒸留酒がおすすめ

## おすすめ食品

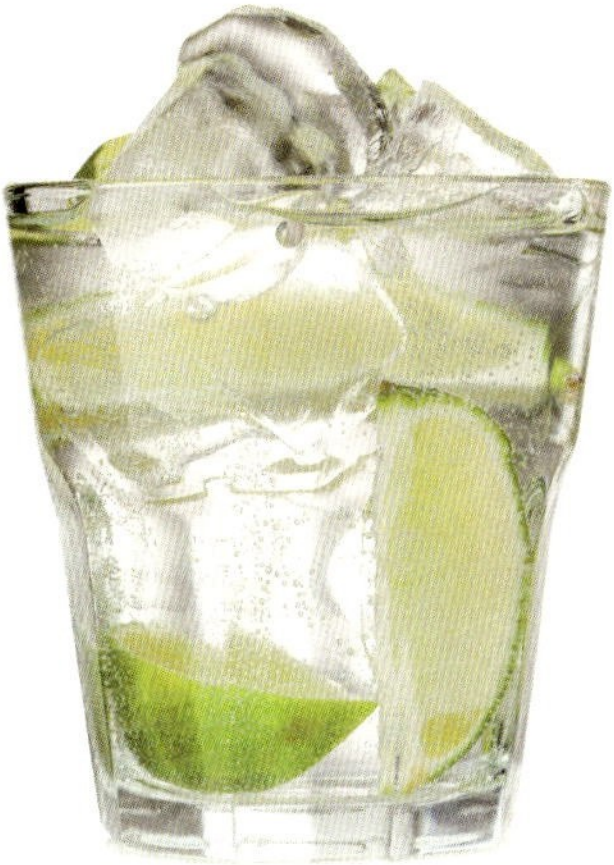

### 蒸留酒
（焼酎、ジン、ウォッカ、他）

蒸留酒を飲むときは糖分を含むもの（ジュースやトニックウォーターなど）で割らないよう注意。炭酸水や茶などがおすすめ。

### NGの食品

- ジュース
（果物、野菜含む市販のもの）
- ビール
- 日本酒
- 紹興酒
- 甘口ワイン
- 梅酒

基本的に「甘い」と感じるものはNG。果実酒も糖質が含まれているため、控えて。

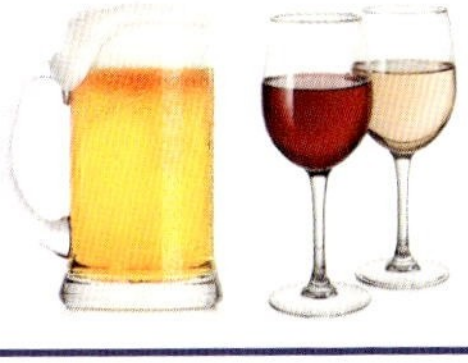

column

### 「糖類ゼロ」でも注意！

「糖類ゼロ」と表記されている清涼飲料水や缶入りの酒が多くなってきました。しかしこれは糖類（ブドウ糖、果糖＝単糖類と砂糖、乳糖＝二糖類）が入っていないだけで、糖質（デンプンのような多糖類、オリゴ糖やキシリトールなどの甘味料）は入っているのです。糖質を制限するなら「糖質ゼロ」の表示を選ぶほうが安心です。

# コンビニでは「低糖質食」を選ぼう

コンビニには「低糖質」をアピールする食品がたくさん。ぜひ活用しましょう

おにぎりにサンドイッチ、カップ麺とコンビニの食品には「不健康」なイメージがありましたが、それは過去の話。今では魚や大豆製品、野菜など健康に気を使った商品が増え、「低糖質」を謳う商品も増えました。とはいえ、その一方でいまだに食品添加物が多い商品があるのも事実。表示をしっかり見て選ぶのがコンビニ利用の最重要ポイントといえます。

疲れているときに入りがちなコンビニだからこそ、賢く利用しましょう。

## コンビニ食品の選び方のポイント

**たくさんの食品が並ぶコンビニでは、衝動的に選んでしまいがち。以下のポイントを覚えて、上手に活用しましょう。**

### ポイント1 糖質量をチェックする

コンビニ食品の多くに「栄養成分表示」（左下参照）があります。この「糖質量」をチェックし、全体の10%以下のものを選びましょう。

〈表示例〉

| 栄養成分表示（100gあたり） | |
|---|---|
| エネルギー | 143kcal |
| たんぱく質 | 12.1g |
| 脂　　質 | 5.3g |
| 炭水化物 | 9.4g |
| 食物繊維 | 6.8g |
| ナトリウム | 247mg |

加工食品にはすべての原材料を記載した「原材料表示」と「栄養成分表示」をつけることが義務づけられています。食品添加物の種類は「原材料表示」で、100g（または1個）あたりの栄養成分は「栄養成分表示」でチェックできます。糖質の量は「炭水化物量－食物繊維量」で算出し、総量の10%以下のものを選びましょう。

### ポイント2 食品添加物をチェックする

加工食品にはたとえ「糖質オフ」「ヘルシー」というキャッチコピーがついていても食品添加物が使用されているものがあります。完全に無添加のものを探すのは難しくても、少ないものを見つけることはできます。パッケージの「原材料表示」は必ずチェックするようにしましょう。

# 第5章

## 福田式最強のスープに役立つ
# 野菜の栄養価と知識

各食品の糖質量やカロリーや脂質、たんぱく質などの栄養成分を、日頃使う分量を目安にして表にしました。また、ファイトケミカルの種類一覧やQ&Aなど、知っておくと役立つ情報を集めました。

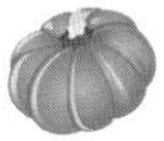

# 主な食品の栄養成分一覧表

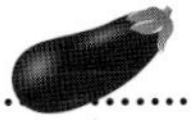

各食品のエネルギー、糖質量、脂質量、たんぱく質量を表にまとめました。
目安となる常用量で算出しているので、摂取する際の参考にしてください。

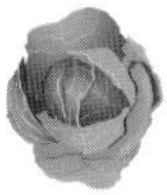

| 食品名 | 目安 | 常用量(g) | エネルギー(kcal) | 糖質(g) | 脂質(g) | たんぱく質(g) |
|---|---|---|---|---|---|---|
| **野菜類** | | | | | | |
| アスパラガス　若茎　生 | 1本 | 20 | 4 | 0.4 | 0 | 0.5 |
| えだまめ　生 | つけ合わせ1食分 | 50 | 68 | 1.9 | 3.1 | 5.9 |
| オクラ　果実　生 | 2本 | 20 | 6 | 0.3 | 0 | 0.4 |
| かぶ　根　皮むき　生 | 小1個 | 50 | 11 | 1.7 | 0.1 | 0.3 |
| 西洋かぼちゃ　果実　生 | つけ合わせ1食分 | 50 | 46 | 8.6 | 0.2 | 1.0 |
| カリフラワー　花序　生 | サラダ1食分 | 80 | 22 | 1.8 | 0.1 | 2.4 |
| キャベツ　結球葉　生 | 中葉1枚 | 60 | 14 | 2.0 | 0.1 | 0.8 |
| きゅうり　果実　生 | 1/2本 | 50 | 7 | 1.0 | 0.1 | 0.5 |
| ごぼう　根　生 | 1/3本 | 60 | 39 | 5.8 | 0.1 | 1.1 |
| 小松菜　葉　生 | つけ合わせ1食分 | 80 | 11 | 0.4 | 0.2 | 1.2 |
| しょうが　根茎　生 | 1かけ | 10 | 3 | 0.5 | 0 | 0.1 |
| ズッキーニ　果実　生 | 1/2本 | 100 | 14 | 1.5 | 0.1 | 1.3 |
| セロリ　葉柄　生 | 1/2本 | 50 | 8 | 1.1 | 0.1 | 0.2 |
| 大根　根　皮むき　生 | つけ合わせ1食分 | 100 | 18 | 2.8 | 0.1 | 0.4 |
| 玉ねぎ　りん茎　生 | つけ合わせ1食分 | 100 | 37 | 7.2 | 0.1 | 1.0 |

※文部科学省『日本食品標準成分表 2015 年版（七訂）』をもとに作成。

| 食品名 | 目安 | 常用量(g) | エネルギー(kcal) | 糖質(g) | 脂質(g) | たんぱく質(g) |
|---|---|---|---|---|---|---|
| スイートコーン 未熟種子　生 | 1/2本 | 100 | 92 | 13.8 | 1.7 | 3.6 |
| トマト　果実　生 | 中1個 | 150 | 29 | 5.6 | 0.2 | 1.1 |
| なす　果実　生 | つけ合わせ1食分 | 80 | 18 | 2.3 | 0.1 | 0.9 |
| にんじん　根　皮むき　生 | つけ合わせ1食分 | 30 | 11 | 2.0 | 0 | 0.2 |
| にんにく　りん茎　生 | 1かけ | 10 | 14 | 2.1 | 0.1 | 0.6 |
| 根深ねぎ　葉　軟白　生 | つけ合わせ1食分 | 50 | 17 | 2.9 | 0.1 | 0.7 |
| 白菜　結球葉　生 | 中葉1枚 | 100 | 14 | 1.9 | 0.1 | 0.8 |
| 青ピーマン　果実　生 | 1個 | 30 | 7 | 0.8 | 0.1 | 0.3 |
| ブロッコリー　花序　生 | つけ合わせ1食分 | 50 | 17 | 0.4 | 0.3 | 2.2 |
| ほうれん草　葉　通年平均 生 | つけ合わせ1食分 | 50 | 10 | 0.2 | 0.2 | 1.1 |
| 緑豆もやし　生 | つけ合わせ1食分 | 50 | 7 | 0.7 | 0.1 | 0.9 |
| レタス　土耕栽培　結球葉 生 | つけ合わせ1食分 | 20 | 2 | 0.3 | 0 | 0.1 |
| れんこん　根茎　生 | つけ合わせ1食分 | 30 | 20 | 4.1 | 0 | 0.6 |
| **きのこ類** | | | | | | |
| えのきだけ　生 | 汁物1杯分 | 20 | 4 | 0.7 | 0 | 0.5 |
| 生しいたけ　菌床栽培 | 1枚 | 20 | 4 | 0.3 | 0.1 | 0.6 |
| 干ししいたけ | 1枚 | 2 | 4 | 0.4 | 0.1 | 0.4 |
| ぶなしめじ　生 | 汁物1杯分 | 20 | 4 | 0.3 | 0.1 | 0.5 |

| 食品名 | 目安 | 常用量(g) | エネルギー(kcal) | 糖質(g) | 脂質(g) | たんぱく質(g) |
|---|---|---|---|---|---|---|
| なめこ　生 | 汁物1杯分 | 20 | 3 | 0.4 | 0 | 0.3 |
| エリンギ　生 | 1本 | 60 | 11 | 1.6 | 0.2 | 1.7 |
| まいたけ　生 | 汁物1杯分 | 20 | 3 | 0.2 | 0.1 | 0.4 |
| マッシュルーム　生 | 1個 | 20 | 2 | 0 | 0.1 | 0.6 |
| まつたけ　生 | 中1本 | 80 | 18 | 2.8 | 0.5 | 1.6 |
| 海藻類 | | | | | | |
| 干しひじき　ステンレス釜　乾 | つけ合わせ1食分 | 10 | 15 | 0.7 | 0.3 | 0.9 |
| 刻み昆布 | つけ合わせ1食分 | 20 | 21 | 1.4 | 0.1 | 1.1 |
| わかめ　原藻　生 | つけ合わせ1食分 | 20 | 3 | 0.4 | 0 | 0.4 |
| いも・でんぷん類 | | | | | | |
| こんにゃく　板こんにゃく　精粉こんにゃく | おでん1食分 | 50 | 3 | 0 | 0.1 | 0.1 |
| さつまいも　塊根 皮むき 生 | 1人分 | 50 | 67 | 14.9 | 0.1 | 0.6 |
| さといも　球茎　生 | 中1個 | 50 | 29 | 5.4 | 0.1 | 0.8 |
| ながいも　塊根　生 | 1人分 | 50 | 33 | 6.5 | 0.2 | 1.1 |
| はるさめ　普通はるさめ　ゆで | つけ合わせ1食分 | 10 | 8 | 1.9 | 0 | 0 |
| 豆・大豆製品 | | | | | | |
| 大豆　全粒　国産　黄大豆　ゆで | つけ合わせ1食分 | 50 | 88 | 0.9 | 4.9 | 7.4 |
| 木綿豆腐 | 1/2個 | 150 | 108 | 1.8 | 6.3 | 9.9 |
| 絹ごし豆腐 | 1/2個 | 150 | 84 | 2.6 | 4.5 | 7.4 |
| 油揚げ　油抜き　生 | 1枚 | 30 | 86 | 0 | 7.0 | 5.5 |

| 食品名 | 目安 | 常用量(g) | エネルギー(kcal) | 糖質(g) | 脂質(g) | たんぱく質(g) |
|---|---|---|---|---|---|---|
| 糸引き納豆 | 1パック | 40 | 80 | 2.2 | 4.0 | 6.6 |
| おから　生 | 1人分 | 40 | 44 | 0.9 | 1.4 | 2.4 |
| 豆乳　調製豆乳 | コップ1杯 | 210 | 134 | 9.5 | 7.6 | 6.7 |
| 種実類 | | | | | | |
| アーモンド　いり　無塩 | 20粒 | 20 | 122 | 1.9 | 10.8 | 4.1 |
| カシューナッツ　フライ　味つけ | 20粒 | 50 | 288 | 10.0 | 23.8 | 9.9 |
| 中国栗　甘栗 | 10粒 | 100 | 222 | 40.0 | 0.9 | 4.9 |
| くるみ　いり | 1個 | 10 | 67 | 0.4 | 6.9 | 1.5 |
| ごま　乾 | 小さじ1 | 3 | 17 | 0.2 | 1.6 | 0.6 |
| ごま　いり | 小さじ1 | 3 | 18 | 0.2 | 1.6 | 0.6 |
| 落花生　いり　大粒種 | 30粒 | 40 | 234 | 5.0 | 19.8 | 10.6 |
| 落花生　バターピーナッツ | 40粒 | 40 | 237 | 4.5 | 20.5 | 10.2 |
| 卵・乳製品 | | | | | | |
| 鶏卵　全卵　生 | 1個 | 50 | 76 | 0.2 | 5.2 | 6.2 |
| 普通牛乳 | コップ1杯 | 210 | 141 | 10.1 | 8.0 | 6.9 |
| 加工乳　低脂肪 | コップ1杯 | 210 | 97 | 11.6 | 2.1 | 8.0 |
| クリーム　乳脂肪 | 1/2パック | 100 | 433 | 3.1 | 45.0 | 2.0 |
| クリーム　植物性脂肪 | | 100 | 392 | 3.0 | 39.2 | 6.8 |
| ヨーグルト　全脂無糖 | 1食分 | 100 | 62 | 4.9 | 3.0 | 3.6 |
| ナチュラルチーズ　パルメザン | | 10 | 48 | 0.2 | 3.1 | 4.4 |

# ファイトケミカルの分類

**ファイトケミカルは大きく6つのカテゴリーに分けられます。**

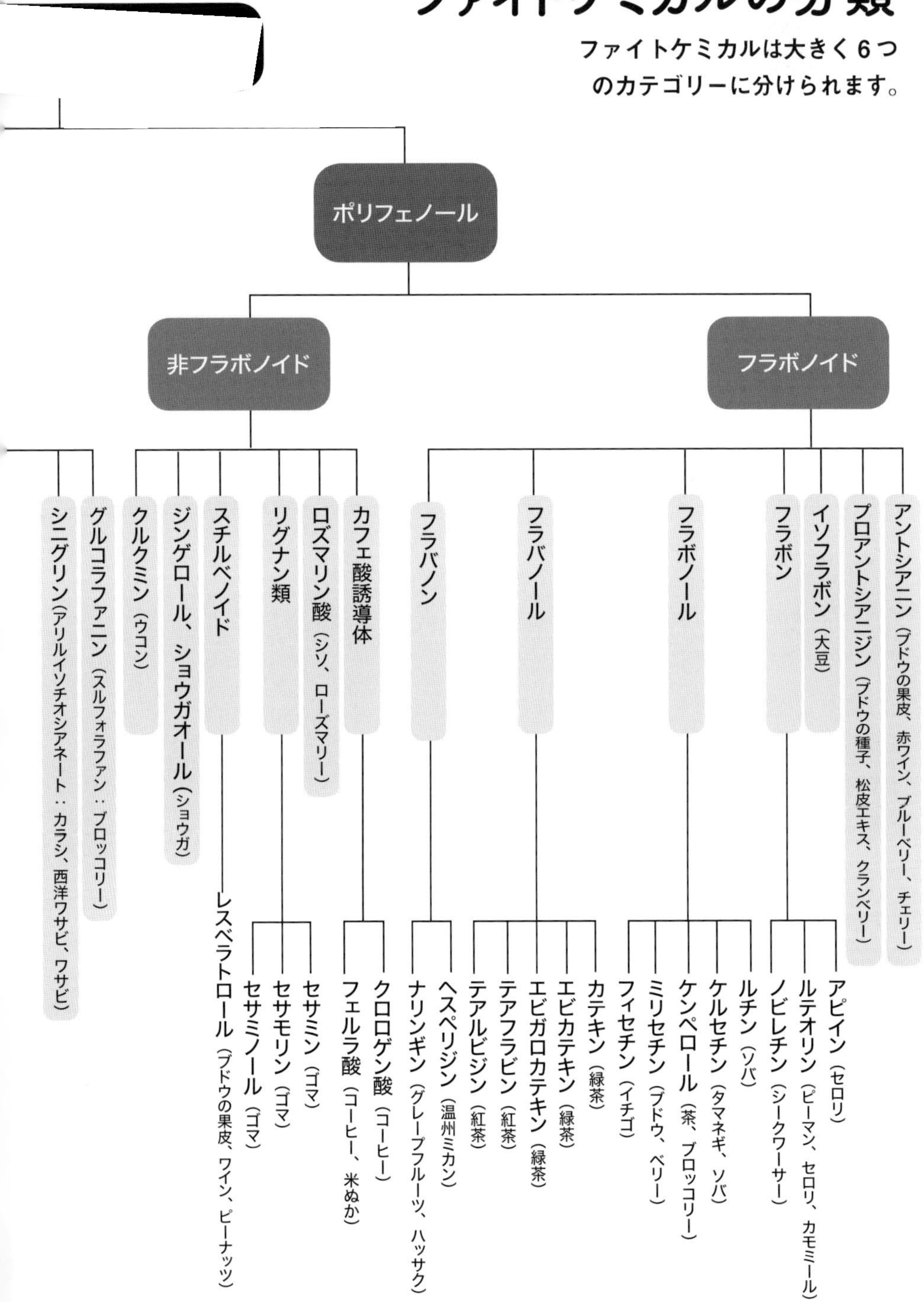

- 香気成分
  - リモネン（柑橘類）
  - オイゲノール（バナナ）
- アミノ酸類
  - グルタチオン（アスパラガス、レバー）
  - タウリン（イカ、タコ、魚介類）
- 糖質関連物質
  - ペクチン（リンゴ）
  - フコイダン（コンブ、ノリ、ヒジキ、ワカメ、モズク）
  - β-グルカン（シイタケ、マイタケ、ナメコ、エリンギ、キクラゲ）
- カロテノイド
  - フコキサンチン（ワカメ、コンブ、ノリ）
  - ゼアキサンチン（トウモロコシ、ネクタリン、パパイア、モモ、柿）
  - ルテイン（ホウレンソウ、ブロッコリー）
  - カプサンチン（トウガラシ）
  - アスタキサンチン（サケ、マス、タイ、イクラ、藻類）
  - リコピン（トマト、スイカ）
  - β-クリプトキサンチン（温州ミカン）
  - β-カロテン（ニンジン、ノリ、トウガラシ、ワカメ、ニラ、シュンギク、カボチャ）
  - α-カロテン（ニンジン、ノリ、トウガラシ、アプリコット）
- イオウ化合物
  - システインスルホキシド類
    - メチイン（メチルシステインスルホキシド）（ニラ）
    - イソアリイン（イソアリルシステインスルホキシド：タマネギ、長ネギ）
    - アリイン（インドールイソチオシアネート：ハクサイ）
  - グルコシノレート（イソチオシアネート）
    - グルコブラシン（インドールイソチオシアネート：ハクサイ）
    - メチルスルフェニルブチル
      - ブチルイソチオシアネート（キャベツ）
      - フェニルイソチオシアネート（キャベツ）
    - ワサビイソチオシアネート（ワサビ）

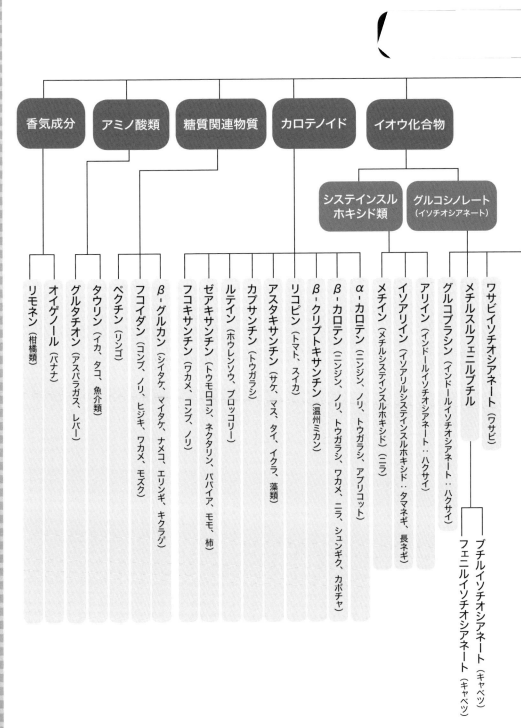

# 福田式最強のスープ Q&A

実際に最強のスープを始める前に知っておきたいことをQ&Aでまとめました。一読し、安心してスタートしてください。

## Q1 野菜ジュースとの違いは？

4年前に乳がんの手術をして、現在ホルモン療法中です。がんになってから野菜と果物のジュースを大量に摂取しています。野菜ジュースと野菜スープの違いを教えて下さい。（45歳／女性）

### A 野菜スープのほうが安全で抗がん効果が高いといえます

野菜の細胞は硬い細胞壁で囲まれているため、生野菜のサラダを食べても野菜に含まれる成分はほとんど体内に吸収されません。人間の胃腸では細胞壁のセルロースを分解できないからです。

加熱してスープにすれば、細胞壁が破壊されて、煮汁に野菜の成分が多く溶出

## Q2 「野菜は熱すると栄養価が減る」って本当？

野菜はできるだけ加熱しないほうが、栄養価が高いとずっと信じて、生食中心のローフード食や加熱しても50℃程度を心掛けてきました。野菜は煮込んでも効果は半減しないのでしょうか。（55歳／女性）

### A 野菜は加熱すると成分の生体利用性が高まります

野菜を加熱するとビタミンCのような一部の成分が壊れる可能性があるのが、生の野菜を推奨する意見の根拠になっています。しかし、野菜に含まれる多くの成分の共存下では、加熱によるビタミンCの分解はほとんど起こりません。

また、野菜を熱水で加熱した場合、水溶性のビタミンやミネラルが溶出して損失してしまうというのは、煮汁（スープ）を捨てた場合であり、スープを摂る場合には、水溶性ビタミンの損失はほとんど問題になりません。

むしろ、加熱してスープにするほうが、野菜に含まれる薬効成分が多く溶出し、消化管からの吸収性が高まります。植物の細胞は硬い細胞壁で囲まれているため、植物を生のまま食べたのでは、細胞内の成分はそう容易には溶け出しません。野菜はスープにするほうが生の野菜を食べるよりも何十倍も抗酸化力などの薬効が高まることが明らかになっています。

つまり、野菜は加熱するほうが、野菜に含まれる成分の生体利用性が高まり、栄養価や抗がん作用が高まるのです。

された、体内への吸収率が高くなります。

ミキサーで粉砕してジュースにすれば、細胞壁は破壊されて植物に含まれる成分の生体利用性が高まります。しかし、抗がん剤などのがん治療によって白血球が減少すると感染症にかかりやすくなります。このような場合は、生の野菜や果物は、それに含まれる細菌によって胃腸炎などの感染症を引き起こす危険性を高める可能性があります。

にんじんや果物のジュースを1日に1リットル以上も飲用する食事療法もありますが、飲むのが大変でストレスを感じている人も多く、またにんじんや果物には糖質の量が多い点に問題があると私は思っています。

また、野菜ジュースを大量に摂ると、消化器系を冷やす結果、内臓の機能も低下し、体力や免疫力が低下する原因にもなります。

加熱すると野菜に含まれる一部の成分が壊れる可能性はありますが、それよりも野菜成分の生体利用性を高める効果と体を温める効果と安全性の観点から、糖質の少ない食材を用いた野菜スープのほうががんの予防や治療に有効だと考えています。

## Q3 野菜にファイトケミカルが存在するのはなぜ？

**植物に含まれるファイトケミカルが人間の様々な病気の予防や治療に役立つということですが、そもそも植物はなぜそのような薬効成分を作るのでしょうか。（29歳／女性）**

### A ファイトケミカルは植物が自分を守るために作っています

色とりどりの野菜は、がんの予防や治療に役立つファイトケミカルの宝庫です。ファイトケミカルというのは、広い意味では植物が合成する成分全てを意味しますが、通常は、人間の生理機能に何らかの作用を示す薬効成分をいいます。つまり、抗酸化作用を示すフラボノイドや、免疫力を高める多糖成分や、様々な生理機能（薬効）を示すアルカロイドやテルペノイドなどです。

植物は光合成を行うことで生命を維持しています。日光の紫外線の刺激により発生する活性酸素から身を守ることは、植物にしてみれば至極当然のことで、その植物が貯えている物質の中に強力な抗酸化物質やラジカル消去物質を数多く含んでいます。

多くの植物は、カビや細菌や昆虫などの外敵から自分を守るため、あるいは動物から食べられないようにするために毒を持っています。このような成分は人間が摂取すると、抗菌作用や抗炎症作用や抗がん作用が期待できます。

つまり、ファイトケミカルは植物が人間の健康やがん予防のために作っているのではなく、植物が自分を守るための生体防御成分として作っています。植物が自分の生体防御のために持っている成分を、人間は病気を予防したり、生体防御力を高める目的で利用しているのです。

# Q4 果物の摂りすぎは健康によくない？

果物は健康によいと聞いて、毎日果物を主食代わりに食べています。しかし、果物の摂りすぎががんを促進するという意見もあります。本当なのでしょうか。（60歳／男性）

## A 果物の食べすぎには注意が必要です

甘い果物には果糖、ブドウ糖、蔗《しょ》糖（果糖とブドウ糖が結合）が多く含まれており、大量に食べると糖質摂取量が増えます。ブドウ糖は血糖を上昇させ、インスリンの分泌を刺激して、がんの発生や増殖や転移を促進します。

果糖はインスリンの分泌を刺激しないのですが、体内でブドウ糖に変換され、ブドウ糖と同じ代謝経路に組み込まれてエネルギー源となります。また、肝臓における中性脂肪の合成を促進し、肥満の原因になります。果糖の摂りすぎがインスリン抵抗性を高め、メタボリック症候群の原因になることが指摘されています。インスリン抵抗性は血中のインスリン濃度を高めることによってがん細胞の増殖を刺激します。

動物を使った発がん実験で、果糖を多く摂取させるとがんの発生が促進されることが報告されています。

最近は、味をよくし食べやすくするために糖分を増やす品種改良も行われています。特に果物は、糖分の多い（糖度の高い）品種が好まれています。野菜や果物の糖分を増やして食べやすくすることは健康にはマイナスです。このような糖質の多い野菜や果物を多く摂取するくらいなら、マルチビタミン・ミネラルのサプリメントの摂取のほうががんの予防や治療には役立つかもしれないと思うくらい、がん患者さんは野菜や果物の糖分には気をつけるべきかもしれません。

# Q6 理想的な食事とは？

普段は日本食が中心ですが、日本食以上に健康によい食事（ダイエット）はありますか？（42歳／女性）

## A 野菜や果物、魚介類豊富で、オリーブオイルをふんだんに使う地中海地方はがんや循環器疾患が少ない

循環器疾患やがんに対する予防効果が優れていると言われているのが地中海料理です。地中海料理（地中海式ダイエット）とは、ギリシャ、イタリア、ポルトガル、スペインなどのヨーロッパや北アフリカ諸国の地中海沿岸の料理で、野菜や果物や豆類や魚介類が豊富で、オリーブオイルをふんだんに使うのが特徴です。

オリーブは地中海地方が原産で、今でも世界中のオリーブの98％以上は地中海に面した国々で栽培されています。地中海式ダイエットで使用量が多いオリーブオイルが、

## Q5 日本食でも注意が必要？

私は、白いごはんを主食にした日本食しか食べません。日本食はヘルシーだと思っていますが、今後もこのような食事を続けるにあたって、何か改善する点はあるのでしょうか。（51歳／男性）

### A 日本食は白米と塩分を減らせばより健康的な食事になります

日本食は欧米の食事に比べて魚や大豆製食品やきのこ類や海藻類が多く、赤身の肉や動物性脂肪が少ないという点では健康的です。大豆製食品（豆腐や納豆など）や魚を多く摂取することは、がんや動脈硬化性疾患の予防に効果があります。魚油に含まれるドコサヘキサエン酸（ＤＨＡ）やエイコサペンタエン酸（ＥＰＡ）や大豆に含まれるイソフラボンのがん予防効果に関しては多くの研究があります。

赤身の肉や動物性脂肪の摂取が大腸がんや乳がんや前立腺がんなど欧米型のがんの発生リスクを高めると考えられており、近年の日本におけるこれら欧米型のがんの増加は食事が欧米化しているためだと言われています。

日本食は塩分が多いことが欠点です。塩分は胃がんの発がんリスクを高めます。さらに最近は、白米ががんの発生リスクを高める要因として指摘されるようになりました。江戸時代に精米技術が進歩し、精白した白米を主食にするようになって、日本食ががん予防の理想の食事とは言えなくなりました。

米は日本人の主食なので、ごはんが発がんリスクを高めるという意見は受け入れにくいのですが、最近になって白米が2型糖尿病やアルツハイマー病のリスクを高めるという疫学研究の結果が報告され、がんの予防や治療においても米食の是非について議論されるようになっています。

玄米であれば白米よりグリセミック指数（食後に血糖値を上昇させる程度）が低いので発がん促進作用は少ないと考えられ、玄米菜食ががん予防の分野では推奨されています。しかし、玄米でも摂取量が増えればがんを促進することを理解しておくことが大切です。

がんや循環器疾患の予防効果に大きく寄与していると考えられています。オリーブオイルに含まれる一価不飽和脂肪酸のオレイン酸やその他多くの成分（ポリフェノール、リグナン、トコフェロール、カロテノイド、フィトステロール、トリテルペン類など）には、抗酸化・抗炎症作用や抗菌・抗がん作用や免疫増強作用などが報告されており、これらの相乗効果によって様々な健康作用を発揮すると考えられています。

地中海式ダイエットはがんや循環器疾患だけでなく、アルツハイマー病のような神経変性疾患や2型糖尿病や慢性炎症性疾患のリスクを減少させるという研究結果も出ています。

穀類（糖質）を極端に減らした地中海料理（地中海式ケトン食）が、さらに循環器疾患やメタボリック症候群のリスクを下げる結果が報告されています。

## Q7 食品でがんは予防できる？

がんが食事で予防できると聞き、がん予防食品を積極的に取り入れたいと思っています。食事の内容ががんの発生率に影響する理由は何ですか？（59歳／女性）

### A 食品には生体機能を調節する働きがあります

食品には三つの機能（働き・役割）があると言われています。すなわち、①エネルギーや栄養素の供給源としての役割（一次機能）、②味・香り・見た目など嗜好を楽しむ働き（二次機能）、③体の働きを調節する機能（三次機能）です。

従来食品は、「栄養源（一次機能）」と「食べる楽しみ（二次機能）」の二つが重視されてきました。しかし、最近の研究では、食品には免疫系や内分泌系などの様々な生体機能に対して調節機能を持つ成分が含まれていることが明らかになっています。抗酸化作用や抗炎症作用などによってがんや心臓疾患などを予防する成分も多く見つかっています。

このように、食品は栄養面だけでなく、生理活性面でも作用することにより、病気の予防、治療、病後の回復にも寄与しています。例えば、がんの3分の1は食事の改善で予防できると言われています。がん予防のための食生活は、野菜や豆類など植物性食品が豊富な食事をし、動物性脂肪や赤身の肉の摂りすぎに注意する、というのがコンセンサスになっています。野菜や豆類などの植物性食品ががんの発生や進展を抑える根拠は、それらの食品中に、遺伝子の変異を引き起こすフリーラジカルや発がん物質の害を防ぐ成分（抗酸化作用や解毒作用を持つ成分）や、免疫細胞の働きを高める成分、がん細胞の増殖を抑える効果を持った成分などが含まれているからです。このような食事は心臓病や脳卒中の予防にも効果があります。

このような薬効を持った天然成分をファイトケミカルといいます。

## Q9 どうしてもごはんや麺類が止められません

子供のころからごはんやラーメンを腹一杯食べる食生活をしています。ごはんや麺類を減らす食生活に耐えられそうにありません。（40歳／男性）

### A 糖質依存から脱却する努力が必要です

快感が生じる仕組みは脳内にあり「脳内報酬系」と呼ばれています。脳内報酬系は、人や動物の脳において欲求が満たされたときに活性化し、その個体に快感の感覚を与える神経系です。

脳内報酬系を活性化して依存性になる薬物では、次第に摂取量が増えることや離脱症状の存在、その薬物の摂取を渇望することなどが特徴です。

糖質も甘味も薬物依存と同じ作

# Q8 進行がんの場合の糖質摂取量の目安は？

**進行した膵臓がんが見つかりました。すでに肝臓に多発性の転移があるので、手術ができず、抗がん剤治療を受けることになりました。野菜スープ食を実践したいのですが、どの程度の糖質量を目標にするのがよいでしょうか。（62歳／男性）**

## A 厳密な糖質制限食を実践するときは1日の糖質摂取を10ｇに減らします

がん細胞が抗がん剤でダメージを受けても、エネルギーと細胞成分を作る材料、すなわちブドウ糖が十分に供給されておれば、ダメージを修復して増殖を続けることができます。しかし、がん細胞におけるブドウ糖の取込みや利用を阻害すれば、ダメージを修復することができず、死滅していきます。

一般に、がん細胞の増殖を抑える効果は、血中のケトン体（※P20、21参照）濃度と比例します。がんの発生や再発の予防ではなく、「今あるがんの進行を止める・消す」という積極的な攻撃を目標とするなら、1日に摂取する糖質量を厳しく制限することがポイントです。本書でおすすめしているゆるやかな糖質制限食の糖質量は「1日80ｇ」くらいまで許容していますが、がん細胞の増殖を抑え、消滅を狙うなら「1日10ｇ」まで落とし、ケトン体の産生を増やす厳密な糖質制限食が推奨されます。

さらにケトン体を増やす中鎖脂肪酸や、抗がん作用のあるオメガ3不飽和脂肪酸やオリーブオイルの摂取量を増やし、よりケトン体の産生を増やすことを目標にします。さらに抗がん作用の強いファイトケミカルの摂取量を増やせば、抗がん剤治療の効き目を高めることができます。

実際に私のクリニックでも糖質制限食と野菜スープ食の実践によってがんが縮小した患者さんはたくさんいらっしゃいます。

---

用をすることが明らかになっています。快感を求めて糖質や甘味の摂取を求め、次第に摂取量が増え、摂取しないとイライラなどの禁断症状が出てきます。

ブドウ糖は脳神経の主なエネルギー源です。したがって、糖質の多い食事で血糖が上がることは脳にとっては快感となり、報酬系を活性化するように糖質を求めるようになります。また、甘味自体が味覚神経系を介して報酬系を活性化します。

つまり、ブドウ糖や甘味物質が脳内報酬系のドーパミンと、脳内麻薬のエンドルフィンを増やすことによって、強い快感を感じるようになります。

糖質や甘味に対する依存（中毒）は、薬物依存の治療と同様に糖質や甘味を断つことによって克服することは可能です。糖質の多い食事が止められない人は、自分が中毒になっていることに気づいて、糖質依存から脱却する努力が必要です。

# Q10 糖質を減らすと パワーは低下する？

日頃からスポーツをしています。糖質摂取を減らすと持久力やパワーが 低下して運動能力が低下するのではないかと心配です。（37歳／男性）

## A 脂肪が燃焼しやすい体質になると運動能力は向上します

体内では糖質はグリコーゲンとして貯蔵されており、必要に応じてグリコーゲンが分解してブドウ糖を血中に放出することによって血糖を維持し、エネルギー源として使われます。糖質は単純な構造をしており最も迅速にエネルギーに変わることができる栄養素です。空腹時や運動の後に糖質を欲しがるのは、迅速にエネルギーに変わるからです。

糖質が入ってこなければ体脂肪が燃焼し始めますが、食料が豊富な現代においては、脂肪に蓄えられたエネルギーを使う前に、手近なエネルギー源である糖質の摂取を体は要求し、多くの人はその誘惑に負けてしまいます。そして、糖質を多く摂取しているかぎり脂肪は燃焼しません。だから糖質の多い食事は太るのです。

このように糖質の多い食事を継続していると、体脂肪を燃焼してエネルギーを産生する代謝系が低下していきます。

糖質を減らす食事を始めてしばらくは、空腹感やパワーの出ない感じが起こりますが、1週間もすれば慣れて運動も普通にできるようになります。これは、脂肪が燃焼しやすい体になった証拠。脂肪を燃焼してケトン体を産生しやすいケトン体質になれば食事を抜いても空腹感や倦怠感は出なくなり、運動の持久力も高まります。

# Q11 中鎖脂肪酸の特徴は？

ケトン体を増やす目的で中鎖脂肪酸の摂取を増やしたいと思います。使用法や注意点を教えて下さい。（34歳／女性）

## A 中鎖脂肪酸はケトン体（※P20、21参照）の産生効率を高めます

脂肪酸は複数個の炭化水素（CH2）が連結した鎖からなり、炭素数が8～12のものを中鎖脂肪酸、13以上のものを長鎖脂肪酸といいます。

長鎖脂肪酸は多くの油脂に含まれ、中鎖脂肪酸はココナッツオイルに多く含まれます。ココナッツオイルから中鎖脂肪酸だけを分離した中鎖脂肪酸が100％の油（MCTオイル）も販売されています。

食事から摂取された長鎖脂肪酸は、脂肪組織や筋肉組織に運ばれて一旦貯蔵され、ゆっくりと消費されます。

一方、中鎖脂肪酸は分子が小さいため消化管から効率的に吸収され、肝細胞のミトコンドリアに直接入って素早く酸化され、大量のケトン体を生じる特徴があります。

中鎖脂肪酸はエネルギーとして燃焼される効率が高く、体脂肪として蓄積しにくいので、最近ではMCTオイルはダイエットや健康によい油として急速に普及しています。手術後や未熟児の栄養補給に医療現場でも利用されている健康的な脂肪です。米国ではアルツハイマー病の治療にも利用されています。

揚げたり炒めたりする油としては使用できません。炒め物に使うときは火を止めてから加えます。スープに入れたり、料理に添加して摂取します。MCTオイルを利用すると、ケトン体の産生効率を高めることができ、比較的楽にケトン体を増やすことができます。

1回の摂取量が多いと下痢や腹痛の原因になるので、注意が必要です。始めは1回に5gから10g程度から開始して、少しずつ増やしていきます。腹痛や下痢を起こさないレベルで摂取します。

MCTオイルの1回の摂取量を少なくして回数を増やしたり、料理に混ぜて摂取すると胃腸への負担は少なくできます。

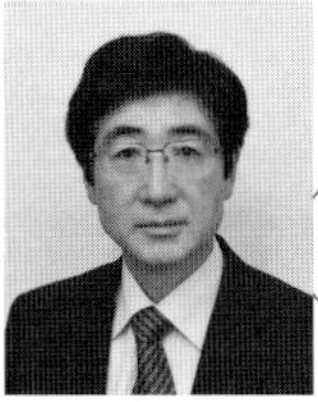

監修

**福田一典**（ふくだ・かずのり）

1953年福岡県生まれ。1978年熊本大学卒業。熊本大学医学部第一外科、鹿児島県出水市立病院外科勤務を経て、久留米大学医学部第一病理学教室助手。北海道大学医学部第一生化学教室、米国バーモント大学医学部生化学教室にて、がんの分子生物学的研究を行う。株式会社ツムラ中央研究所部長、国立がん研究センター研究所がん予防研究部第一次予防研究室室長、岐阜大学医学部東洋医学講座助教授を経て、2002年5月に銀座東京クリニックを開設し、がんの漢方治療と補完・代替医療を実践している。近著に『がんに効く食事 がんを悪くする食事』『健康になりたければ糖質をやめなさい！』（ともに彩図社）、『やせる！若返る！ケトン体食事法』（洋泉社）など。

料理

**チーム　ローカーボ**

管理栄養士、農学修士のキム アヤンを中心にしたレシピ考案チーム。
低糖質でも食べ応えがあり簡単でおいしい、毎日続けられる健康的なレシピを研究、考案している。著書に『糖質オフのおいしい小鍋』（小社刊）などがある。

## Staff

レシピ考案　チーム ローカーボ
デザイン　真野恵子
撮影　安田 裕（ヤスダフォトスタジオ）
イラスト　BIKKE
スタイリング　SouthPoint
企画・編集　成田すず江（株式会社テンカウント）

画像協力
Shutterstock　https://www.shutterstock.com/
PIXTA　https://pixta.jp

本書の内容に関するお問い合わせは、お手紙かメール（jitsuyou@kawade.co.jp）にて承ります。恐縮ですが、お電話でのお問い合わせはご遠慮くださいますようお願いいたします。

福田式 **がんに勝つ最強スープレシピ**

2019年1月20日　初版印刷
2019年1月30日　初版発行

監修　福田一典
発行者　小野寺優
発行所　株式会社河出書房新社
〒151-0051
東京都渋谷区千駄ヶ谷2-32-2
電話03-3404-1201（営業）
03-3404-8611（編集）
http://www.kawade.co.jp/
印刷・製本　図書印刷株式会社

Printed in Japan
ISBN978-4-309-28706-5